한 권으로 마스터하는

골관절 단순 X선 영상의 판독법

Yuko Kobashi

최근선 옮김

도서출판 대한의학

역자 서문

어렸을 적 아무것도 모르던 시절 추상화를 보며 난 이런 생각을 했었다. 이걸 이해한다고 고개를 끄덕이는 미술가들도 사실은 자기도 잘 모르면서 겉으로만 아는 척하는 것일 거야…. 그들만의 리그인 것이고, 아마 그림을 거꾸로 걸어놔도 이상하다고 생각하지 않을걸?

이런 식이었다. 나의 무지를 깨닫기 전까지는….

의과대 본과시절 방사선과학을 배우고, 정형외과 의사가 되어 실제 환자들의 X-ray검사 결과를 판독하며 병을 찾을 수 있게 되었을 대, 나의 어렸을 적 가지고 있었던 이런 추상화에 대한 그릇된 생각은 완전히 바뀌게 되었다.

어느 날 문득 깨달았다. 아마 방사선 판독을 할 줄 모르는 사람이 지금 내가 보고 있는 X-ray film을 보면, 내가 과거 추상화를 보며 했던 생각을 비슷하게 할지도 몰라….

가끔 TV에서 나오는 메디컬 드라마에서 X-ray 사진이 거꾸로 걸려 있는 게 바로 눈에 거슬리는 걸 느끼면서, 아직도 예술에는 문외한인 나이지만, 이제 추상화를 바라보는 예술가들의 마음을 조금은 이해하게 되었다.

모든 분야가 그렇지만 아는 만큼 보이는 것이 세상의 이치다. 방사선의 기본적인 과학적 원리를 숙지하고, 임상에서 그 과학적 이론이 어떤 식으로 필름에 나타나고, 이를 어떻게 실제 질병과의 연관성 정도를 판단하여 진단하는지.

사실 방사선을 이용한 검사인 X-ray검사는 완전한 검사는 아니다. 지금은 CT, MRI 등 훨씬 더 많은 정보를 주는 검사 방법이 많아졌지만, 검사의 수월성, 비용 등 아직도 충분히 많은 장점을 가진 검사 방법이다.

그리고 1896년 방사선이 발견된 이후 의료에 이용되면서 쌓인 수많은 정보와 경험을 잘 활용하면, 방사선 검사는 단순하지만 오히려 더 많은 정보를 주는 훌륭한 검사 방법일 수 있다.

과학이 발달하면서 개발되는 수많은 검사 방법을 보다 더 잘 활용하려면, 가장 기본적인 검사인 방사선 검사에 대해 무지하면 안 된다.

세상 모든 것이 다 그렇듯이 시작에 충실한 것이 가장 멀리 갈 수 있는 길이라 믿는다.

2024년 11월

CNS정형외과 **최근선**

서문

코로나가 맹위를 떨치기 직전 즈음, 중외의학사의 우에오카 씨로부터 단순 X선 영상 책을 출판하고 싶다는 상담을 받았습니다. 솔직히, 왜 이제 와서 단순 X선 영상의 책일까 생각했습니다. 오늘날에는 CT나 MRI가 너무 발전해서 영상의학과 의사는 아마도 어떤 임상의보다 단순 X선 영상을 읽지 않게 되었습니다. 관절의 단순 X선 영상이라면 더욱 그렇습니다. 초심자의 학습은 CT 해부학부터 시작하지 않을까요? 정보량이 적은 단순 X선 영상을 읽기 위해 시간을 쓰는 영상의학과 의사가 얼마나 있을까요, 채산이 맞을까요?…… 며칠간 고민했습니다. 그래도 나 자신의 공부가 될 수도 있겠다고 생각하여 원고 의뢰를 받아들이기로 했습니다.

먼저 단순 X선 영상이 중요한 첫 단계가 되는 외상부터 증례를 모으기로 했습니다. 사실 이것은 매우 힘든 작업이었습니다. 당연한 일이지만 뼈의 수만큼 의상이 있고, 다양한 골절 · 탈구의 유형이 있으며, 여러 종류의 영상을 모아야 했습니다. 아마도 만족할 만한 정도의 증례는 실려 있을 것입니다.

다음으로 지금도 자주 볼 수 있는 골종양의 단순 X선 영상 증례를 모으기로 했습니다. 다양한 뼈에 발생한 종양 사진을 수집하려고 노력했습니다. 증례를 모으면서 다시 공부하는 것은 즐거운 작업이었습니다. 연부조직 종양은 단순 X선 영상에서는 별로 도움이 되지 않지만, CT나 MRI 등 다른 기법과 비교해 유의미한 증례를 모았습니다. 관절증이나 관절염은 각각의 원인이 되는 질환의 호발 부위나 뼈의 변화를 알기 쉬운 증례를 모았습니다. 대사성 질환은 특히 증례를 모으기 어려웠습니다. 다소 증례의 오래됨에는 눈을 감아 주시기 바랍니다.

수술 후의 영상 진단은 주로 CT를 이용하는 경향이 있지만, CT를 촬영해서까지 이상을 조사해야 하는 계기를 제공하는 것은 추적 촬영한 단순 X선 영상에서의 소견의 변화입니다. 단순 영상에서 이상 소견을 잘 관찰해 주시기 바랍니다.

원래라면 더 빨리 원고를 완성할 예정이었으나, 코로나 상황이 예상보다 길어지면서 영상의학과 의사로서의 제 동기부여가 안 되고 말았습니다. 탈고가 늦어진 것에 대해 깊이 사과드립니다. 또한, 책을 만드는 데 도움을 주신 중외의학사 편집부의 다카하시 요이치(高橋洋一) 씨, 우에오카 사오리(上岡里織) 씨에게 감사 드립니다.

2024년 1월

일본대학 의학부 방사선의학계 방사선의학 분야 준교수
고바시 유코(小橋由紗子)

목차

Chapter 3 관절염 · 관절증

Chapter 4 종양 및 종양 유사 질환

Chapter 5 단순 X선 영상으로 진단하는 연부조직 질환

Chapter 6 골대사 질환

Chapter 7 기타(골괴사, 부골장애, 융합증 등)

Chapter 8 뼈의 감염증

Chapter 9 수술 후 영상 진단

Chapter

1 단순 X선 영상과 해부

들어가며

단순 X선 영상은 작은 병원에서도 촬영할 수 있으며 저렴한 검사법이다. 정보량은 현재 CT나 MRI에 비해 부족하지만, 관절을 한 장으로 조망할 수 있고 이전 사진과의 비교가 간편하다는 등 많은 장점이 있다.

단순 X선 영상의 기본

주로 임상의에게 중요한 사항이지만, 단순 X선 검사를 시행할 때는 우선 단순 영상에서 보이는 것인지, 보이지 않는 것인지 생각해야 한다. 탈구나 골절, 관절 간격의 축소/확대를 평가하기 위해서는 단순 X선 영상이 필요하다. 그러나 인대나 건, 근육의 평가를 원하는 경우 단순 X선 영상을 촬영하는 것으로는 도움이 될 만한 정보가 적다.

류마티스관절염 등 질병의 확산이나 진행 정도, 골절 등의 치료 후 관절이나 뼈의 평가를 시간의 경과에 따라 시행할 때, 단순 X선 영상은 비교하기 쉽고 매우 편리하다. 이때 어떤 방향의 촬영이 평가하기 쉬운지 생각하여 시행한다. 외상의 경우 여러 방향으로 평가하는 것이 필수지만, 관절염의 경우 한 방향으로 평가할 수도 있다. 골 종양에서는 다방향 촬영으로 골 피질의 미세한 변화를 관찰한다. 뼈의 겹침 등으로 보이기 어려운 뼈의 평가에는 특수한 촬영을 한다(예: 경추 2번의 개구위 촬영, 유구골 평가를 위한 수근골 촬영 등).

하중을 가하는 촬영(서서 촬영하는 족관절 단순 X선 영상 등)은 관절면의 변성 정도를 평가하기 쉽다. 좌우 관절을 촬영하는 것은 관절을 비교하기 쉬워 유용한 방법이다.

단순 X선 영상의 보고서 작성 방법

보고서는 다음 사항을 주의하면서 작성하면 된다.

A. 판독 전 확인

1. 환자와 사진이 일치하는지(이름 오류, 성별 오류 등 확인)
2. 좌우가 바뀌지 않았는지
3. 날짜가 올바른지(비교해 보면 오래된 것과 새로운 것이 섞여 판독되는 경우 있음)
4. 충분한 질의 단순 영상인지
    a. 촬영 각도가 적절한가(이상한 회전이 없어야 함)
    b. 사진의 농도가 적절한가
    c. 필요한 것이 모두 촬영되었는가

B. 판독 보고서 작성

1. 어떤 이상도 간단하고 이해하기 쉬운 말로 표현하고, 체계적으로 평가
2. 뼈의 이름, 이상이 있는 부위를 기재
3. 뼈의 정렬 확인(탈구 여부와 골절로 인한 전위 평가)
4. 뼈 피질을 따라 골절이나 미란 등의 이상 확인
5. 뼈 구축의 혼란 여부
6. 관절 간격의 평가(관절 간격 축소는 연골의 소실을 시사)
7. 연부조직 확인(연부조직의 종창이 있으면 근처 뼈에 이상이 있음)
8. 촬영된 단순 X선 영상은 모두 확인, 이전 영상과 비교. 좌우 차이도 확인

정상 단순 X선 영상의 해부

대표적인 단순 X선 영상을 제시한다. 색으로 구분하여 표현하고 있다 그림 1-1~15.

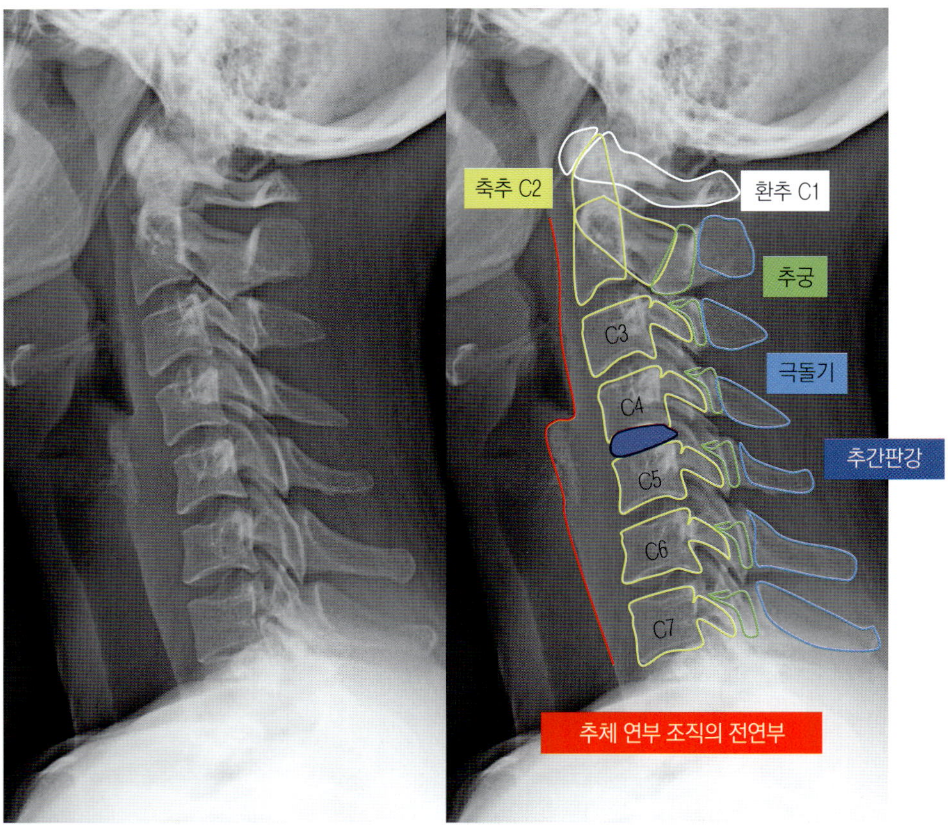

그림 1-1 경추 단순 X선 영상 측면상

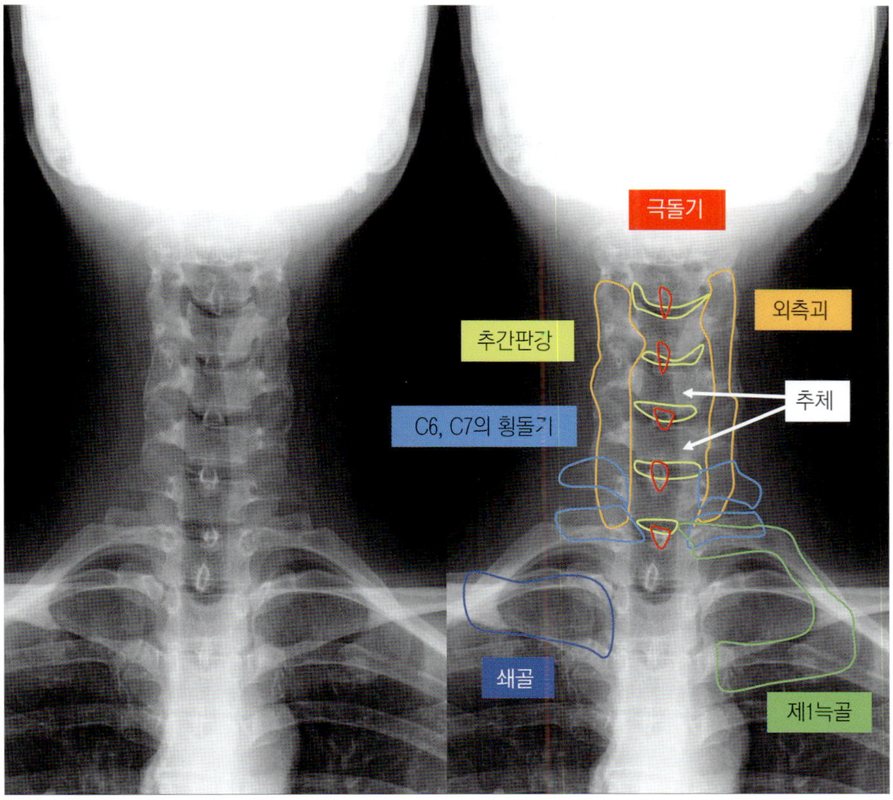

그림 1-2 경추 단순 X선 영상 정면상

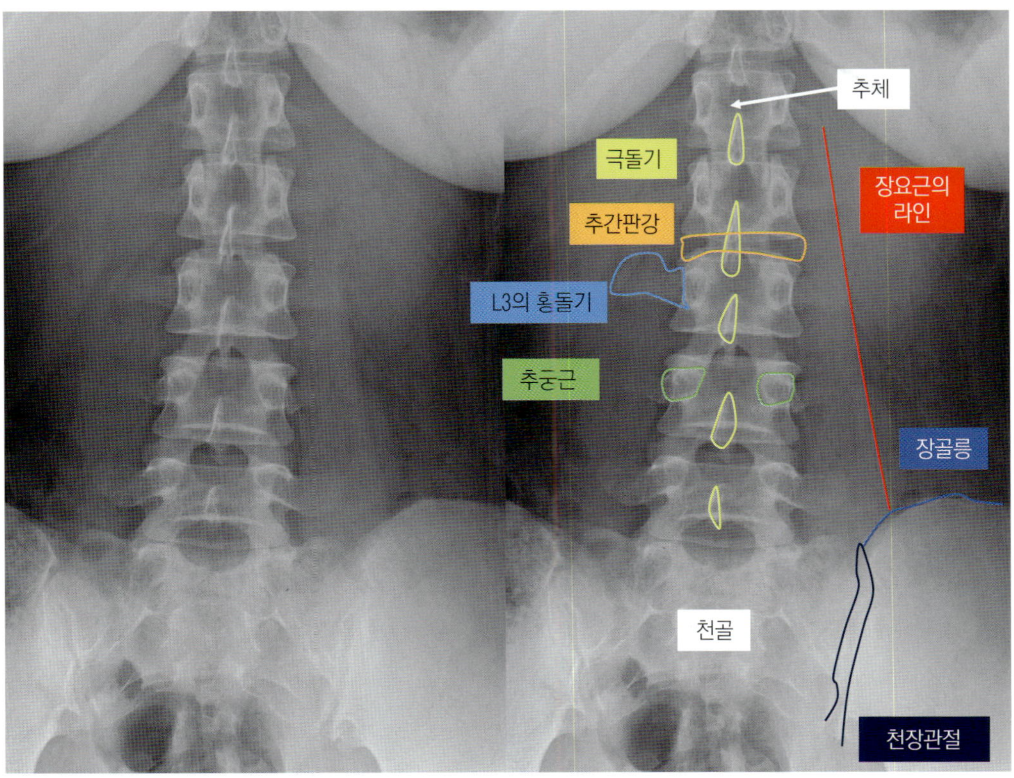

그림 1-3 요추 단순 X선 영상 정면상

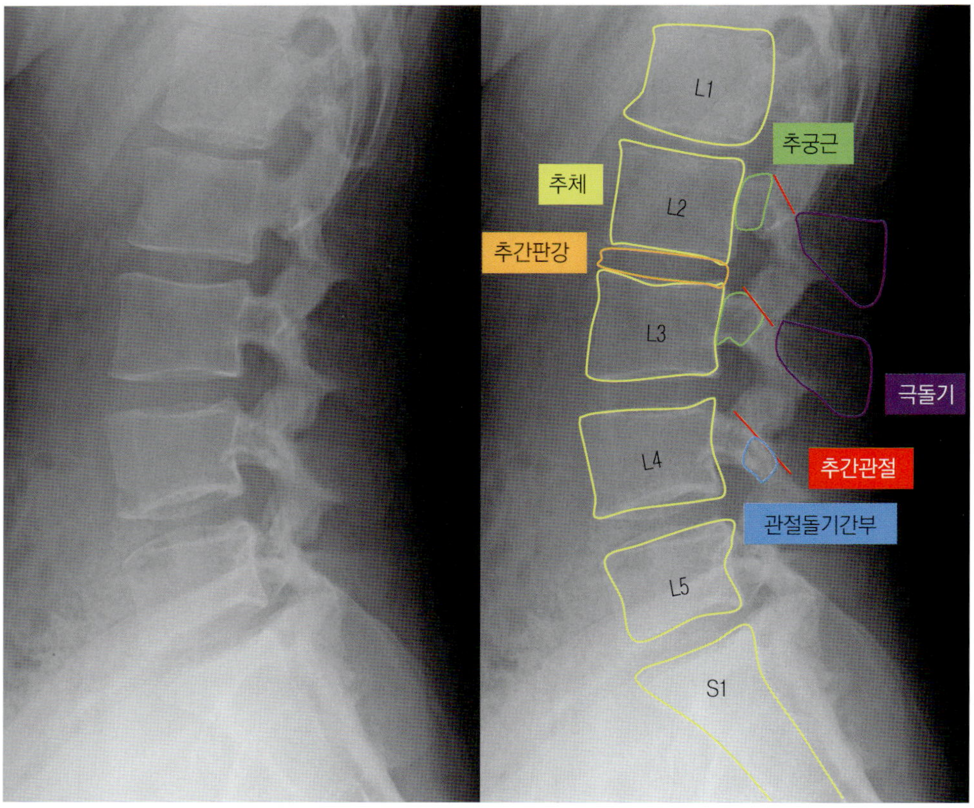

그림 1-4 요추 단순 X선 영상 측면상

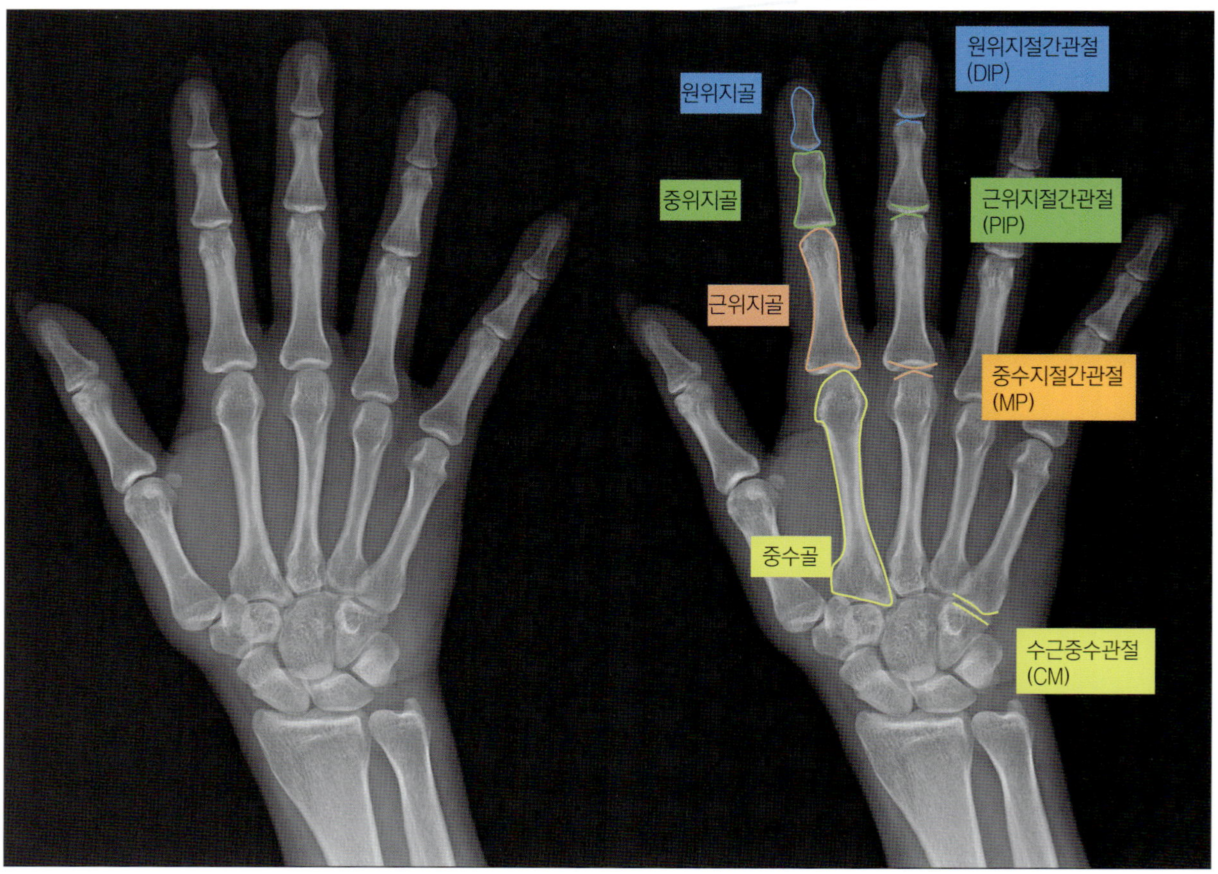

그림 1-5 손 단순 X선 영상 정면상

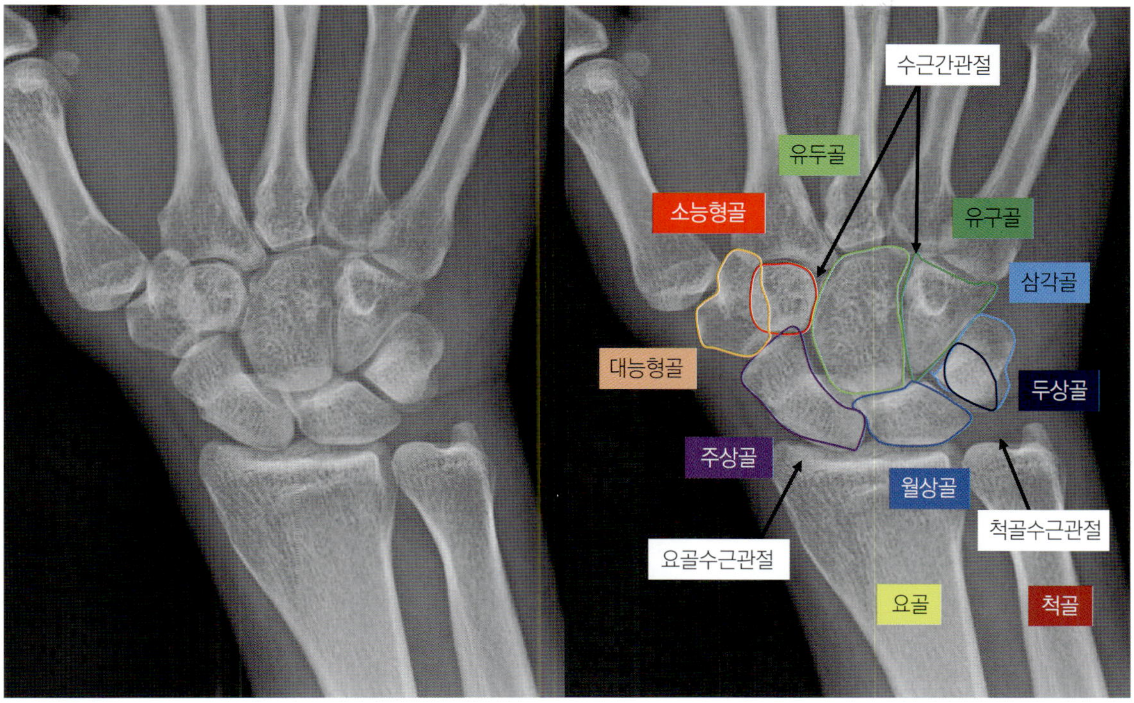

그림 1-6 수관절 단순 X선 영상 정면상

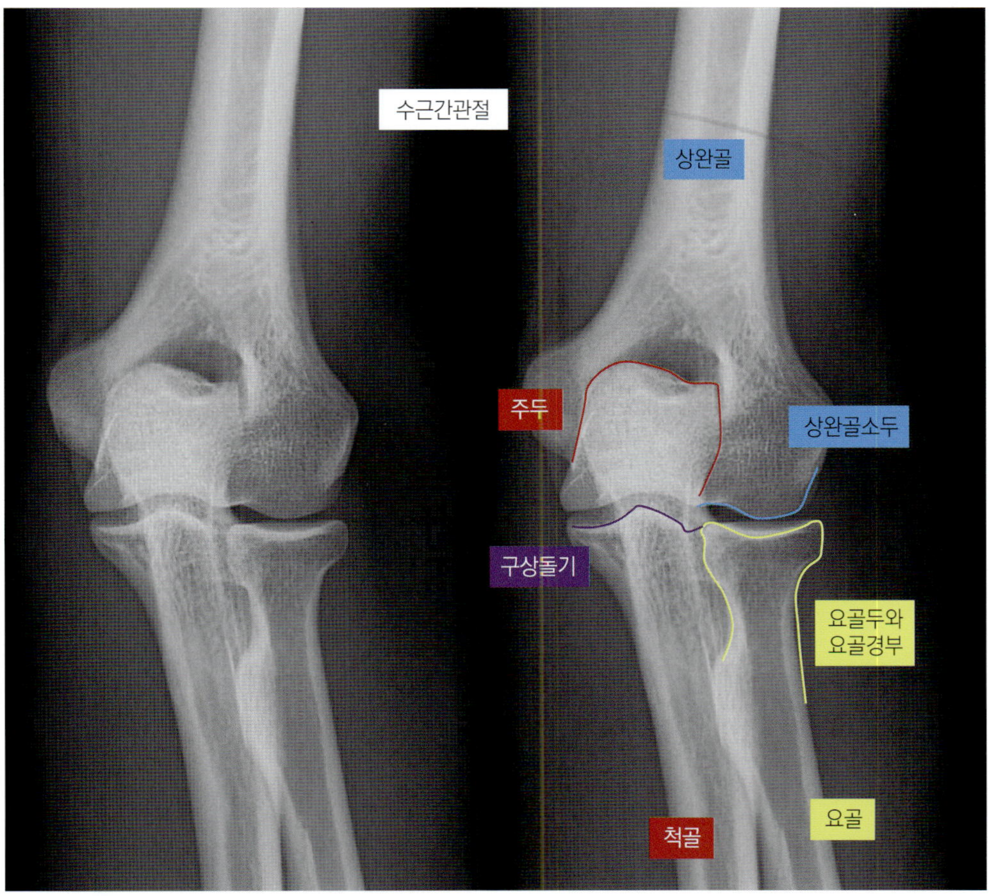

그림 1-7 주관절 단순 X선 영상 정면상

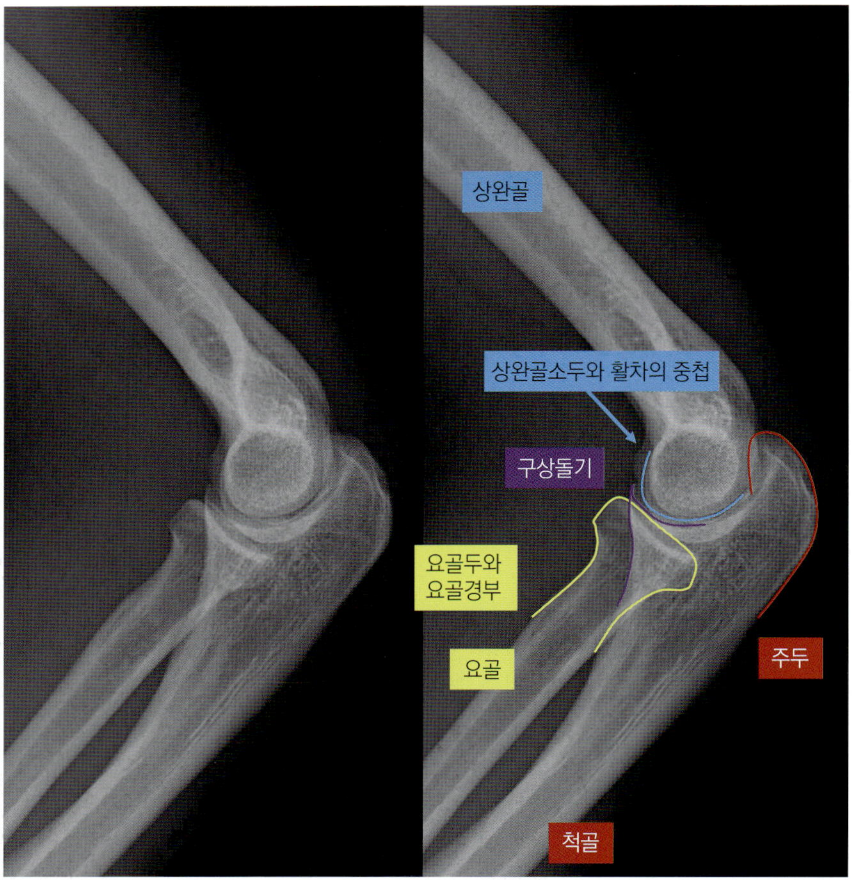

그림 1-8 주관절 단순 X선 영상 측면상

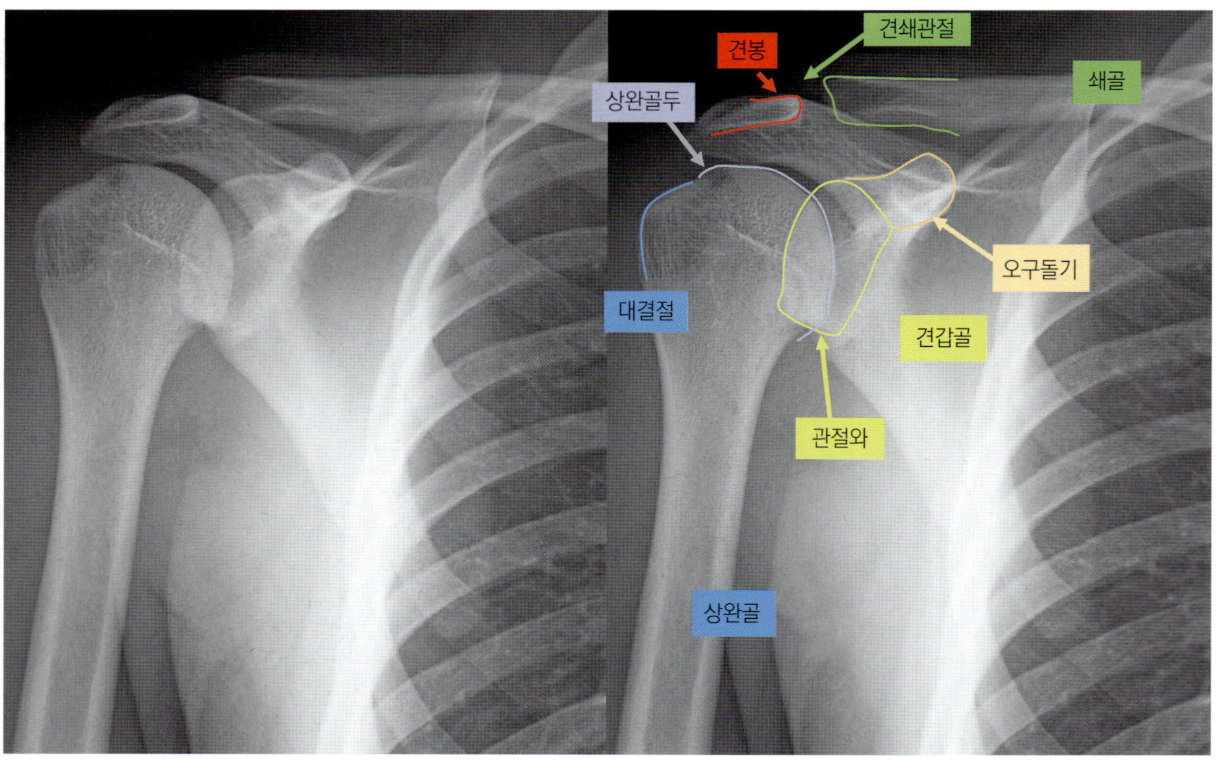

그림 1-9 견관절 단순 X선 영상 정면상

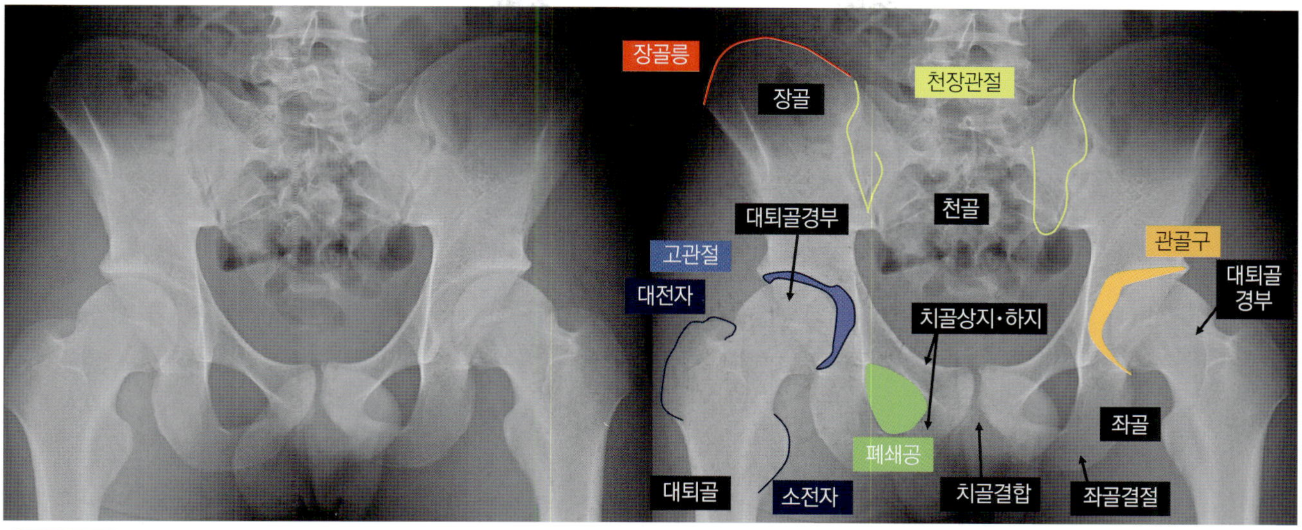

그림 1-10 고관절 단순 X선 영상 정면상

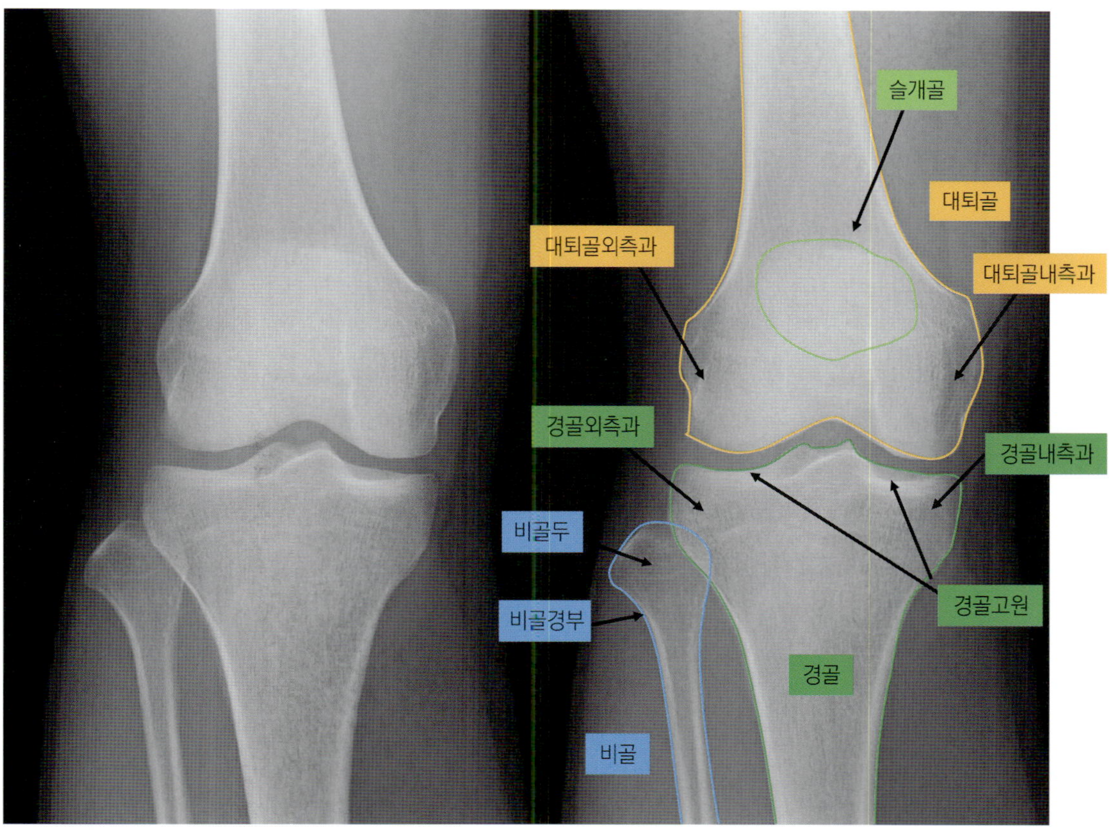

그림 1-11 슬관절 단순 X선 영상 정면상

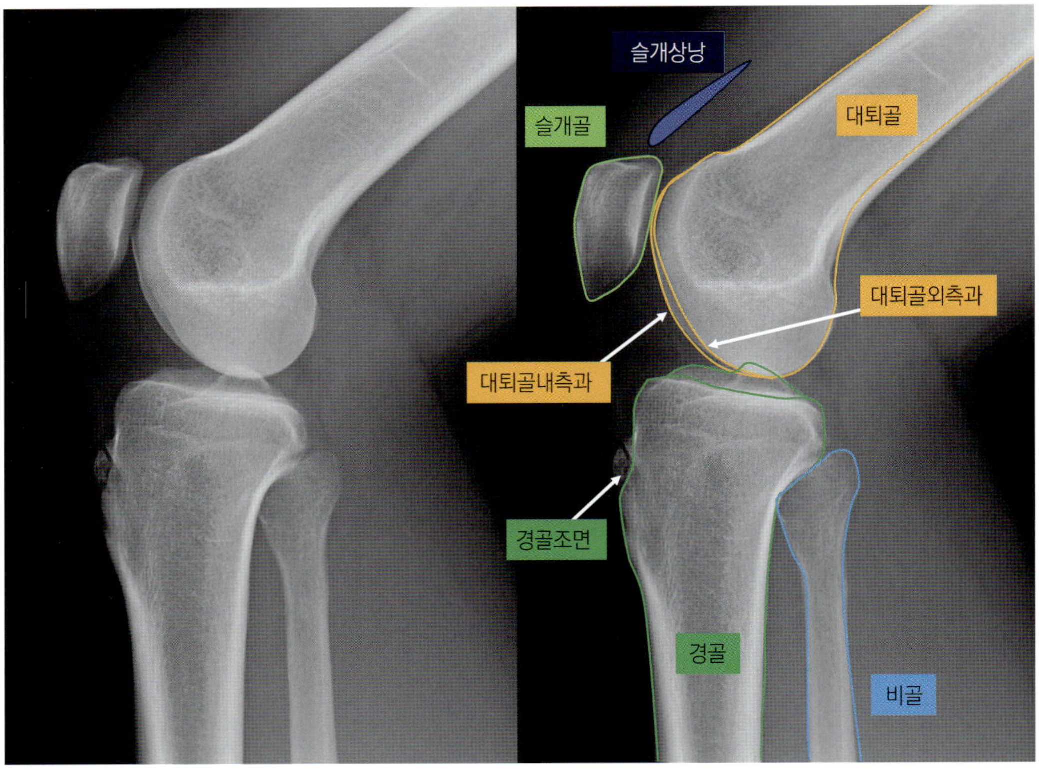

그림 1-12 슬관절 단순 X선 영상 측면상

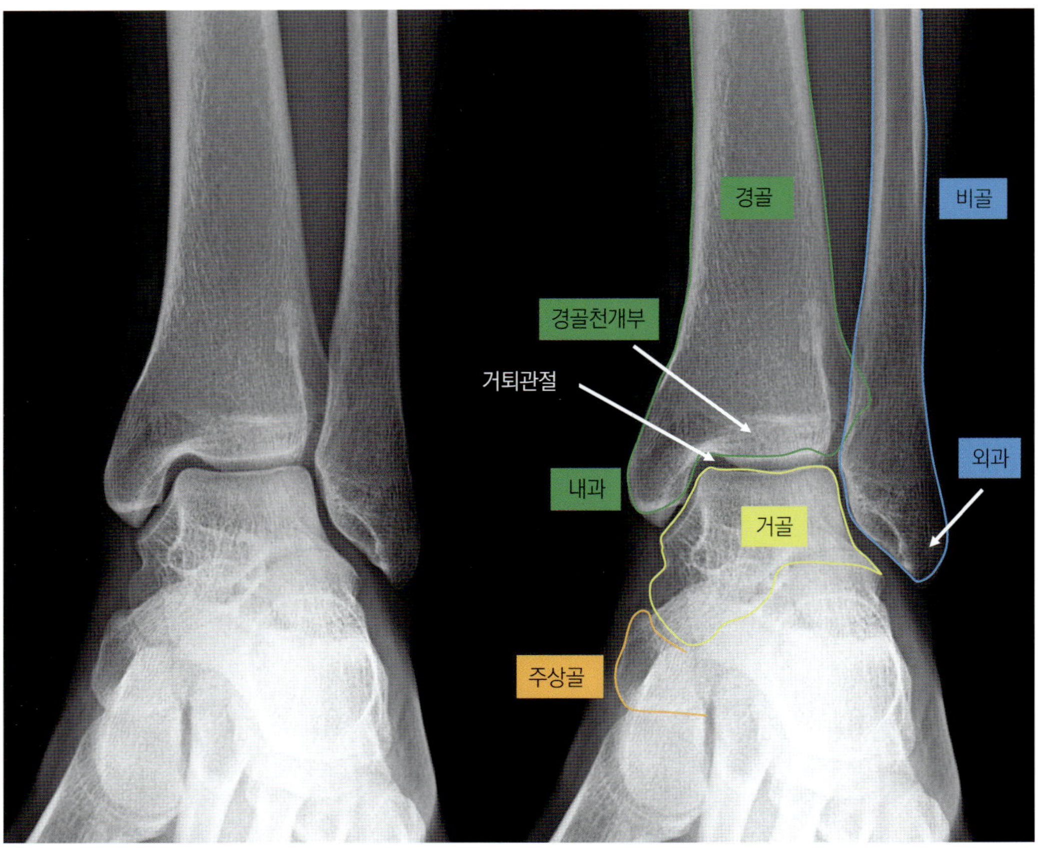

그림 1-13 족관절 단순 X선 영상 정면상

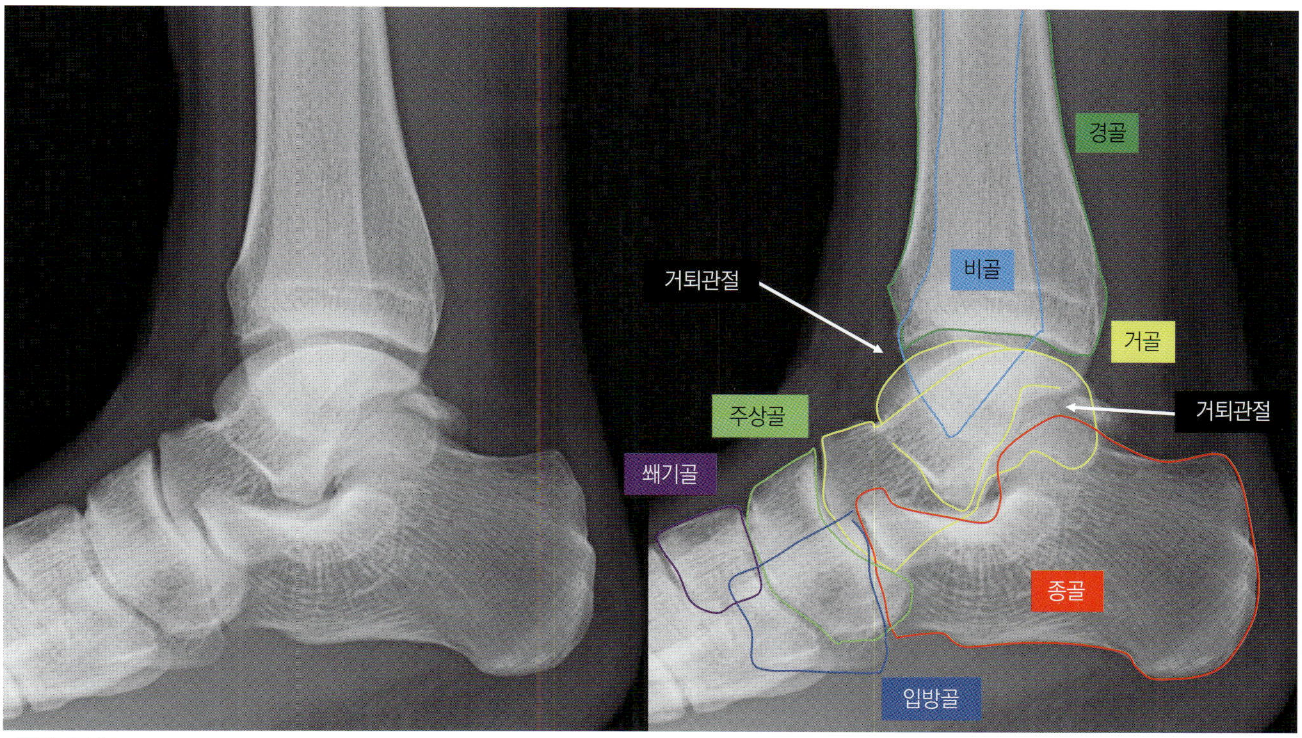

그림 1-14 족관절 단순 X선 영상 측면상

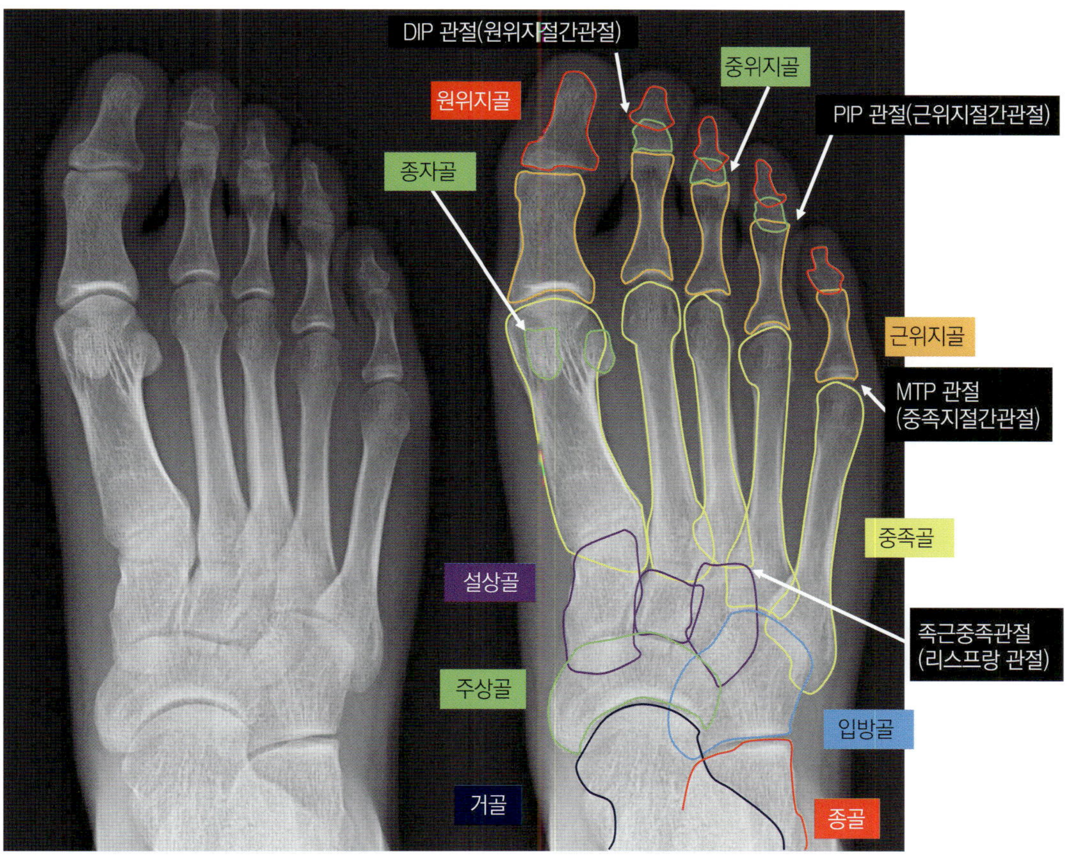

그림 1-15 족부 단순 X선 영상 측면상

Chapter

2 뼈의 외상

들어가며

골절은 단순 X선 영상을 꼼꼼히 살펴봄으로써 전위가 작은 것부터 긴급 수술이 필요할 정도로 큰 골절까지 폭넓게 확인할 수 있다. 단순 X선 영상은 골절 유무를 최초로 선별하고, 술 후 경과까지 관찰할 수 있는 간편한 영상 진단이다. 골절의 분류와 각 부위의 골절의 호발 부위, 골절이 의심되는 징후, 탈구를 동반하기 쉬운 골절, 치료가 어려운 골절 등에 대해 설명한다.

골절

골절이란 뼈의 연속성이 끊긴 상태를 말한다. 골절에는 원인, 외력의 작용, 골절선의 주행, 골절의 정도, 부위 등에 따라 다양한 분류가 있다.

① 원인별 분류 그림 2-1~4

1) 외상성 골절: 한 번의 큰 외력에 의해 정상적인 뼈에 부하가 가해져 발생

2) 피로골절: 생리적 범위의 외력이 반복적으로 정상적인 뼈에 가해져 발생

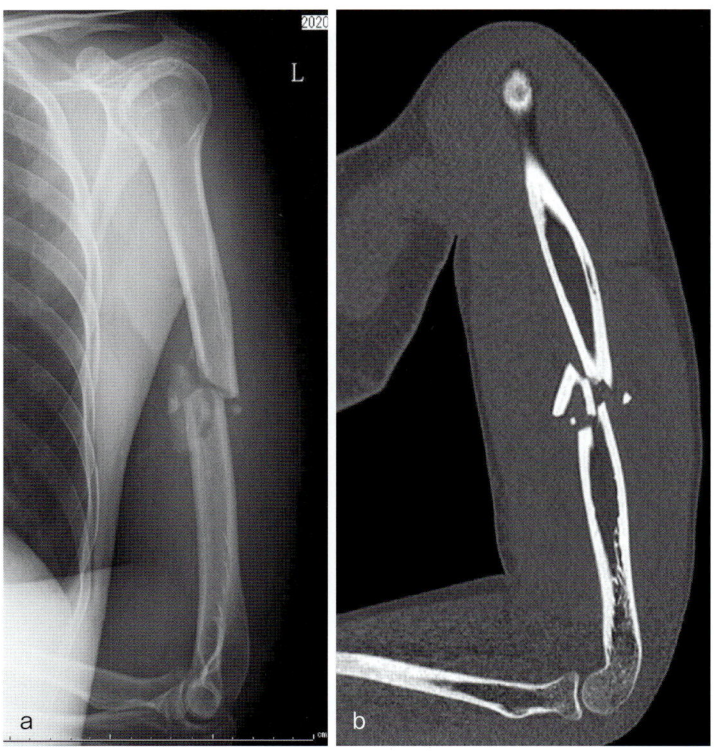

그림 2-1 상완골 골간부 골절(외상에 의한) (28세 남성)

a: 상완 단순 X선 영상 정면상, b: 동일 증례의 CT(관상면)

3) 취약 골절: 병적인 골질(골다공증 등)에 외력이 가해져 발생

4) 병적 골절: 뼈질환에 의해 국소적으로 뼈의 강도가 낮아진 상태에서 발생(좁은 의미로는 종양성 병변이 존재하는 뼈의 골절을 가리킴)

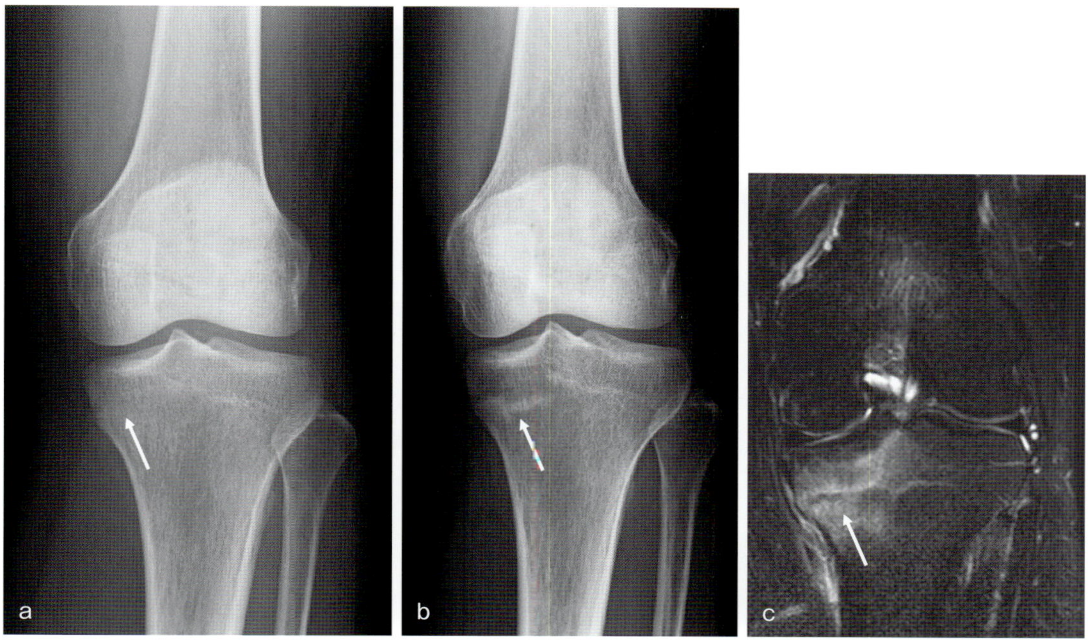

그림 2-2 **경골 근위부의 피로골절(35세 여성)**

a: 슬관절 단순 X선 영상 정면상, b: 동일 증례의 1개월 후의 슬관절 단순 X선 영상 정면상, c: 슬관절 MRI STIR 관상면상 (a와 같은 시기에 촬영)

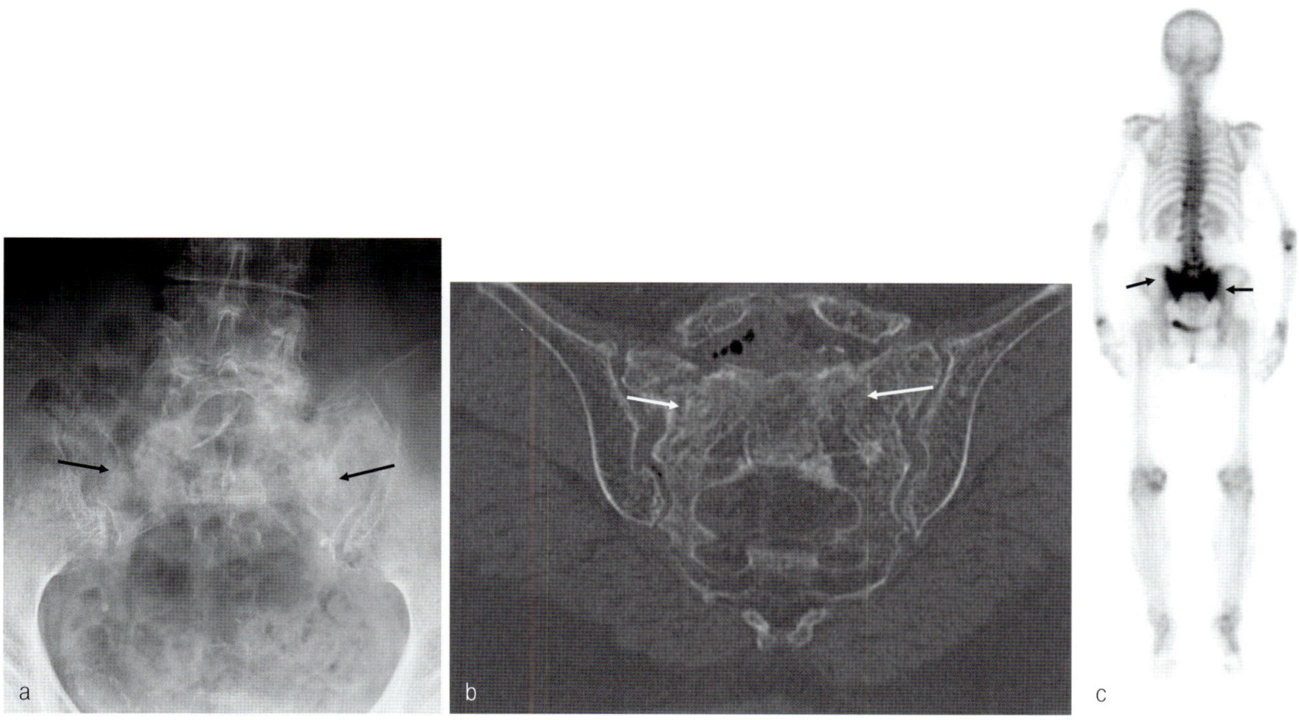

그림 2-3 **천골의 취약 골절(84세 여성)**

a: 고관절 단순 X선 영상 정면상, b: 동일 증례의 고관절 CT 사관상면상, c: 동일 증례의 뼈스캔(배면상, Honda sign)

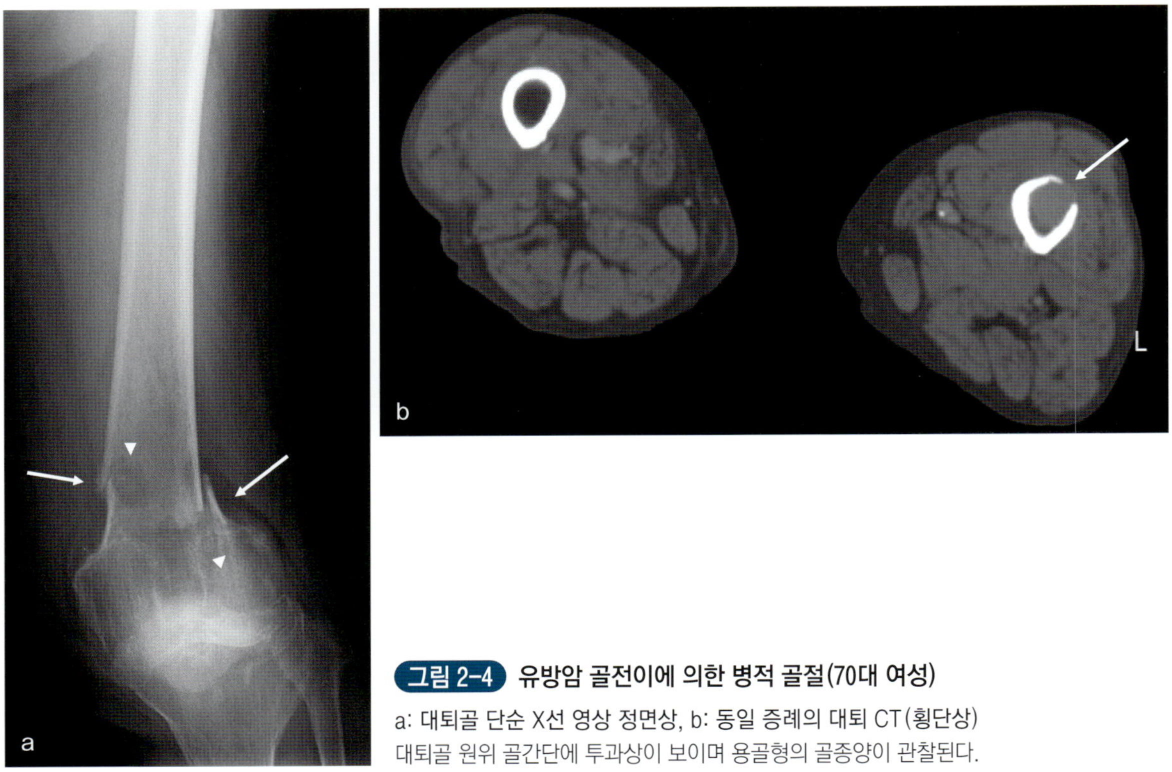

그림 2-4 **유방암 골전이에 의한 병적 골절(70대 여성)**

a: 대퇴골 단순 X선 영상 정면상, b: 동일 증례의 대퇴 CT(횡단상)
대퇴골 원위 골간단에 투과상이 보이며 용골형의 골종양이 관찰된다.

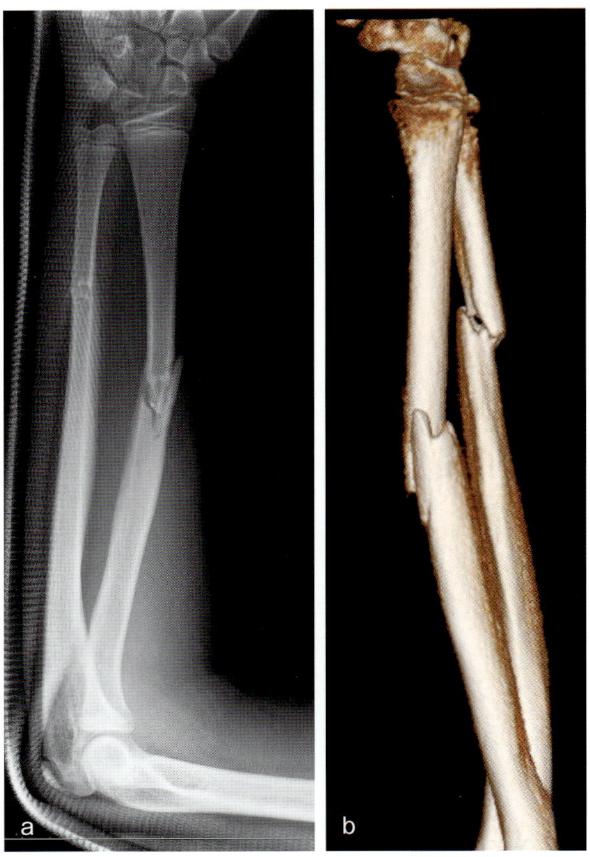

그림 2-5 **요골 · 척골의 골간부 골절(굴곡골절, 11세 여아)**

a: 전완 단순 X선 영상 정면상, b: 동일 증례의 3DCT

② 외력의 작용 방향에 따른 분류 그림 2-5~9

1) 굴곡골절: 뼈의 장축에 대해 직교하는 외력이 가해진 골절, 뼈는 굴곡한다.

2) 함입 골절: 뼈의 장축 방향으로 외력이 가해진 것

3) 압박골절: 척추체의 축압 방향의 외력에 의해 발생하는 골절

4) 견열골절: 건이나 인대의 부착부가 근 수축에 의해 떨어지는 골절

5) 함몰 골절: 뼈의 표면이 뼈나 다른 물체와 충돌하여 발생하는 골절

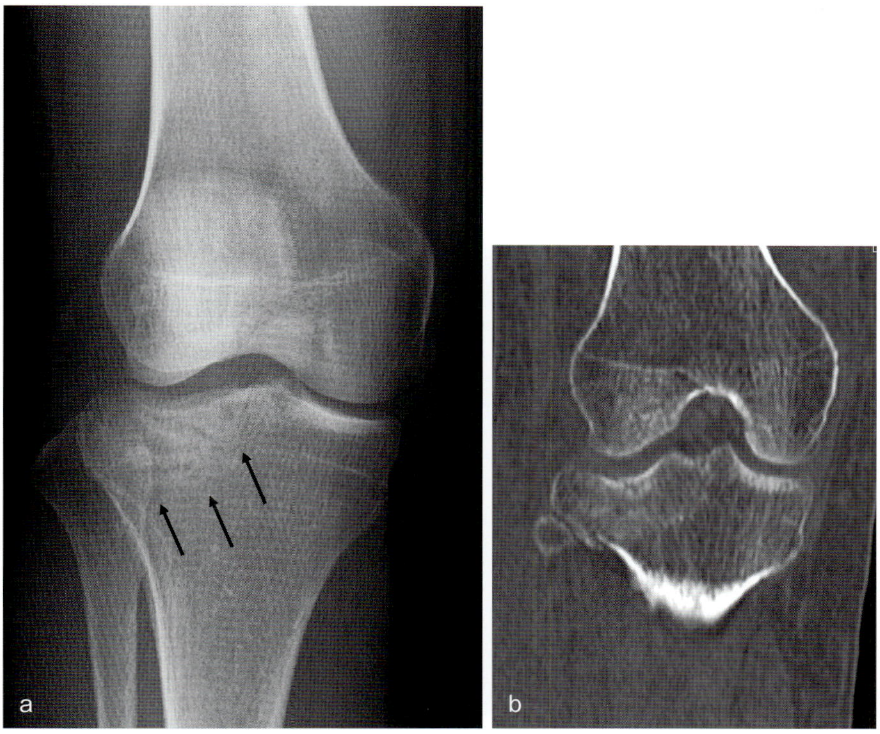

그림 2-6 경골 고원 골절(54세 여성)

a: 슬관절 단순 X선 영상 정면상, b: 동일 증례의 CT(관상면)

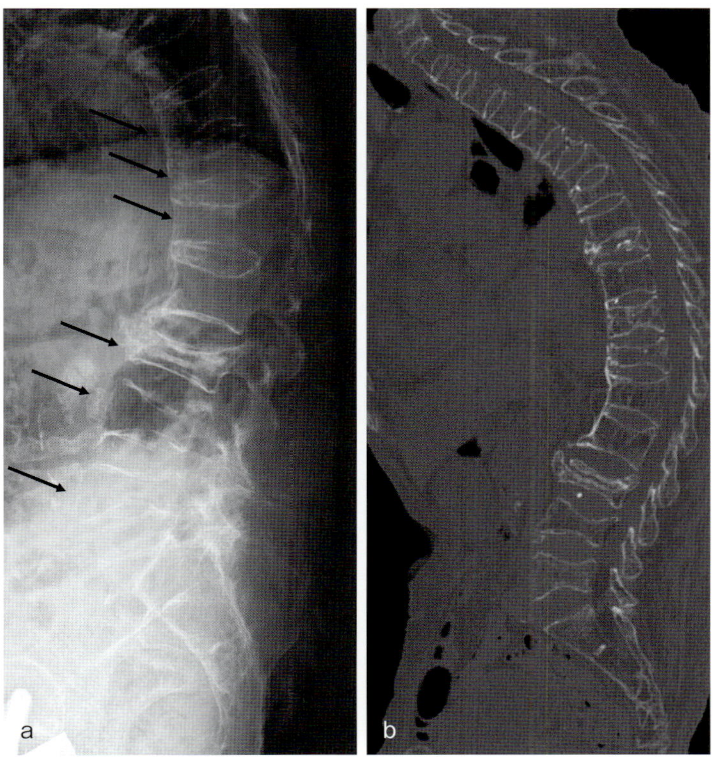

그림 2-7 흉요추의 압박골절(95세 여성)

a: 흉요추 단순 X선 영상 측면상, b: 동일 증례의 CT(시상면)

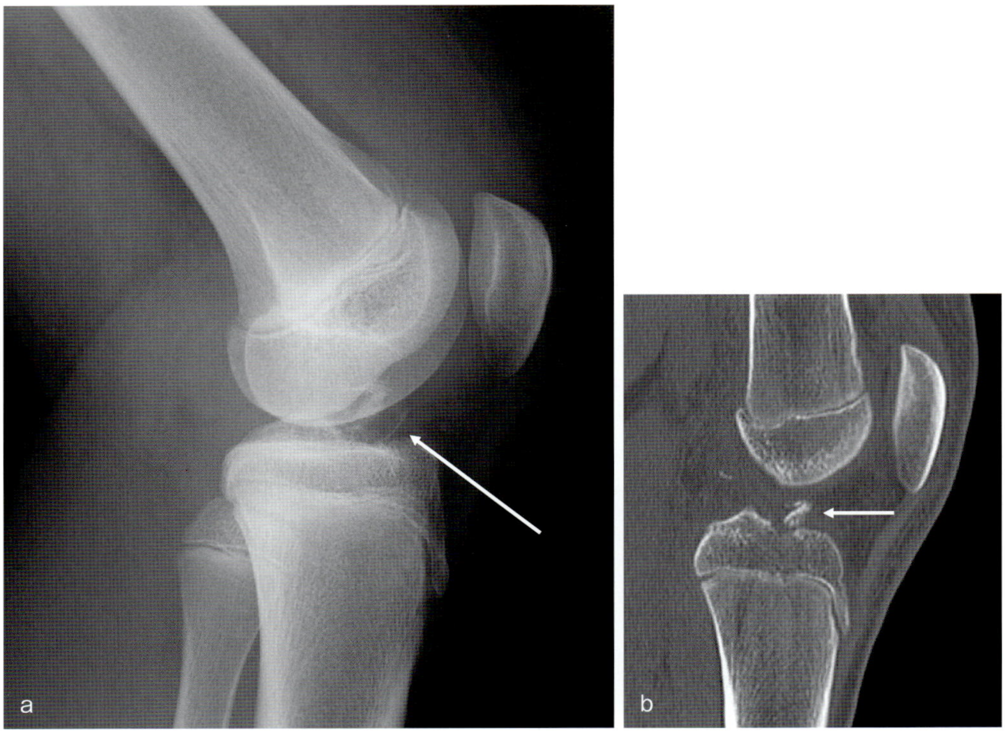

그림 2-8 ACL 견인에 의한 견열골절(13세 남아)

a: 슬관절 단순 X선 영상 측면상, b: 동일 증례의 CT(시상면). 떨어진 골편 있음(화살표)

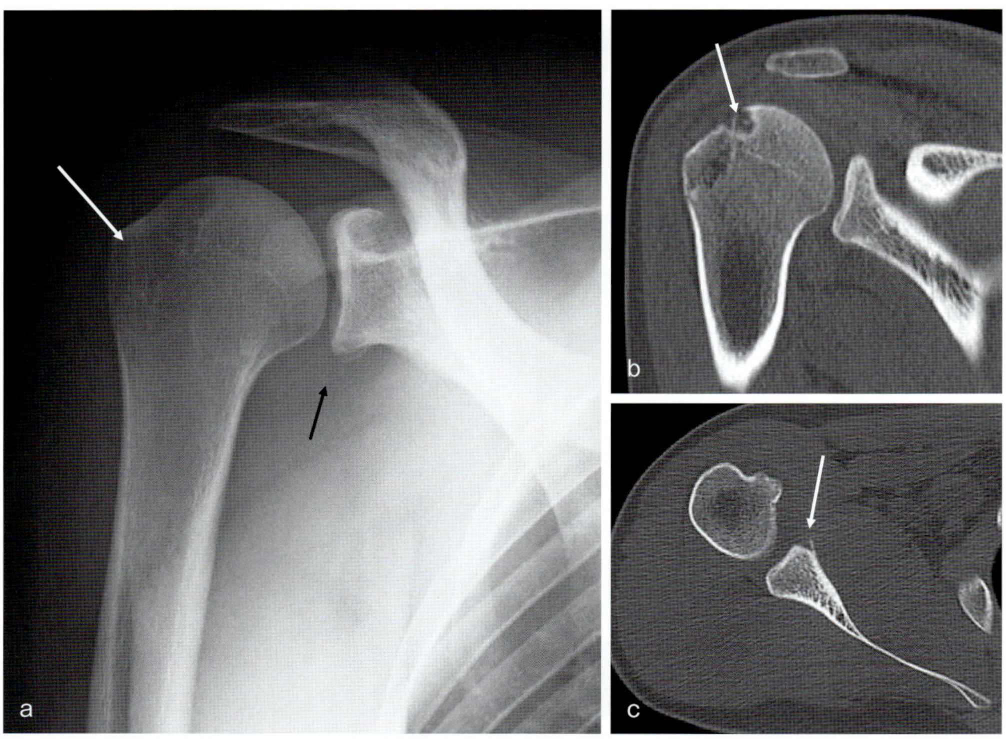

그림 2-9 전방 탈구 후의 Hill-Sachs 병변(16세 남아)과 Bony Bankart 병변

a: 견관절 단순 X선 영상 측면상, b: 동일 증례의 CT(관상면상), c: 동일 증례의 CT(횡단면상)
상완골두에 함몰 골절(Hill-Sachs 병변)이 관찰된다(a 백색 화살표). 관절와 아랫면에 골편이 관찰된다(a 검은색 화살표). Bony Bankart 병변이다.

③ 골절선 방향에 따른 분류 그림 2-10~12

횡골절, 종골절, 나선골절, 다골편 골절, 분쇄골절 등. 다골편 골절이 중증이면 분쇄골절이다.

④ 정도에 따른 분류

완전골절(그림 2-1a 그림 2-5a 그림 2-11a 등), 불완전골절 그림 2-13이 있다. 소아의 골절은 골막이 부드럽고 탄성이 풍부하여 불완전골절 형태를 취하기 쉽다(생나무골절).

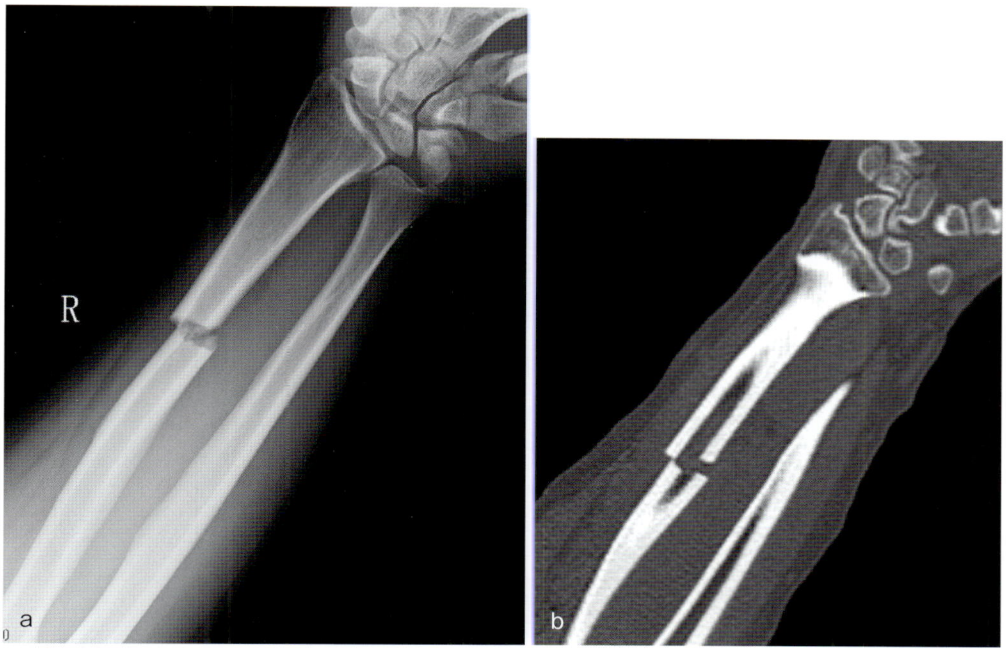

그림 2-10 요골 골간부의 횡골절(40대 남성)

a: 전완 단순 X선 영상 정면상, b: 동일 증례의 CT(관상면)

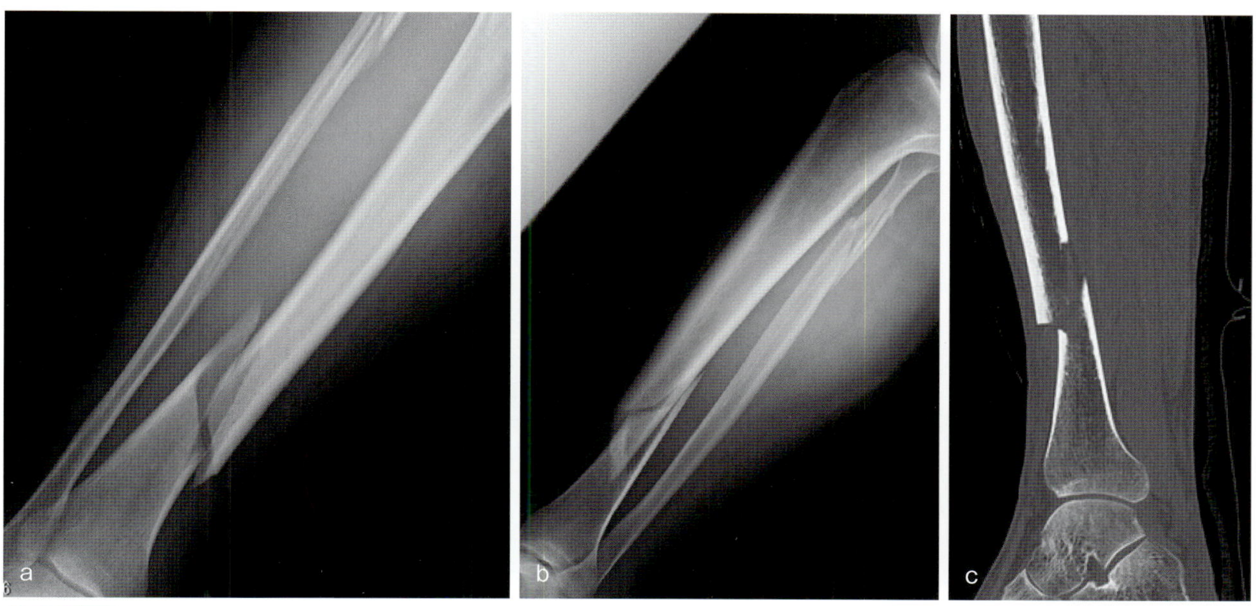

그림 2-11 경골 내과의 나선골절(30대 남성)

a: 하퇴 단순 X선 영상 정면상, b: 동일 측면상, c: 동일 증례의 CT(시상면)

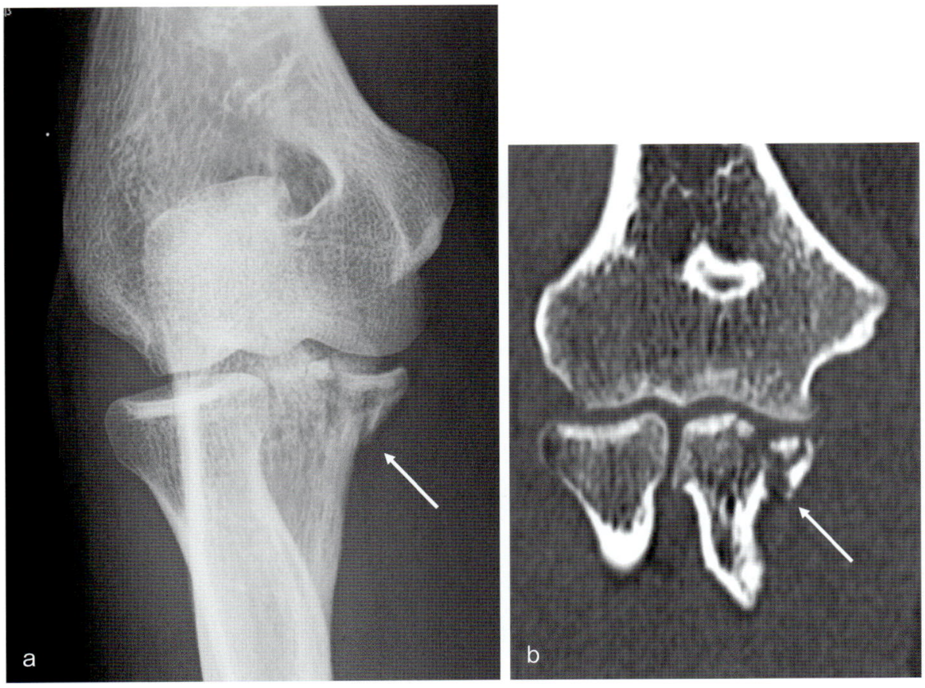

그림 2-12 척골구상돌기의 다골편 골절(40대 남성)

a: 주관절 단순 X선 영상 정면상, b: 동일 증례의 CT(관상면)

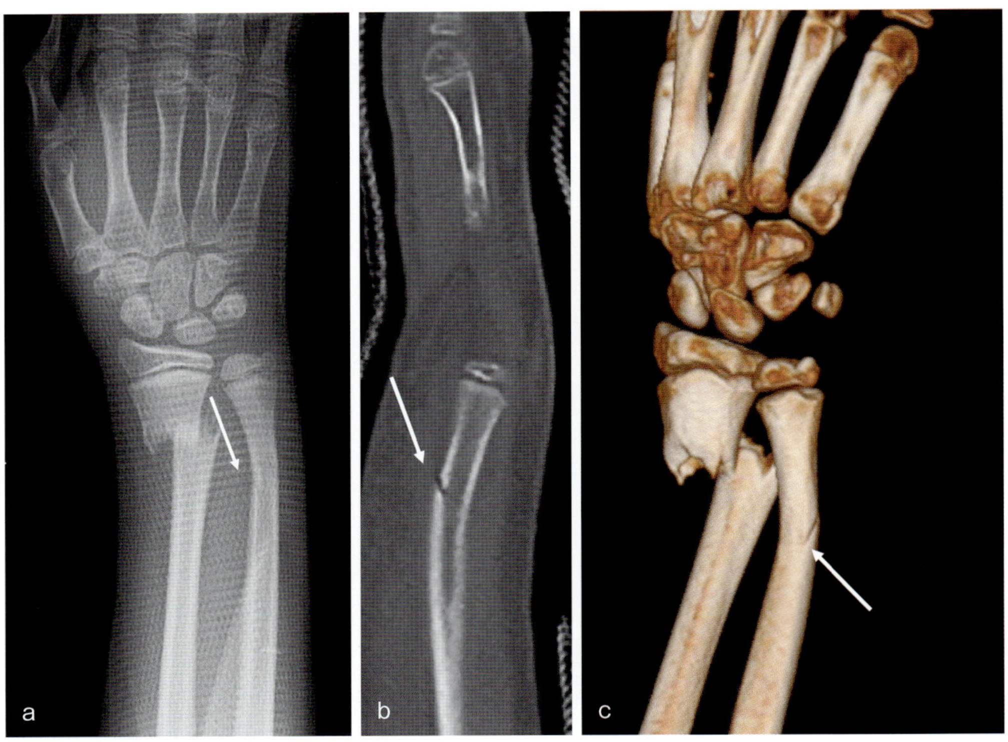

그림 2-13 요골 · 척골 골절(척골 골간부는 불완전골절, 12세 남아)

a: 수관절 단순 X선 영상 정면상, b: 동일 증례의 CT(시상면), c: 동일 증례의 3DCT

⑤ 부위에 따른 분류

골간부 골절(그림 2-1a 그림 2-5a 그림 2-11a), 골간단 골절(경부 골절)그림 2-14, 골단 골절그림 2-15 등 장관골의 부위에 따른 골절이다. 골절이 관절 내에 미치면 관절내골절 그림 2-16이라고 하며, 탈구가 동반된 경우 탈구 골절이라고 한다 그림 2-17.

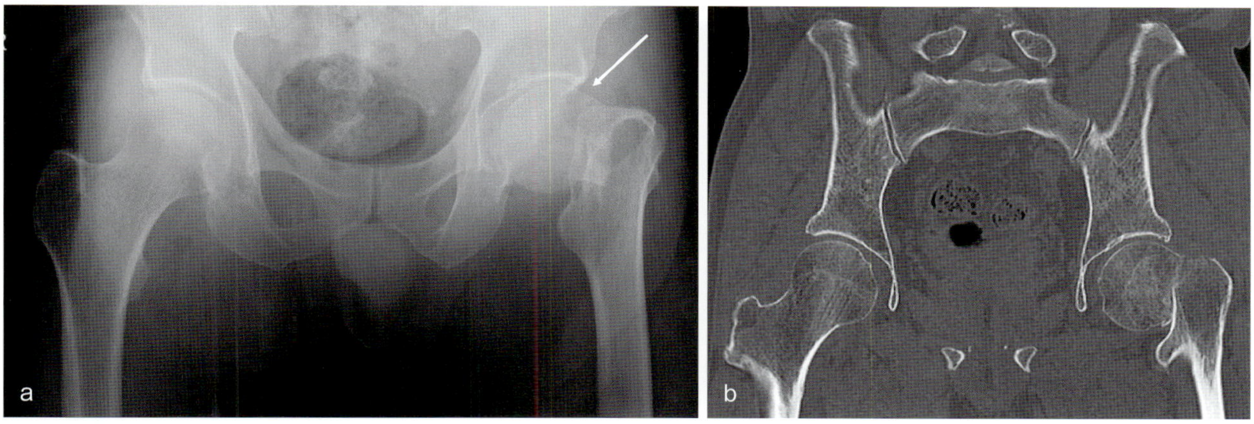

그림 2-14 좌대퇴골 경부 골절(80대 남성)

a: 고관절 단순 X선 영상 정면상, b: 동일 증례의 CT(관상면)

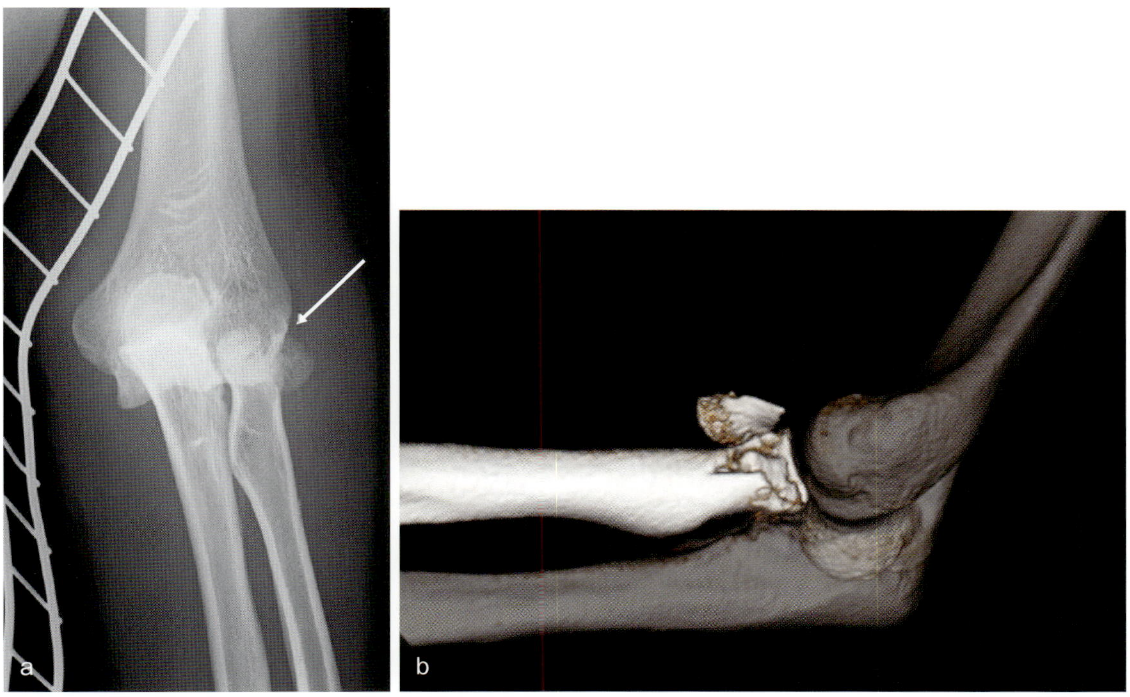

그림 2-15 요골두 골절(주두의 탈구도 있음, 20대 남성)

a: 주관절 단순 X선 영상 정면상, b: 동일 증례의 CT(시상면)

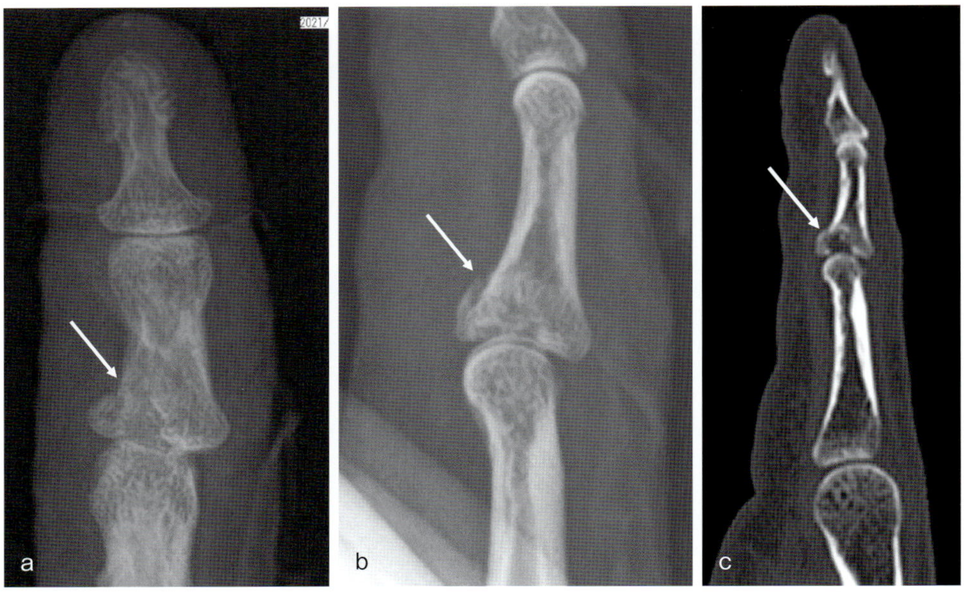

그림 2-16 **소지 중위지골 기저부 골절(40대 남성)**

a: 손가락 단순 X선 영상 정면상, b: 동일 측면상, c: 동일 증례의 CT(시상면)

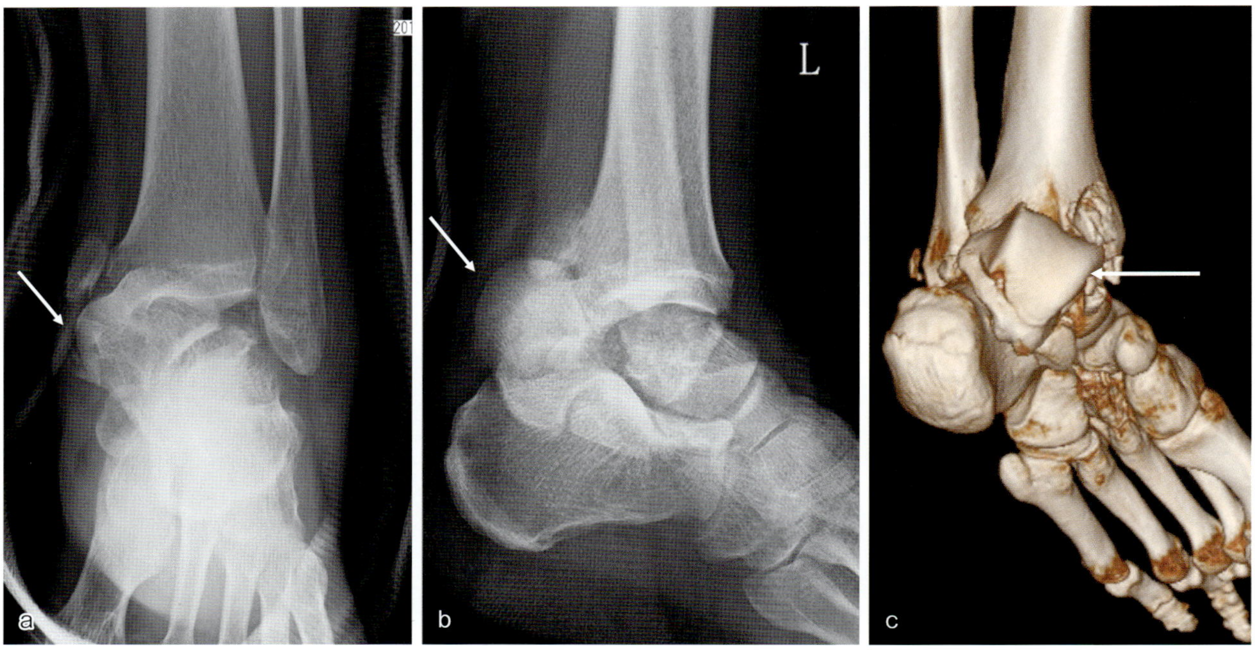

그림 2-17 **거퇴관절의 탈구 골절(40대 남성)**

a: 족관절 단순 X선 영상 정면상, b: 동일 측면상, c: 동일 증례의 3DCT

골절의 영상 소견

골절 존재 시 단순 X선 영상에서는 뼈 위에 뼈와의 연속성을 끊는 투명한 상(골절선)이 나타난다 **그림 2-18a~c**. 골절 부위가 서로 멀리 벌어져 있으면 투명한 상의 범위도 넓어서 알기 쉽다 **그림 2-18a, b**. 이 경우 관절의 정렬이 무너지거나 골편이 이동한다(전위). 전위가 작으면 투명한 상이 불명확하여 확인하기 어려울 수 있다 **그림 2-18c**. 반대로 골절 후 골편끼리 겹치는 전위 발생 시, 단순 X선 영상에서 농도가 상승한 영역으로 나타난다 **그림 2-18d**.

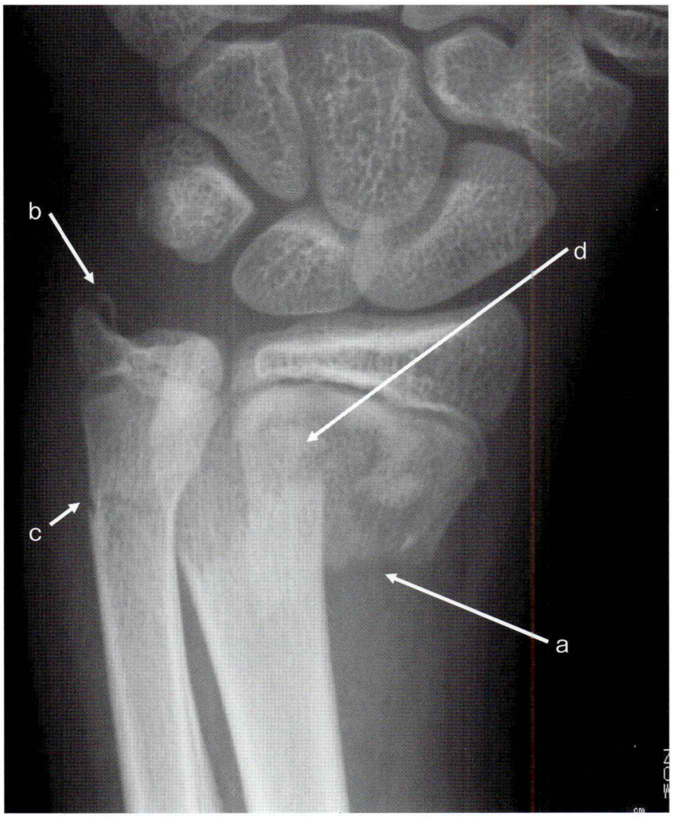

그림 2-18 요골 원위부, 척골 경상돌기 골절(11세 남아)

요골 원위부(a), 척골 경상돌기(b), 척골 원위부 골절(c)이 관찰된다. 골절선은 선상의 투과상으로 관찰된다. 요골 원위부, 척골 경상돌기 골절은 골편의 전위가 있어 골절선이 명확하게 보이나, 척골 원위부 골절은 전위가 거의 없어 골절선으로서의 투과상이 두드러지지 않는다. 또한, 요골 원위부 골절은 골편들이 겹쳐 있어 뼈의 농도가 상승하고 있다(d).

골절을 어떻게 표현할 것인가?

골절을 표현할 때 순서에 따라 정리해 두면 간과하는 부분이 줄어든다.

① 어떤 뼈의 골절인가?: 어떤 단순 X선 영상을 촬영했는지 확인한다.

② 좌우 확인: 좌우를 잘못 판단하는 경우가 많으므로 주의한다.

③ 골절 부위: 골단인지, 골간단인지, 골간인지 확인한다. 특히 골단 골절의 경우 관절내골절이므로 확실히 진단해야 한다. 관절면이 불량한 상태로 치료하면 장래에 골관절염으로 진행될 수 있기 때문이다.

④ 골편의 수: 골절로 인해 골편이 두 개로 나뉘기만 하는지, 제3의 골편이 있는지, 아니면 여러 골편이 형성되고 있는지(다골편 골절, 분쇄골절) 평가한다.

⑤ 골절의 방향: 가로인지 세로인지, 회전 시 나타나는 염전력에 의해 발생한 나선골절인지 등

⑥ 전위·탈구 유무: 골절 부분에서 크게 떨어진 골편의 위치를 표현한다. 어떤 힘이 가해져 골편이 떨어졌는지(전위했는지) 고려해야 한다. 전위는 3차원적으로 발생하기 때문에 단순 X선 영상을 여러 방향에서 촬영하여 평가해야 한다(정면상에서 보이지 않더라도 측면상에서 큰 전위가 있을 수 있다). 탈구는 관절을 구성하는 근위부를 기준으로 하여 원위측 상태를 보고 표현한다. 이때 원위측 뼈의 명칭은 생략한다. 예를 들어 견관절은 '전방 탈구' 그림 2-19, '후방탈구'는 상완골의 상태로 탈구를 판단하지만, '상완골의 전방 탈구'라고는 하지 않는다. 주관절은 척골의 후방탈구가 발생하기 쉬우나, 이 경우에도 주관절의 후방탈구'라고 한다 그림 2-20.

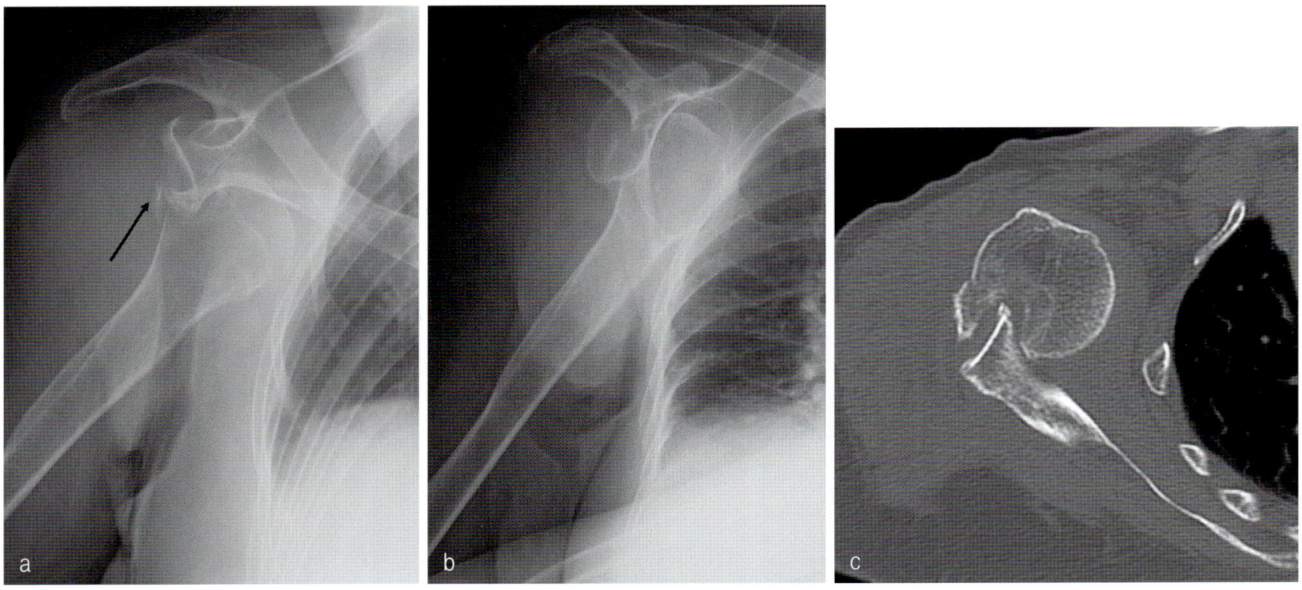

그림 2-19 견관절의 전방 탈구(82세 여성)

견관절 단순 X선 영상: a. 정면상, b. 측면상, c. 견관절 CT 횡단상

상완골두는 관절와의 아래쪽에 위치하고 있으며, 관절와와 충돌하여 함몰 골절을 보인다(a). 관절와의 골절이 있으며, 얇은 골편을 동반하고 있다(a 화살표). 사위상(b)에서는 오구돌기 아래쪽에서 관절와의 전연과 늑골 사이에 골두가 있어 전방 탈구되어 있다. CT에서 상완골두와 관절와의 탈구 골절 상태를 알 수 있다(c).

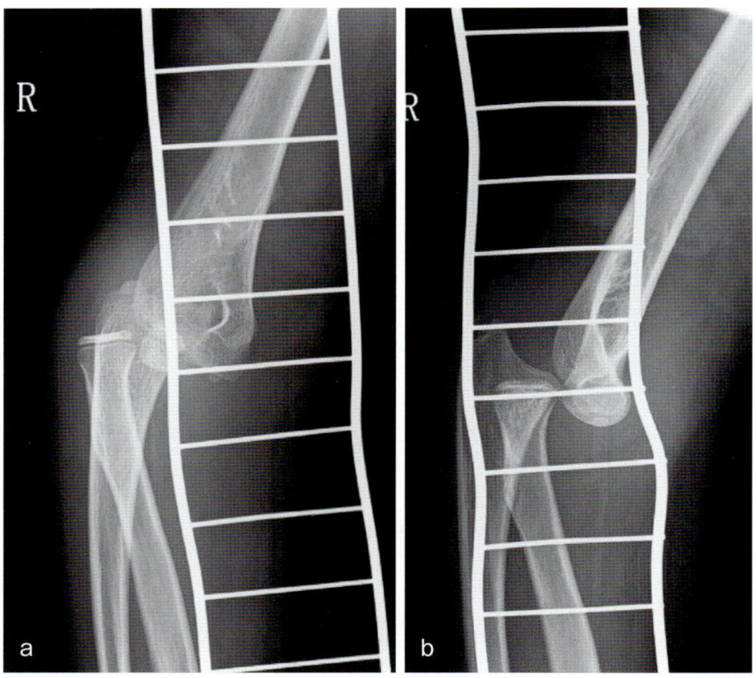

그림 2-20 주관절의 후방탈구(11세 남아)

주관절 단순 X선 영상: a. 정면상, b. 측면상

정면상(a)에서 완요관절, 완척관절은 유지되지 않으며 측방으로 편위되어 있다. 측면상(b)에서는 척두와 요골두가 함께 후방으로 편위되어 탈구된 상태이다.

골절에 따른 연부조직의 변화

골절 주위의 연부조직은 골절 부분을 중심으로 종창이 나타난다 그림 2-21. 골절에 따른 혈종이나 부종 등의 이차적인 변화이다. 관절내골절의 경우 골수 지방이 관절 내로 유출되어 혈종과 함께 액면 형성을 보일 수 있다 그림 2-22. 또한, 골절로 인해 관절 내에 존재하는 지방이 혈종에 의해 밀려 나와 독특한 음영을 나타낼 수 있다. 전형적인 예로는 상완골 원위부에 있는 구상돌기와, 주두와 내에 존재하는 지방조직이 골절로 인해 나타나

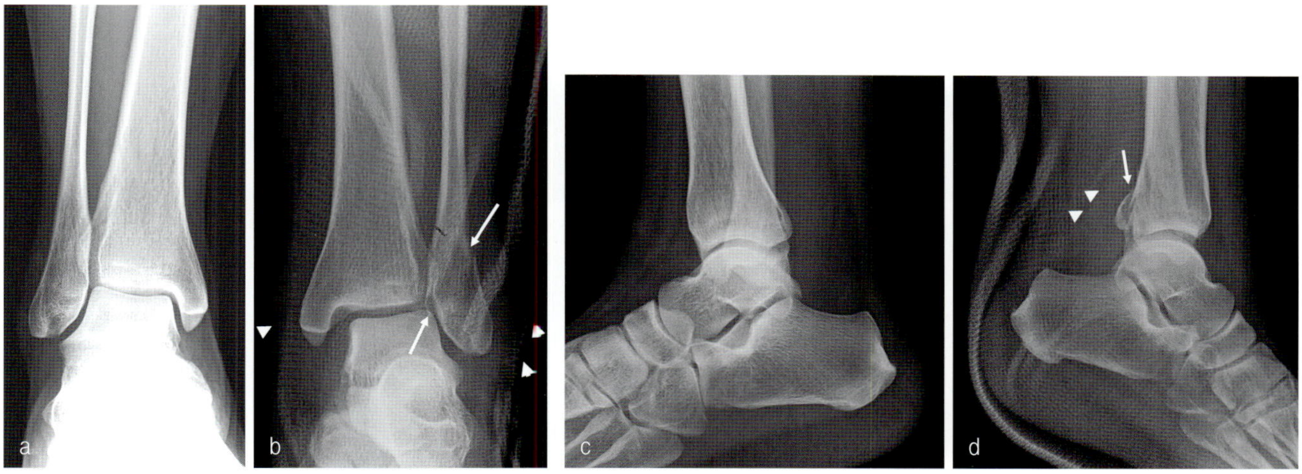

그림 2-21 골절에 따른 연부 종창: 외과 골절(46세 여성)

양쪽 족관절 단순 X선 영상 정면상 · 측면상

좌측 외과에 비스듬히 주행하는 투과상이 있어 외과 골절에 일치한다(b 화살표). 측면상에서는 좌측 경골 후과에도 골절이 있으며 골편이 후방으로 전위되어 있다(d 화살표). 좌측 족관절의 내과, 외과, 후과 주위에 연부 농도가 나타나고 있어 골절에 따른 혈종이나 부종을 의심할 수 있다(b, d 화살머리). 우측 족관절은 비교를 위해 제시하였다(a, c).

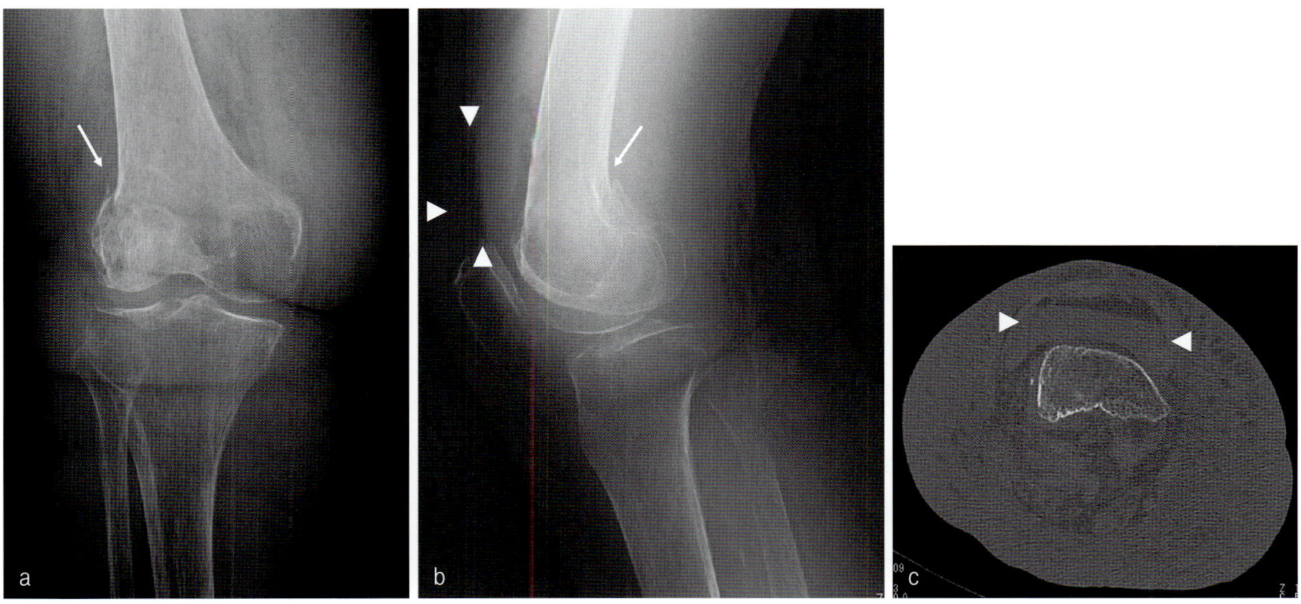

그림 2-22 지방을 동반한 관절 내 혈종(92세 여성)

슬관절 단순 X선 영상. a: 정면상, b: 측면상, c: 슬관절 CT 횡단상

대퇴골 외측과에 투과상이 있고 골절이 관찰된다(a, b 화살표). 슬개 상낭에 지방과 액체의 액면 형성이 관찰된다(b, c 화살머리). 슬관절 주위 연부조직의 종창이 관찰된다(a~c). 골절에 따른 부종으로 생각된다.

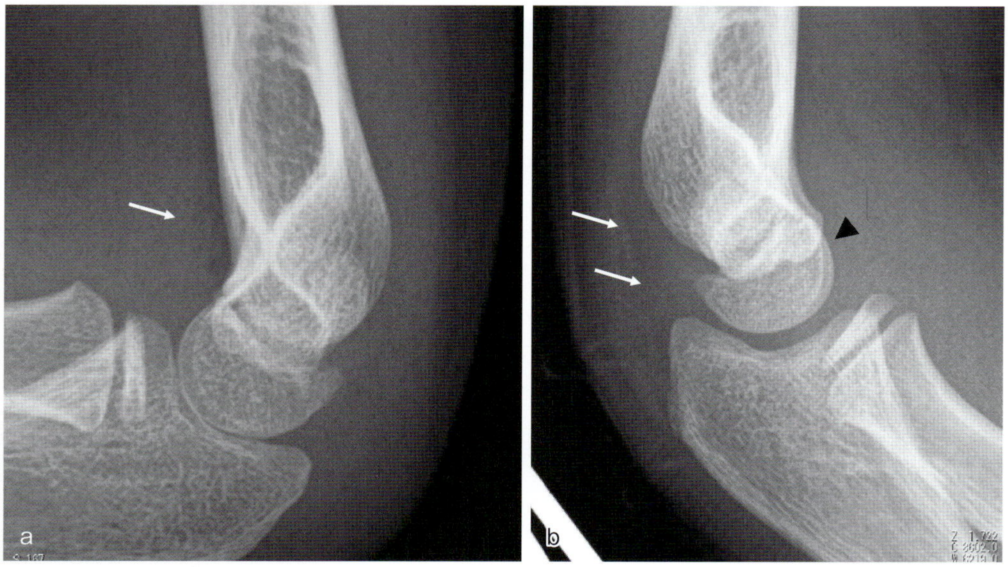

그림 2-23 **anterior and posterior fat pad sign(상완골 원위 골단선 손상, 8세 남아)**

양쪽 주관절 단순 X선 영상 측면상. a: 건측, b: 환측

Anterior fat pad sign은 건측에서 확인할 수 있다(a 화살표). 환측의 상완골 원위 골간단은 건측과 비교할 때 골단선이 불명확하고 짧아진 것처럼 보인다(b 화살머리). 골단선 손상이 의심된다. 상완골 원위부 배측에 posterior fat pad sign이 확인된다(b 화살표).

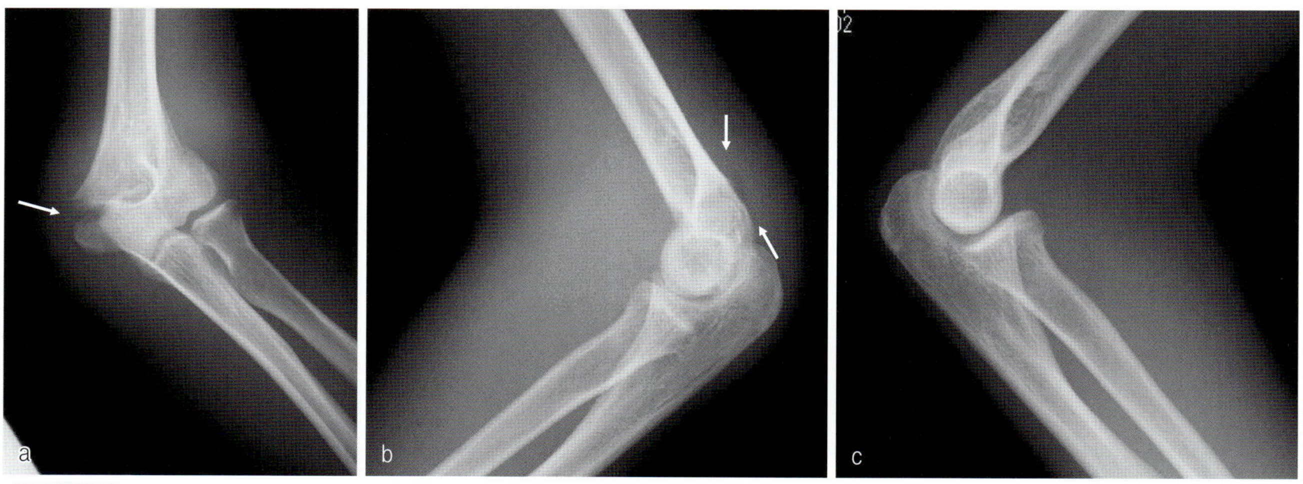

그림 2-24 **posterior fat pad sign(상완골 과상 골절, 15세 남아)**

주관절 단순 X선 영상. a: 환측 정면상, b: 환측 측면상, c: 건측 측면상

상완골 과상부에 띠 모양의 투과상이 있어 골절이 관찰된다(a화살표). 측면상(b)에서는 상완골 원위부 배측을 따라 띠 모양의 투과상이 관찰된다(b 화살표). Posterior fat pad sign이다. Anterior fat pad sign은 확인되지 않는다. 건측(c)에서는 fat pad sign이 관찰되지 않는데, 좌우 측면상을 비교하면 환측의 관절 주위 연부조직의 농도가 전반적으로 높고, 종창이 있음을 알 수 있다.

는 징후인 anterior fat pad sign, posterior fat pad sign이 있다 그림 2-23~25. Anterior fat pad sign은 정상적인 경우에도 관찰될 수 있으나 그림 2-23, 25, posterior fat pad sign은 병적인 징후이다. Posterior fat pad sign이 나타나면 상완골 과상 골절이나 요골두 골절을 의심해야 한다. 소아에서는 상완골 과상 골절, 성인에서는 요골두 골절이 흔하다. Posterior fat pad sign은 주관절 단순 X선 영상 측면상에서 아치형으로 보이는 투과상이지만, 혈종의 크기에 따라 형태가 다소 변할 수 있다. Anterior fat pad sign은 삼각형의 지방 농도를 나타내는 투과상으로 나타난다.

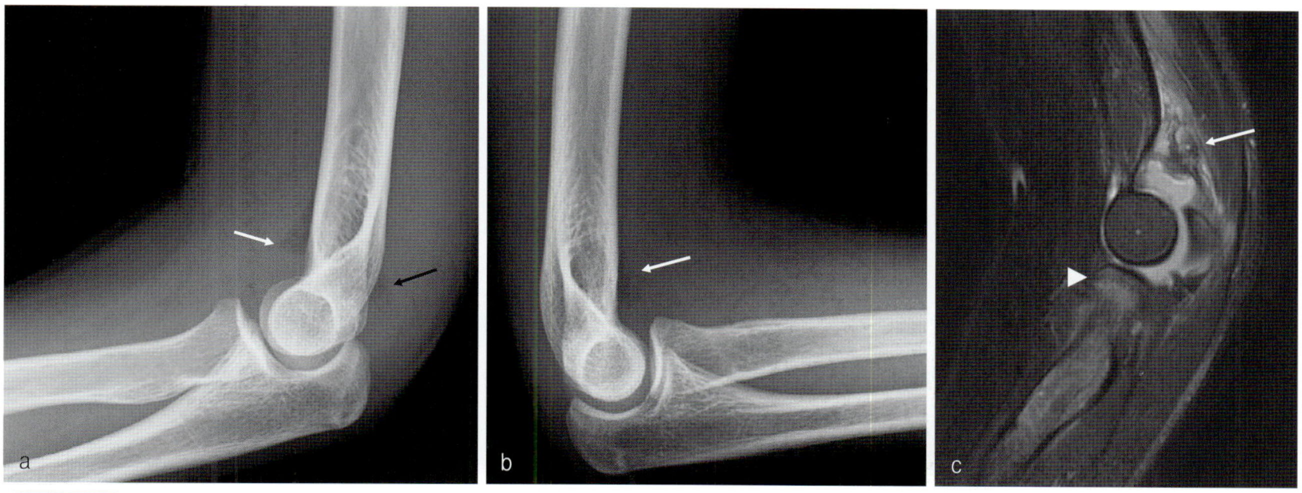

그림 2-25 anterior and posterior fat pad sign(요골두 골절, 14세 남아)

주관절 단순 X선 영상. a: 환측 정면상, b: 환측 측면상, c: 주관절 MRI STIR 시상면
환측에서 상완골 원위부 배측에 작은 삼각형 모양의 투과상이 관찰된다(a 검은색 화살표). Posterior fat pad sign이다. 굴측에는 큰 삼각형 모양의 투과상이 있어 anterior fat pad sign이다(a 흰색 화살표). 관절 내 혈종이 크다는 것을 시사한다.
건측(b)에서는 anterior fat pad sign(b 흰색 화살표)이 관찰되지만, posterior fat pad sign은 관찰되지 않는다. 좌우 측면상을 비교하면 환측 관절 주위의 연부조직 농도가 전반적으로 높고 부어 있다. STIR상에서는 관절 내 혈종이 고신호로 관찰된다. Posterior fat pad sign을 형성하는 지방조직이 저신호선형 영역으로 확인된다(c 화살표). 요골두에 가로로 달리는 저신호 선형 영역이 있어 전위가 없는 골절이 관찰된다(c 화살머리).

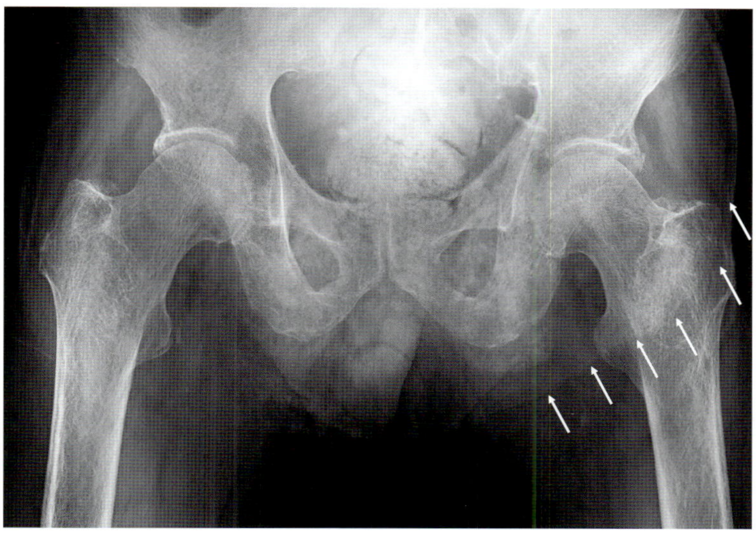

그림 2-26 피부의 주름(91세 남성)

고관절 단순 X선 영상 정면상. 둔부의 피부 주름이나 좌측 대퇴골 전자부에서 관찰된다(화살표). 전자부를 넘어 확장되기 때문에, 이는 골절선이 아님을 알 수 있다.

골절과 혼동하기 쉬운 소견

피부 주름은 때때로 골절선처럼 보일 수 있으므로 주의가 필요하다 그림 2-26. 골관절의 가장자리를 넘는지 확인해야 한다. 부골과 부골단핵도 골절로 혼동할 수 있다.

부골은 과잉골이라고도 하며 원래의 뼈에 유합되지 못하고 남아 있는 뼈이다. 삼각골과 부주상골, 비부골 등이 대표적이다 그림 2-27~29. 다만 삼각골 등은 외상을 계기로 유합되지 않았을 가능성도 있으며, 때로는 예

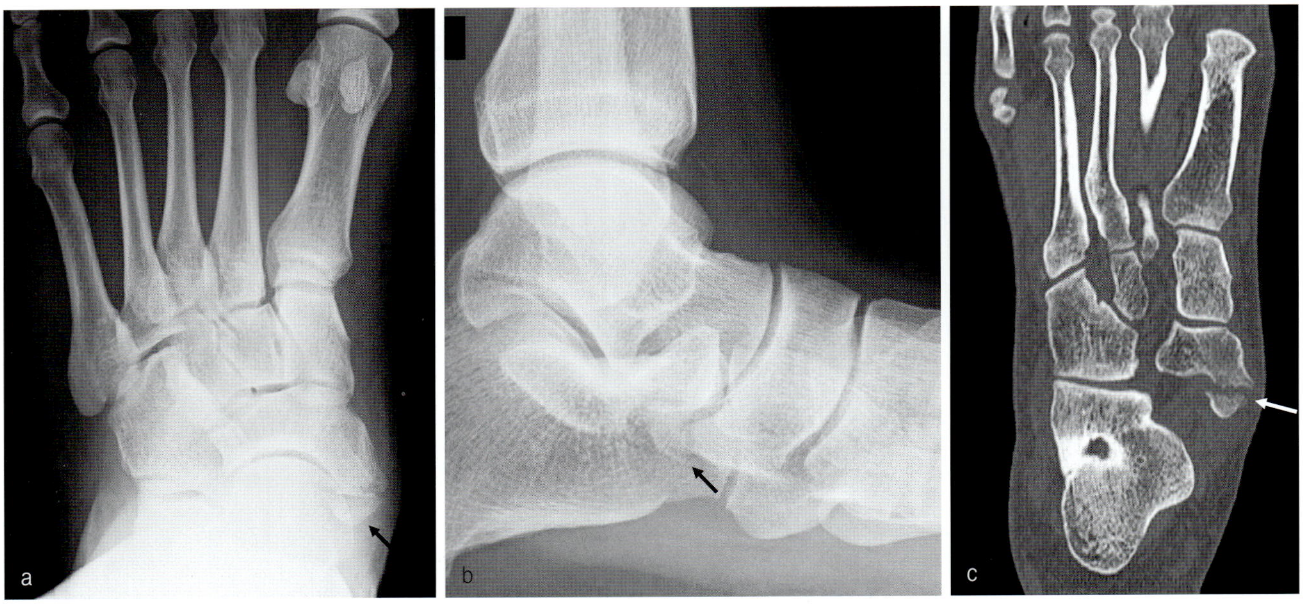

그림 2-27 **부주상골(47세 남성)**

족부 단순 X선 영상. a: 정면상, b: 측면상, c: 족부 CT 횡단상
주상골의 내측 후방에 삼각형의 뼈가 관찰된다(a, b 화살표). 주상골과 불규칙한 관절면을 형성하고 있다. 이는 부주상골이다. 족부 CT에서는 부주상골이 골 피질로 둘러싸여 있지 않으며, 불규칙한 관절면을 형성하고 있는 것이 명확하게 보인다(c 화살표).

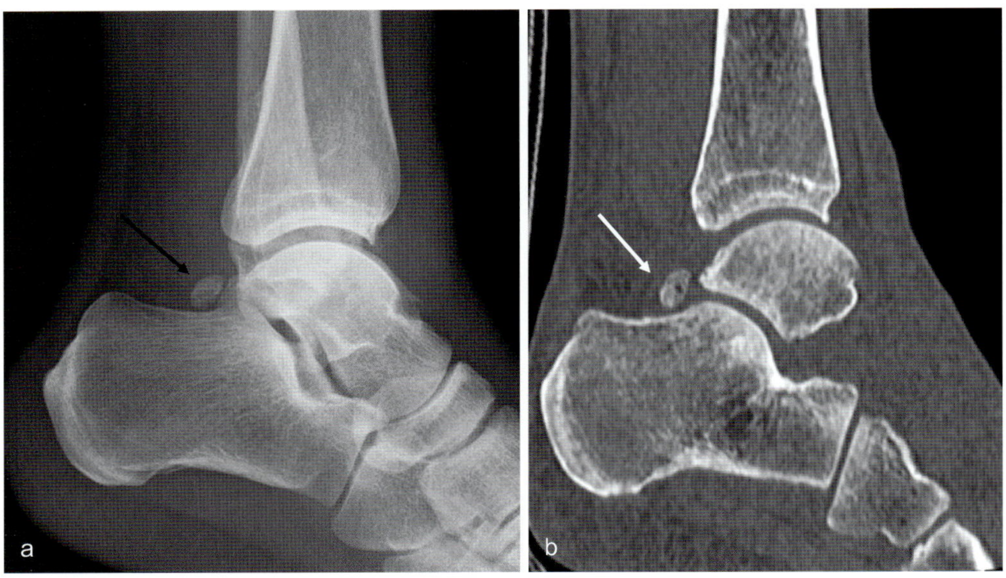

그림 2-28 **삼각골(53세 남성)**

a: 족관절 단순 X선 영상 측면상, b: 족관절 CT 시상면
거골 후방에 원형의 뼈가 관찰되며, 이는 삼각골이다(a, b 화살표). 거골 후돌기의 외측 결절의 유합 부전 또는 운동 부하로 인한 피로골절이 삼각골 형성의 원인으로 알려져 있다.[1]

리한 각도로 골편처럼 보일 수 있다. 부골은 전형적인 부위에 위치한다는 점에서 감별할 수 있다. 부골단핵 **그림 2-30**은 원형이며, 골 피질에 둘러싸여 있고, 가장자리가 예리한 각도로 골 피질이 파괴된 골편과는 다르다.

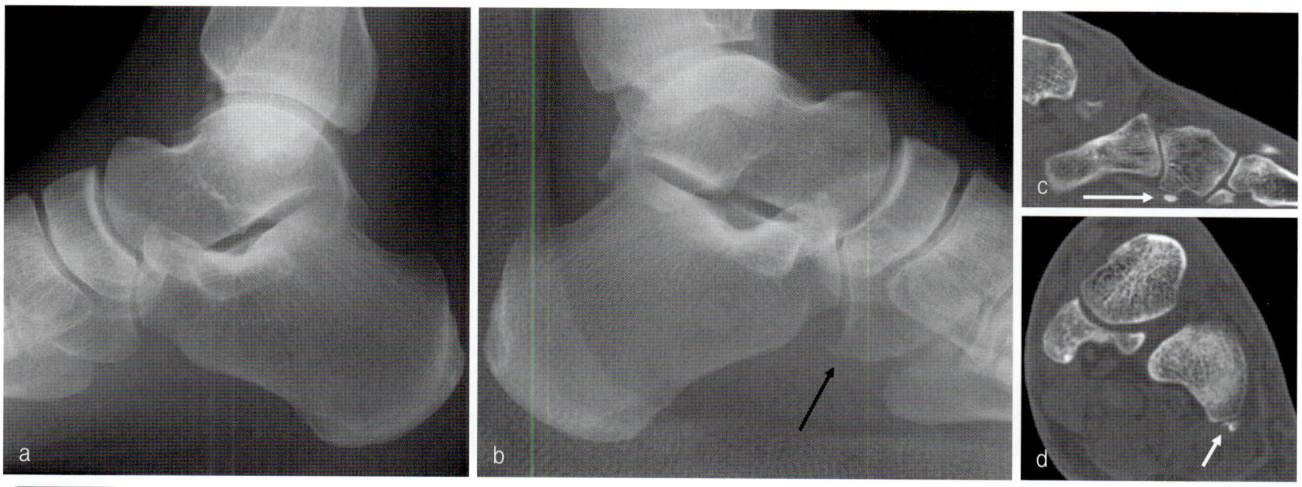

그림 2-29 비부골(50세 남성)

족관절 단순 X선 영상 측면상. a: 건측, b: 환측. c: 족부 CT 시상면, d: 같은 관상면
입방골 부근에 쌀알 모양의 뼈가 관찰된다(b 화살표). 비부골이다. 건측(a)에서는 관찰되지 않는다.
CT에서는 비부골의 농도가 높게 나타나며(c, d 화살표), 관상면에서는 작고 불규칙한 뼈가 또 하나 존재하는 것이 관찰된다.

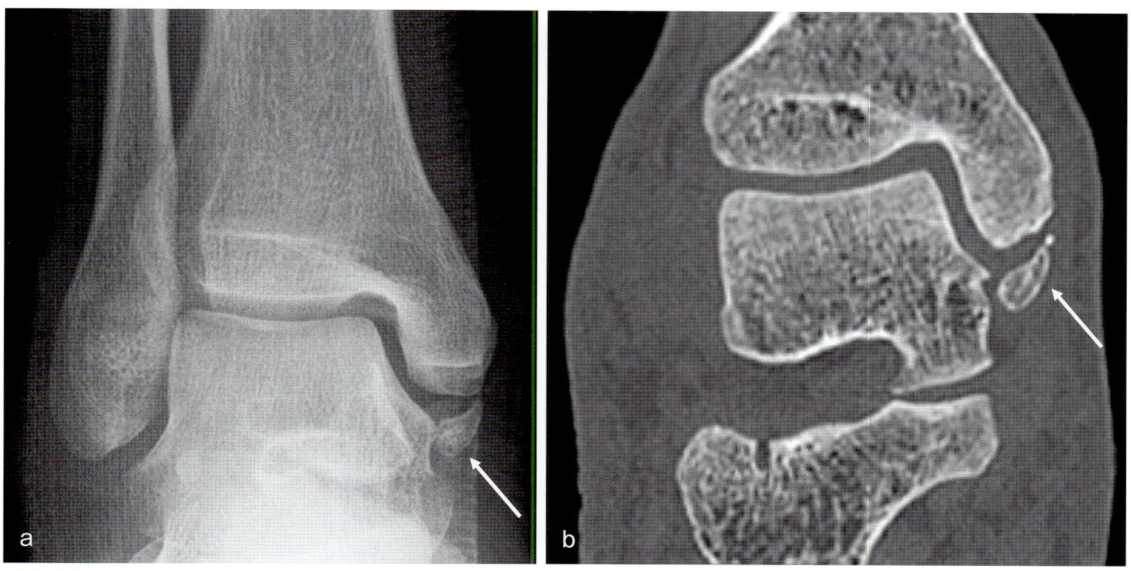

그림 2-30 Os subtibiale(48세 남성)

a: 족관절 단순 X선 영상 정면상, b: 족관절 CT(관상면)
내과 아래 끝에 부골단핵이 관찰된다(a, b 화살표). 둥근 형태로 골 피질이 둘러싸고 있으며, 부골단핵 내부에 골수가 존재하고 있다.

관절별 특징적인 골절

1. 견관절

견관절의 특징은 관절와에 비해 상완골두가 크다는 것이다. 이는 큰 관절 가동범위를 제공하지만, 안정성이 부족하여 탈구되기 쉽다는 위험이 있다.

견관절에는 탈구와 상완골 근위부 골절이 고빈도의 외상으로 여겨진다. 그 외에도 쇄골 골절, 상완골 골간부 골절 등이 있다.

① 견관절 탈구

견관절 탈구의 경우, 견관절 단순 X선 영상의 정면상에서 상완골두가 관절와의 중앙부에 위치하는지 관찰한다 **그림 2-19**. 정면상만으로는 골두가 전방으로 탈구된 것인지 후방으로 탈구된 것인지 알 수 없으므로 축위상이나 Scapular Y 등 다른 촬영도 실시하여 함께 평가해야 한다. 후방탈구는 견관절 탈구의 약 5%의 정도로 드물지만, 발견이 늦어지고 만성화되기 쉽다. 이는 견관절 단순 X선 영상의 정면상에서 전방 탈구와 비교했을 때 편위 정도가 작아 언뜻 보면 탈구의 유무를 알기 어려운 점 때문이다. 정상보다 관절와가 잘 보이는 점이나 골두가 불명확한 점 등을 통해 후방탈구를 의심할 수 있다 **그림 2-31**. 오구돌기의 방향으로 골두가 전방에 있는지 후방에 있는지 판단할 수 있다. 후방탈구도 전방 탈구와 마찬가지로 관절와와 상완골두가 충돌한다. 이때 reverse Hill-Sachs 병변과 reverse Bankart 병변이 발생할 수 있다.

② 상완골 근위부 골절

스포츠나 교통사고 등에서 발생할 수 있다. 고령자의 경우 손을 짚고 넘어지는 사고로도 발생할 수 있다. 상완골 외과 경부 근처에서 골절이 자주 발생한다. 상완골 근위부 골절 분류에는 Neer 분류가 있다. 상완골 근위부 골절 부위를 4가지(해부학적 경부, 외과 경부, 대결절, 소결절)로 나누고, 골절의 전위와 굴곡 정도에 따라 1-Part 골절에서 4-Part 골절까지 분류한다 **그림 2-32~34**. 전위나 굴곡이 없으면 1-Part 골절(골절의 수는 상관없음)로 분류되며, 전위나 굴곡이 있으면 그 수에 따라 2~4-Part 골절이 된다. 2-Part 골절 중 전위가 큰 것과 3, 4-Part 골절은 수술요법이 적응이 된다. 그러나 고령자의 경우 골다공증이 심하거나 치매가 진행된 경우 등 다양한 요인으로 인해 보존적 치료를 선택하는 경우도 많다. 변형이 있더라도 조기에 능동운동을 시작하면 기능적으로 좋은 결과를 보이는 예가 많다.

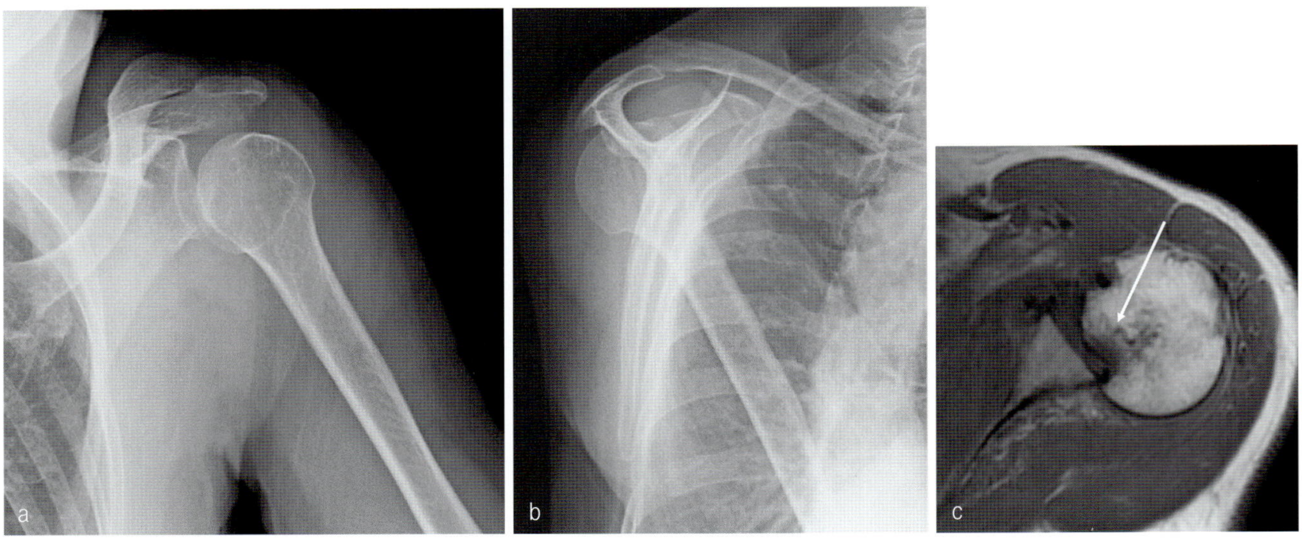

그림 2-31 **견관절 후방탈구(76세 여성)**

견관절 단순 X선 영상 a: 정면상, b: Scapular Y상, c: 견관절 MRI T1 강조 횡단상

상완골두의 관절면이 관절와를 향하지 않고 있으며, 전방 또는 후방으로 편위되어 있다. 관절와보다 약간 아래쪽에 골두가 자리 잡고 있다(a). Scapular Y상(b)에서는 골두가 뒤쪽을 향하는 것을 알 수 있는데, 후방탈구이다. MRI에서는 관절와 후방과 상완골두가 충돌하여 상완골두의 함몰이 관찰된다(c 화살표). 이는 reverse Hill-Sachs 병변이다. 관절순 손상(reverse Bankart 병변)은 명확하지 않다.

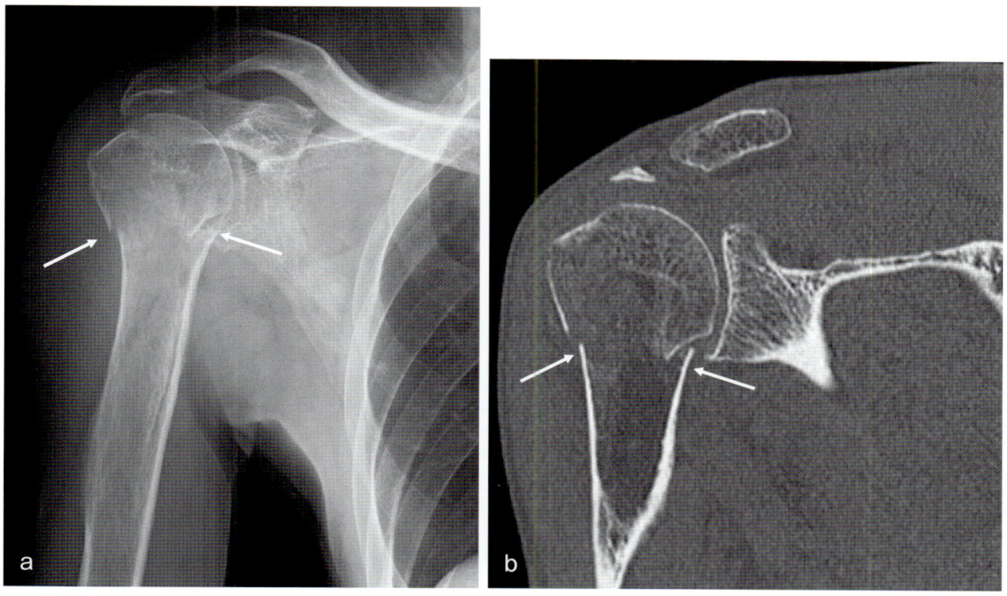

그림 2-32 **상완골 근위부 골절(Neer 분류 2-Part 골절. 77세 남성)**

a: 견관절 단순 X선 영상 정면상, b: 견관절 CT 관상면

상완골 외과 경부 레벨에서 골절이 관찰된다(a 화살표). 대결절의 골절은 관찰되지 않는다. 골절 부위에서 굴곡이 관찰되며, 이는 2-Part 골절이다.

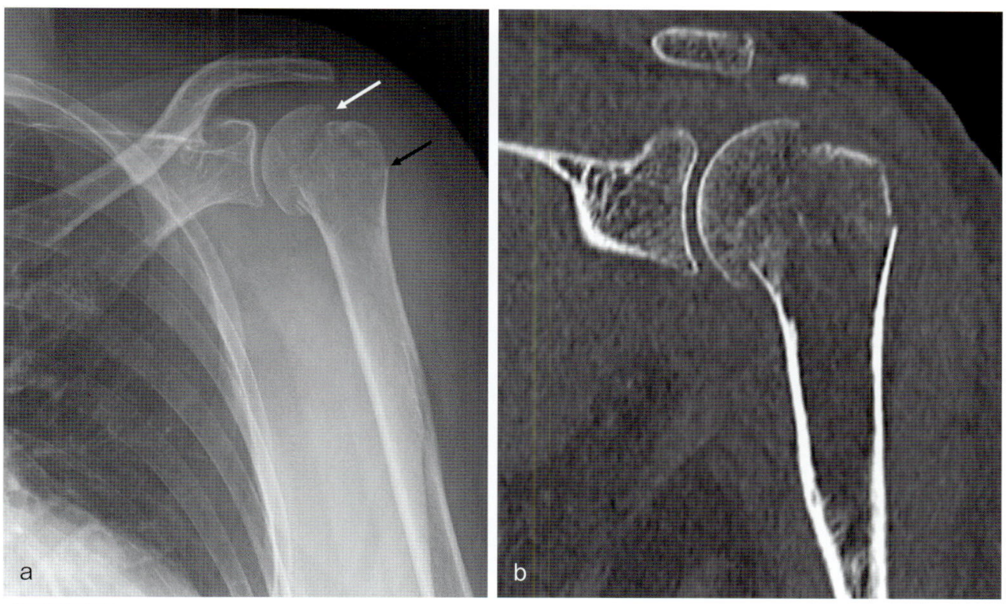

그림 2-33 **상완골 근위부 골절(Neer 분류 3-Part 골절. 63세 여성)**

a: 견관절 단순 X선 영상 정면상, b: 견관절 CT(관상면)

상완골 해부 경부에 골절이 있으며 경도 이개되어 있다(흰색 화살표). 대결절의 골절도 관찰되지만 전위는 없다(검은 화살표). 해부 경부의 골절이 있으므로 골괴사의 합병증에 주의해야 한다.

③ 상완골 골간부 골절 그림 2-35

교통사고, 보행 시 넘어짐 등에 따른 강한 충격으로 발생하는 경우가 많다. 그 외에도 야구 투구, 팔씨름 등의 염전력에 의해 발생할 수 있다. 보존치료로 90%는 치유된다. 조기 합병증으로 요골신경마비가 발생하기 쉽다. 요골신경은 삼각근 조면 바로 아래를 지나는데, 이 부위가 골절되기 쉽기 때문이다. 그러나 자연 회복 사례도 많다.

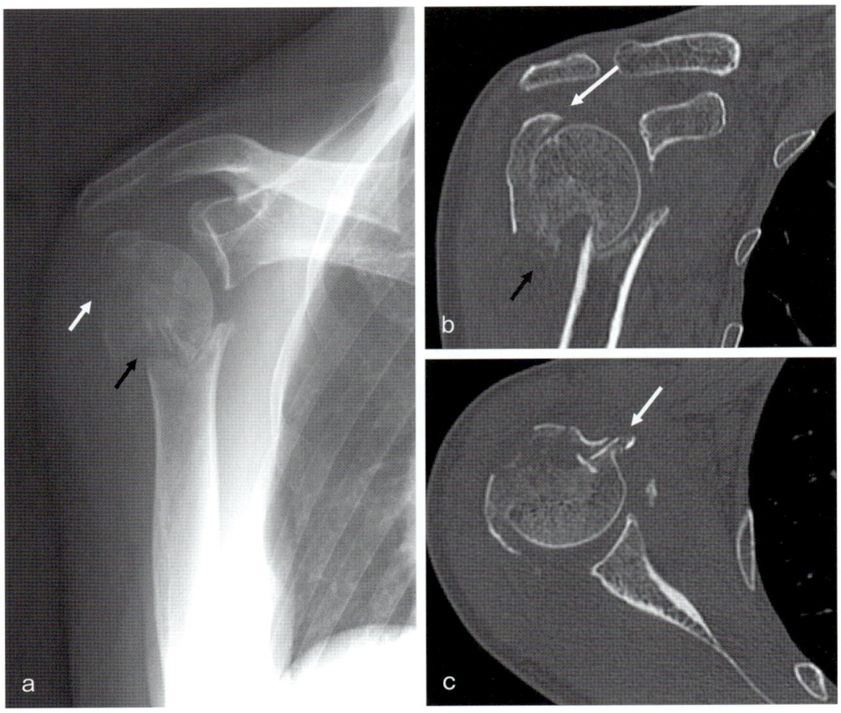

그림 2-34 **상완골 근위부 골절(4-Part 골절. 70세 여성)**

a: 견관절 단순 X선 영상 정면상, b: 견관절 CT(관상면), c: 동일 횡단상

상완골 외과 경부 골절(a, b 검은색 화살표)과 대결절의 골절(a, b 흰색 화살표)이 관찰된다. 상완골두가 상완골 골간부에 함몰된 상태이다. 대결절은 상방으로 전위되어 있다. CT에서 확인하면 소결절(c 화살표)의 골절도 관찰된다. 여러 골절 및 전위 · 굴곡이 관찰되어 4-Part 골절이다.

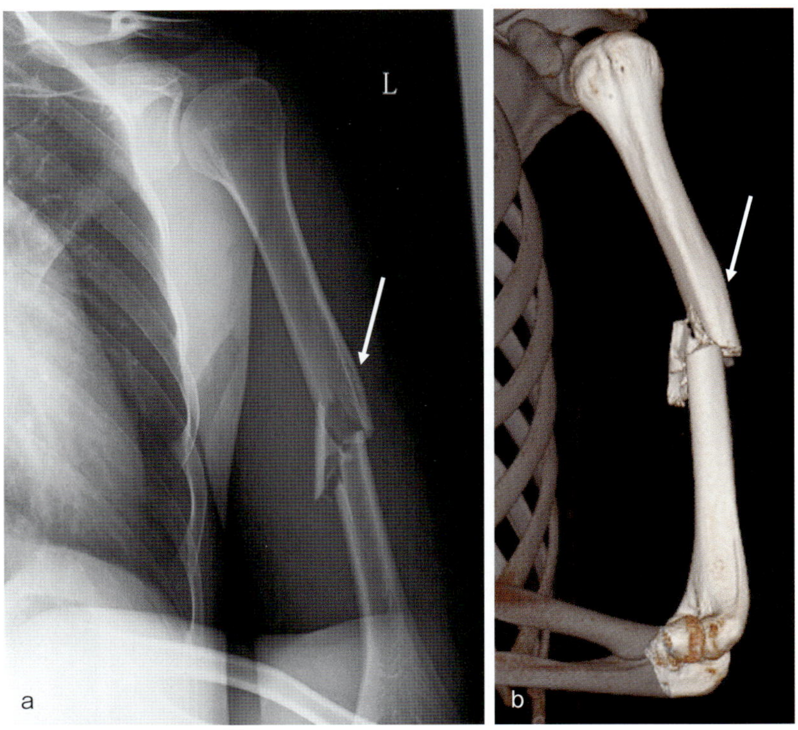

그림 2-35 **상완골 골간부 골절(28세 남성)**

a: 견관절 단순 X선 영상 정면상, b: 견관절 3DCT

상완골 골간부 골절이 있으며 제3 골편이 형성되어 있다. 삼각근 조면 근처에 골절이 있어 요골신경마비의 가능성도 고려해야 한다(a, b 화살표).

④ 쇄골 골절

추락이나 넘어짐, 교통사고의 다발골절 중 하나로 발생하기 쉽다. 견관절(쇄골) 상부 또는 측면에서 외력이 가해질 때 쇄골 중앙 1/3 부분에 골절이 발생하는 경우가 많다 그림 2-36 . 이는 쇄골이 S자형으로 약간 굽어 있고, 흉쇄관절과 견쇄관절이 강한 섬유 결합을 형성하고 있기 때문이다. 쇄골 외측 1/3 골절 그림 2-37 의 경우 오구쇄골 인대파열을 동반할 수 있다. 쇄골 골절은 보존치료로 가골형성이 빠르게 이루어지며, 거짓관절의 발생 빈도가 적다.

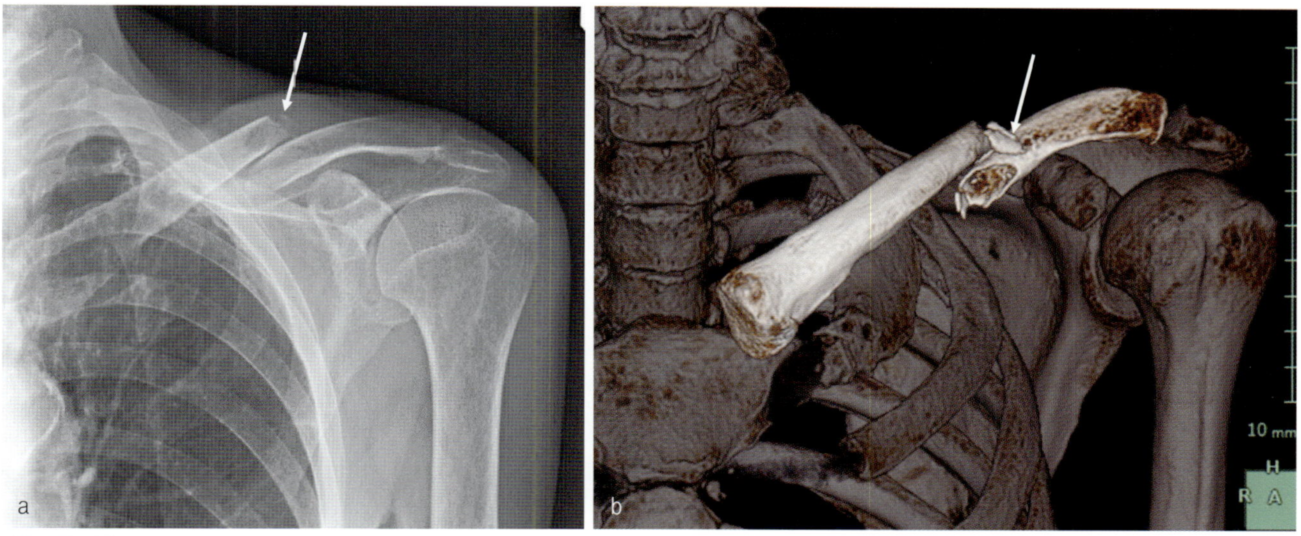

그림 2-36 **쇄골 골절(중앙 1/3, 77세 남성)**

a: 견관절 단순 X선 영상 정면상, b: 쇄골 3DCT

쇄골 중앙 1/3 영역에 골절이 관찰된다. 골편들이 서로 겹치듯이 전위되어 있다. 제3 골편이 관찰된다(a, b 화살표)

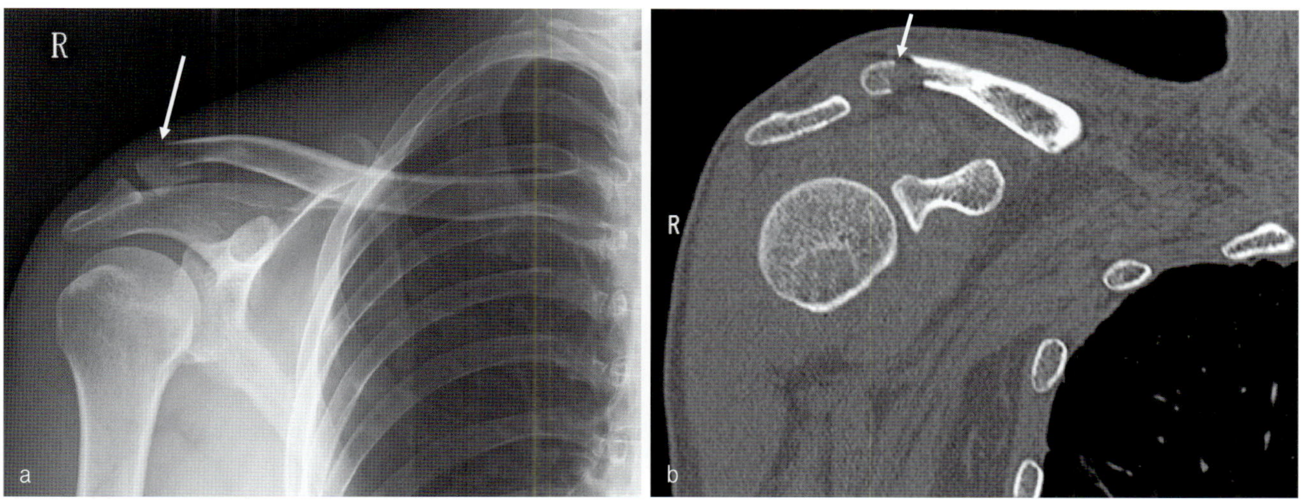

그림 2-37 **쇄골 골절(외측 1/3) (30대 여성)**

a: 견관절 단순 X선 영상 정면상, b: 견관절 CT(관상면)

쇄골 외측 1/3 영역에 골절이 있으며, 골편이 겹쳐 있다(a, b 화살표). 이 영역에는 오구쇄골인대가 있으며, 손상되었을 가능성이 있다.

2. 주관절

골절 부위는 상완골 과상 골절, 과부 골절, 주두 골절, 요골두 골절 등으로 분류된다. 상완골 과상 골절과 과부 골절이 소아에게 많이 발생한다. 주두 골절은 상완 삼두박근의 견인에 의해 전위가 크게 발생할 수 있다.

① 상완골 과상 골절 그림 2-38

유아에서 초등학생 정도의 소아에게 많이 발생한다. 팔을 뻗은 상태에서 뒤로 손바닥을 짚고 넘어질 때 발생한다. 특히 놀이기구에서 떨어질 때 고빈도로 발생한다. 전위가 심한 경우 관혈적 치료가 필요하다. 치료가 지연되면 정중신경마비, 요골신경마비나 상완동맥 폐색으로 인한 순환 장애가 동반될 위험이 있다. 혈액 순환이 원활하지 않으면 구획증후군이 동반되어 Volkmann 구축으로 이어질 위험이 있다. 또한, 정복이 불량하면 내반슬이 되기 쉽다.

② 상완골 과부 골절 그림 2-39

주관절의 구조물 골절로, 관절내골절이다. 소아에게 많이 발생하는 골절 중 하나이다. 성인에서는 교통사고 등 강한 외력으로 발생한다. 이 골절은 골절 부위와 정도에 따라 과부 분쇄골절, 상완골 외과 골절, 상완골 과간 골절, 상완골 내측 상과 골절로 분류된다. 모든 골절은 안정 유지가 어렵고, 관혈적 치료와 내고정이 필요하다.

③ 주두 골절 그림 2-40

타박 등에 의한 직접 외력이나 상완삼두근의 급격한 수축으로 골절된다. 주두는 상완을 많이 사용하는 스포츠(검도 등) 등에서 피로골절도 일으킨다. 골절은 상완삼두근에 의해 견인되어 전위가 커지기 쉽다. 관절내골절이며, 충분한 정복이 필요하다. 강력한 내고정과 조기 운동요법을 시행하여 신전 불량을 예방해야 한다.

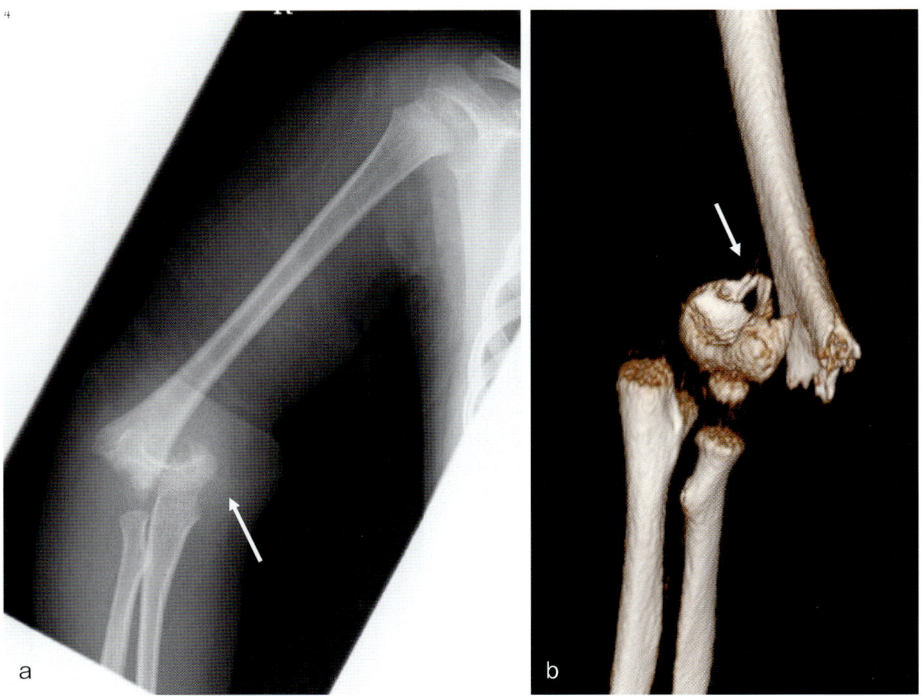

그림 2-38 상완골 과상 골절(3세 남아)

a: 주관절 단순 X선 영상 정면상, b: 주관절 3DCT

상완골 과상 골절이 관찰된다(a, b 화살표). 과부와 전완부가 머리 쪽으로 전위되고 내회전하고 있다.

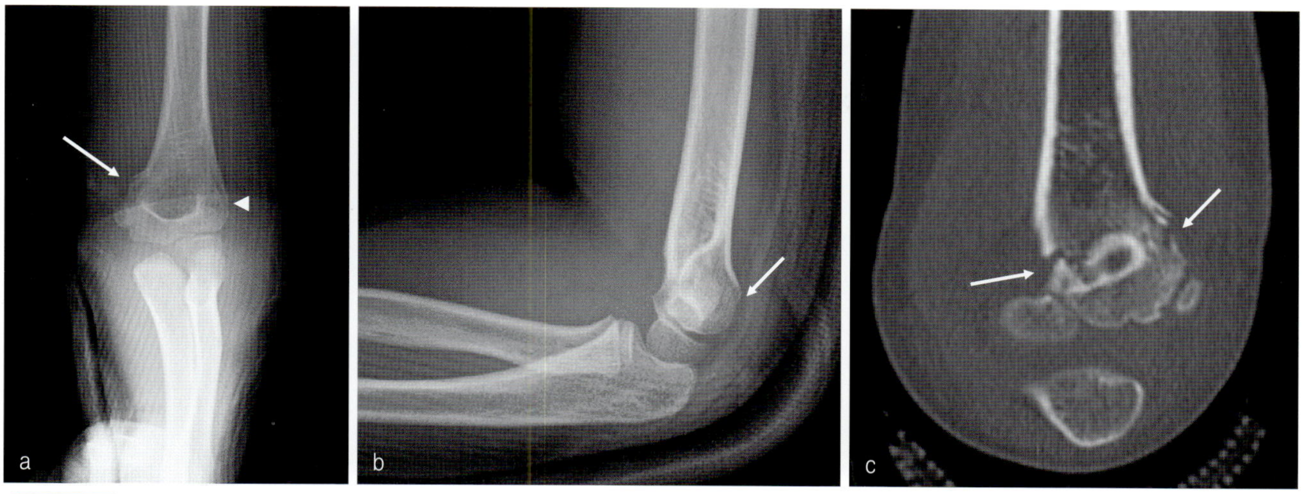

그림 2-39 **상완골 과부 골절(과간 골절, 6세 여아)**

주관절 단순 X선 영상. a: 정면상, b: 측면상, c: 주관절 CT(관상면)

상완골 내측 상과 레벨에서 골 피질의 파열이 관찰되는 골절이다(a, b 화살표). 외과에도 골소주이 불규칙하게 보여 골절이 연장된 것으로 보인다(a 화살머리). CT에서는 과부를 횡단하는 골절(과간 골절)이 관찰된다(c 화살표).

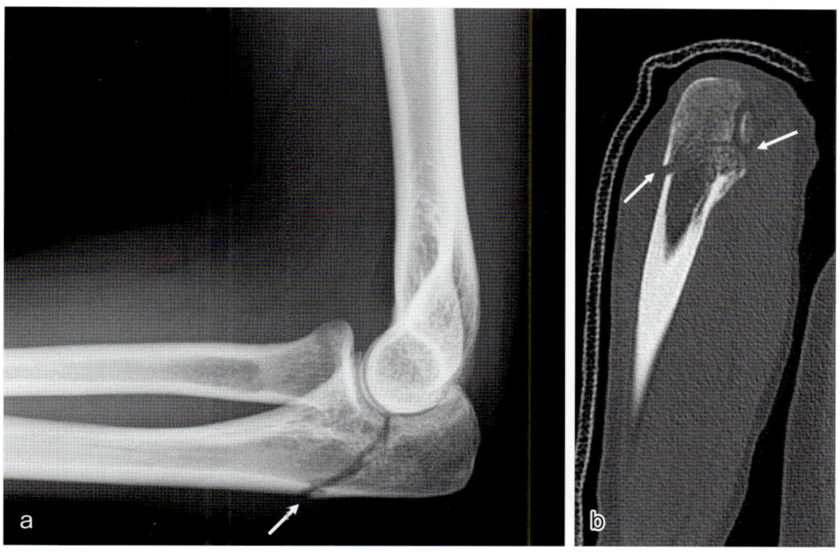

그림 2-40 **주두 골절(43세 남성)**

a: 주관절 단순 X선 영상 측면상, b: 주관절 CT(관상면)

주두에 선상의 투과상이 관찰되어 골절에 일치한다(a, b 화살표). 전위는 크지 않다.

④ 요골 근위부 골절 그림 2-41

요골두 골절과 요골 경부 골절로 분류된다. 요골두 골절은 관절내골절에 해당한다. 전위가 작으면 단순 X선 영상에서 불명확하며 CT 평가가 필요하다. 특히 소아의 경우 골단핵의 골화가 작아 더욱 알아보기 어렵다. 이러한 경우 fat pad sign을 주의 깊게 관찰해야 한다. 임상적으로 전완의 회내외 가동범위가 제한될 때 요골 근위부 골절을 의심한다(주내장과의 감별이 필요함). 골절선이 명확한 요골두 골절(분쇄골절 등)에서는 수상 기전이 중증의 외반 부하나 주관절 탈구를 동반하는 경우가 많아 측부인대 손상, 특히 내측측부인대 손상 여부도 조사해야 한다(이 경우 MRI 촬영이 필요). 소아의 경우 적절한 정복 치료를 하지 않으면 이소성 골화가 고빈도로 동반되어 근위 요척관절 장애를 일으킬 위험이 있다.[2)]

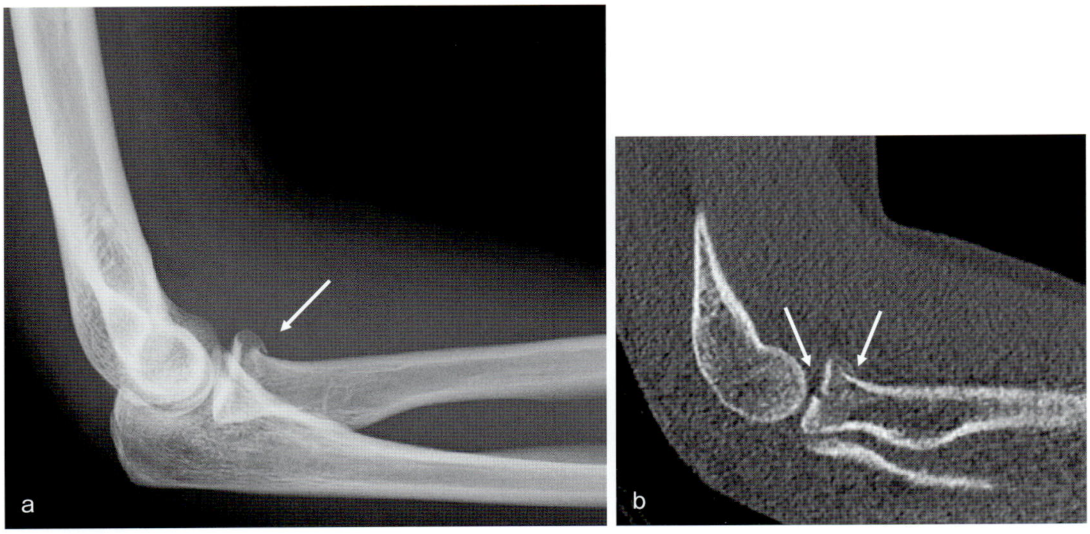

그림 2-41 요골두 골절(32세 여성)

a: 주관절 단순 X선 영상 측면상, b: 주관절 CT(시상면)
요골두 부위 골절이 관찰된다(a, b 화살표). 관절면이 약간 함몰되어 있다. 완두관절의 탈구는 관찰되지 않는다.

3. 전완

요골과 척골의 골간부 골절이다. 외관상 전완의 변형이 발생하기 쉬워 임상 진단이 어렵지 않다. 소아의 전완 골절의 특수형으로 Monteggia 골절과 Galeazzi 골절이 있다.

① 양측 전완골 골간부 골절 그림 2-42

요골과 척골의 골간부에서 발생하는 골절이다. 전완의 단축이 발생하고 변형된다. 도수정복은 일반적으로 어려우며, 관혈적 치료가 선택된다.

② Monteggia 골절 그림 2-43

척골 골간부 골절에 근위 요척관절의 탈구 또는 아탈구를 동반한 상태이다. 척골의 근위 1/3 골절 시 탈구가 많이 동반되므로 주관절에도 주목해야 한다. 소아의 경우 도수정복으로 요골두 탈구가 정복되면 척골의 변형은 자가 교정되기 쉽다. 도수정복이 불가능한 경우나 성인의 Monteggia 골절은 관혈적 치료가 필요하다. 골절 부위가 해부학적으로 확실히 정복되면 요골두 탈구도 정복되어 안정된다.

③ Galeazzi 골절(사진 없음)

요골 골간부 골절에 원위 요척관절의 탈구 및 아탈구를 동반한 상태이다. 요골 골간부 골절이 있는 경우, 척골 원위부 관찰을 위해 수관절의 단순 X선 영상을 추가해야 한다. Monteggia 골절과 마찬가지로 골절 부위를 해부학적으로 확실하게 정복하면 탈구도 정복된다.

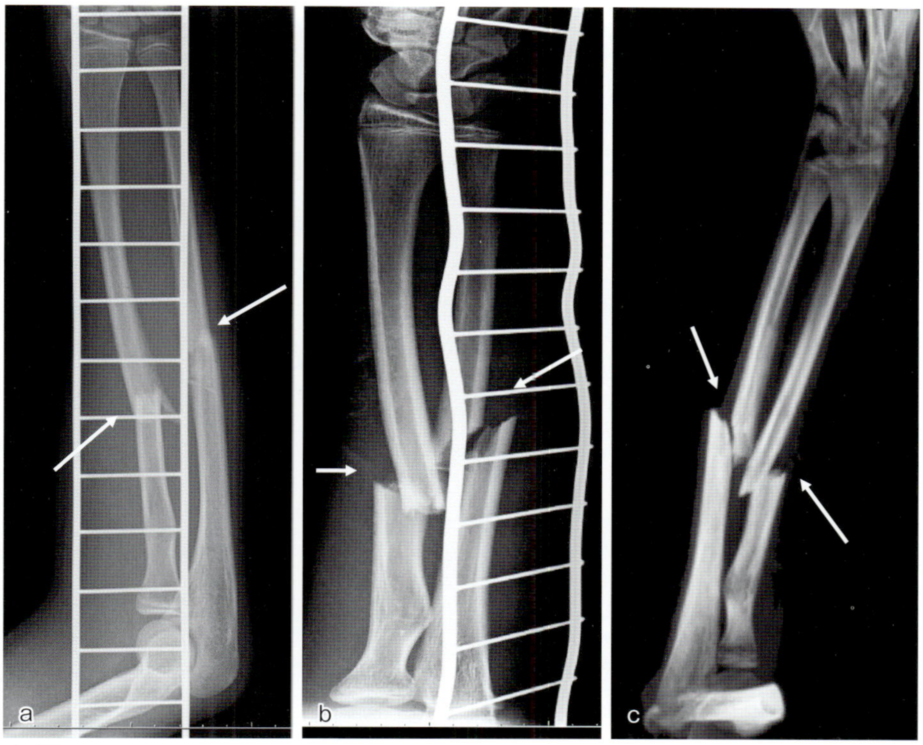

그림 2-42 양측 전완골 골간부 골절(13세 남아)

전완 단순 X선 영상. a: 측면상, b: 정면상, c: 전완 3DCT
요골 골간부, 척골 골간부 골절이 관찰된다(a~c 화살표). 나선골절의 형태를 띠고 있다. 전위되어 골편들이 겹쳐 있다.

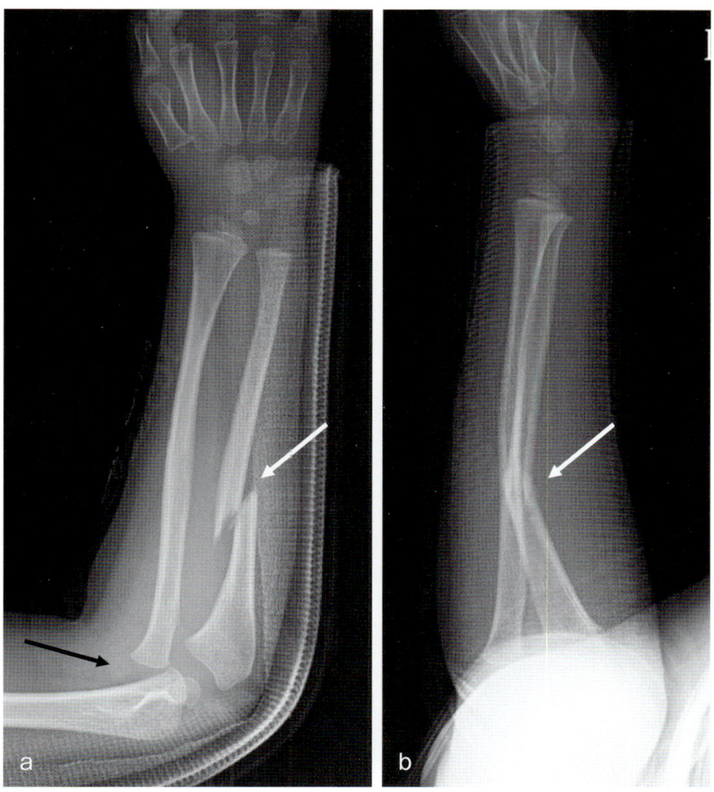

그림 2-43 Monteggia 골절(6세 남아)

전완 단순 X선 영상. a: 측면상, b: 정면상
척골 골간부 골절(a, b 흰색 화살표), 요골두 탈구(a 검은색 화살표)가 관찰된다. Monteggia 골절이다. 도수정복이 어려워 관혈적 치료가 선택되었다.

4. 수관절 · 손가락

손을 짚고 넘어질 때 자주 발생하는 골절이다. 요골 원위부 골절, 주상골 골절, 유구골 골절, 중수골 골절 등이 있다. 또한, 손가락은 탈구의 호발 부위이기도 하다.

① 요골 원위부 골절 그림 2-44, 45

고령자에게 매우 흔한 골절이다. 과거에는 Calles, Smith, Barton골절로 불렸다. 분류 방법도 여러 가지가 있으며, Saito 분류, Melone 분류, Frykman 분류 등이 있다(자세한 것은 교과서 참조). 요골 원위부 골절은 관절 외에 있는 유형(Colles형, Smith형), 관절 내에 있는 유형(단순형, 분쇄형)으로 크게 나뉜다. 척골 경상돌기 골절도 동시에 발생하기 쉽다. Colles 골절은 원위부 골편이 배측으로 전위된 골절로, 외관상 손이 포크 모양으로 변형된다. 요골 원위부 골절을 Colles 골절로 간주하는 경향이 있지만, 엄밀히 말하면 Abraham Colles의 정의는 'Distal one-a-half inches of the radius with dorsal angulation and dorsal displacement(요골 원위부에서 1.5인치 이내의 배측으로 전위와 굴곡 변형을 동반한 골절)'이다.

Smith골절은 원위 골편이 손바닥 쪽으로 전위되는 유형으로 빈도가 낮다. 치료는 전이된 골편을 정복하고 해부학적 정복 위치를 유지하는 것이 중요하다. 골절 시 정중신경을 압박할 수 있으며, 정복 불량 시 수근관증후군을 동반할 수 있다. 또한, 정복 불량 시 장무지신근건 손상이나 복합성 국소통증증후군을 동반할 수도 있다.

② 주상골 골절 그림 2-46

수근골 골절의 70%를 차지하는 골절이다. 골절 후 자각 증상이 부족하여 방치되기 쉽다. 또한, 일반적인 단순 X선 영상에서 골절선을 확인하기 어려운 골절이다. 주상골 촬영이나 다방향 촬영으로 골절을 확인한다. 첫 번째 단순 X선 영상에서 골절이 확인되지 않더라도 임상적으로 강하게 주상골 골절 의심 시, 2주 후에 다시 단순

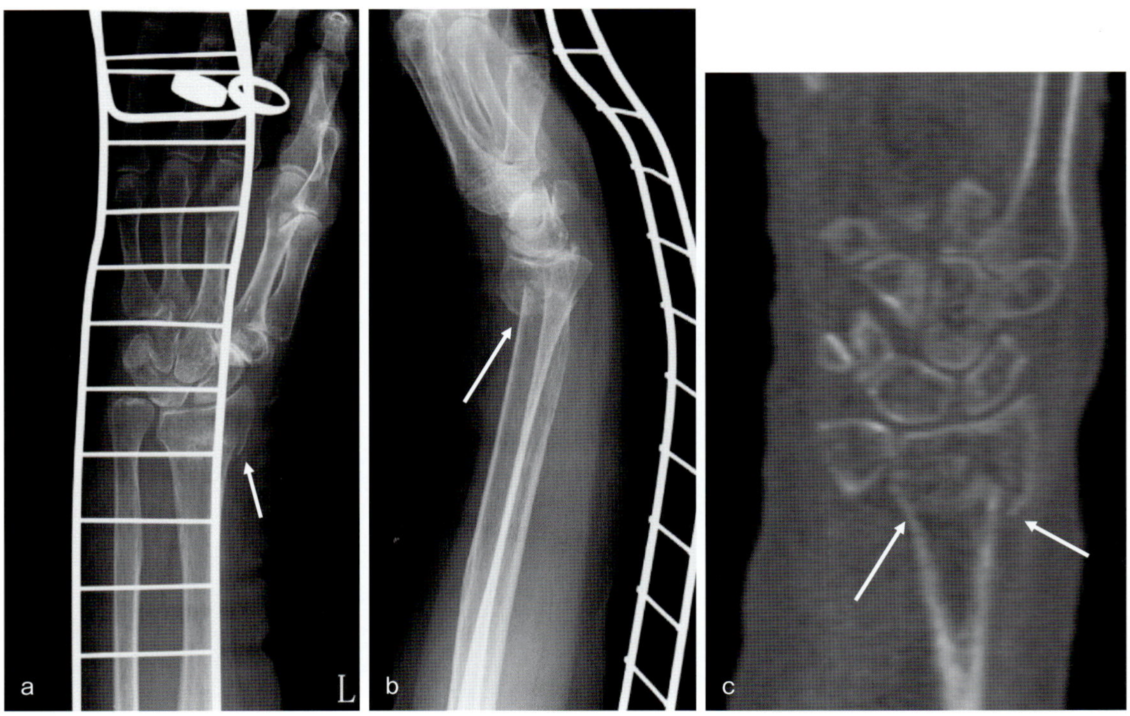

그림 2-44 요골 원위부 골절(Colles 골절, 92세 여성)

수관절 단순 X선 영상. a: 정면상, b: 측면상, c: 수관절 CT 관상면

요골 원위부 골절이 관찰된다(a~c 화살표). 원위 골편은 배측으로 전위되어 있다. 포크 모양 변형을 보인다. 관절 내에는 골절이 미치지 않았다.

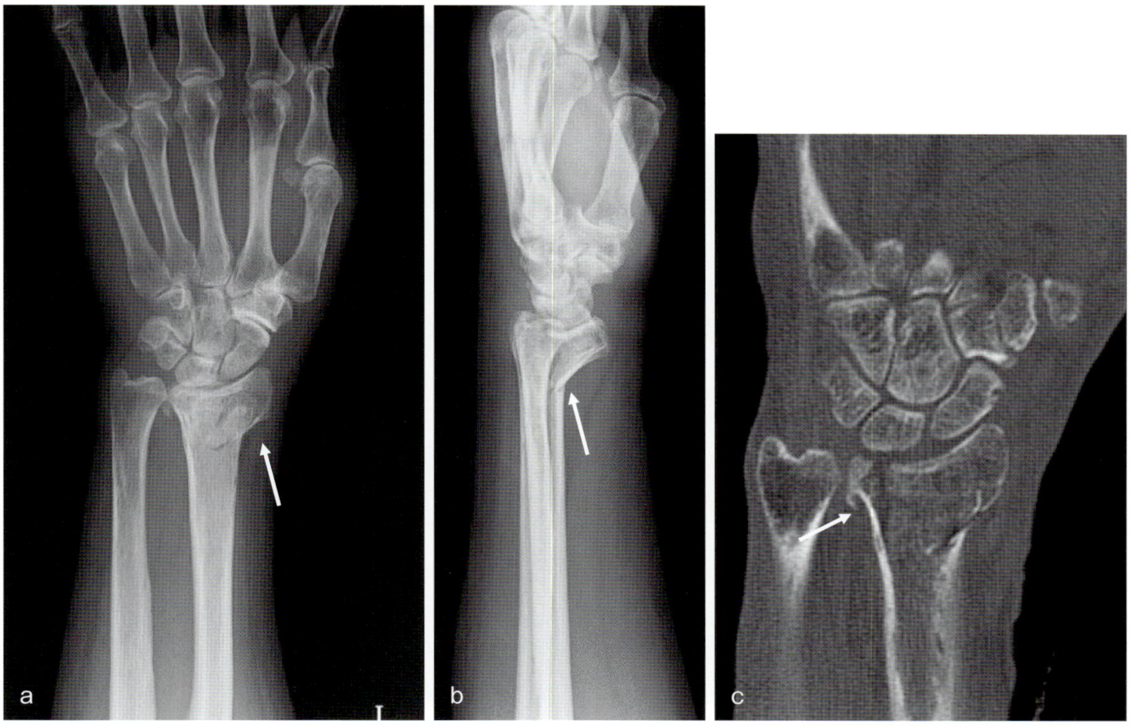

그림 2-45 요골 원위부 골절(67세 여성)

수관절 단순 X선 영상. a: 정면상, b: 측면상, c: 수관절 CT 관상면

요골 원위부 골절이 관찰된다(a~c 화살표). 원위 골편은 장측으로 전위되어 있다. 관절 내에 골절이 미치고 있다(a, c 화살표). 장측 Barton 골절이라고도 한다.

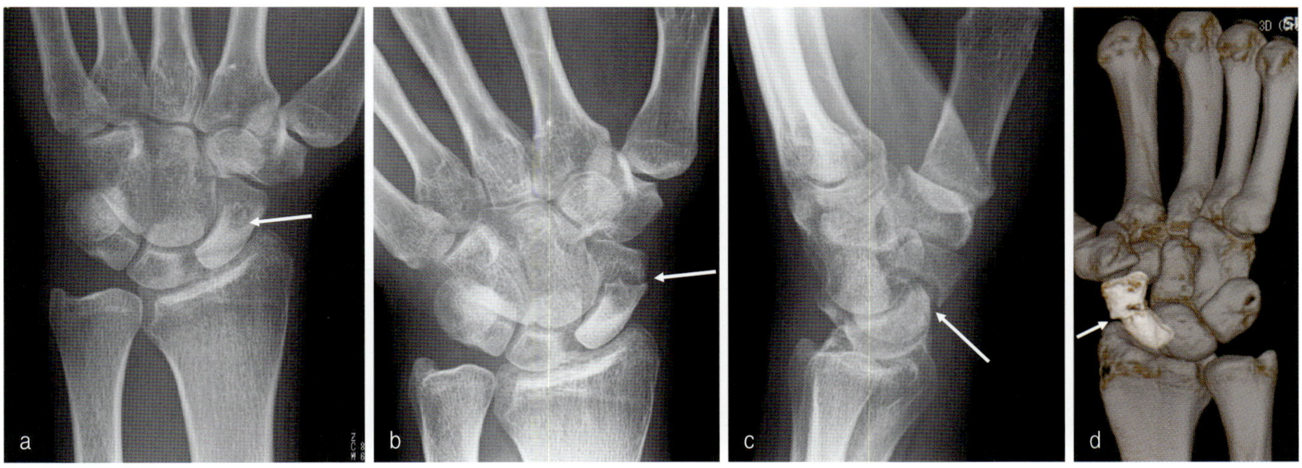

그림 2-46 주상골 골절(26세 남성)

수관절 단순 X선 영상. a: 정면상, b: 주상골 촬영, c: 사위상, d: 수관절 3DCT

주상골 요부에서 원위부에 걸쳐 트과상이 관찰된다(a~d 화살표). 주상골 골절이다. 정면상에서는 골편이 겹쳐 골절선이 명확하지 않다. 주상골 촬영과 사위상에서 골절이 명확해진다(c, d 화살표). CT는 잠재적인 골절도 확인할 수 있다. 주상골 골절이 의심되지만, 단순 X선 영상에서 골절선이 명확하지 않은 경우 적극적으로 CT를 적극적으로 이용해야 한다.

X선 영상을 촬영하여 평가한다. 적극적으로 CT나 MRI를 활용하여 진단하는 것도 좋은 방법이다. 골절은 주상골의 요부(중앙 1/3)라고 불리는 약간 잘록한 부분에서 많이 발생한다. 혈류가 불량하여 거짓관절이 되기 쉬운 골절이다. 따라서 장기간의 외고정보다 나사 고정이 선호된다.

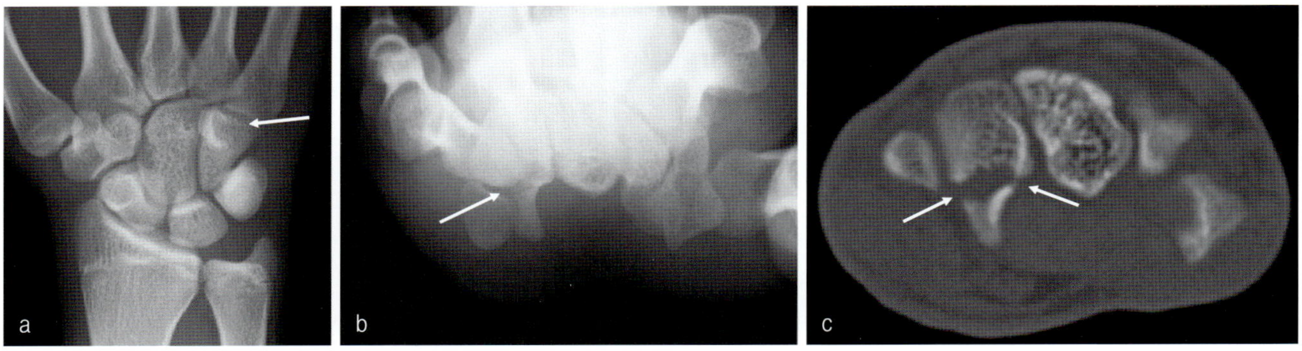

그림 2-47 **유구골 골절(16세 남아)**

a: 수관절 단순 X선 영상 정면상, b: 수근관 촬영, c: 수관절 CT 횡단상

수관절 단순 X선 영상 정면상에서는 유구골 골절이 명확하지 않다(a 화살표). 수근관 촬영에서는 유구골의 구부에 가로로 달리는 투과상이 있어 골절이 관찰된다(b 화살표). CT에서 더 명확하게 보인다(c 화살표).

③ 유구골 골절 그림 2-47

손을 강하게 쥐는 동작이나 직접적인 타격에 의해 발생하는 경우가 많다. 구체적으로는 골프의 클럽이나 야구 방망이를 강하게 쥐고 타격 동작을 반복할 때 발생할 수 있다. 새끼손가락 쪽의 통증을 자각한다. 단순 X선 영상에서는 골절이 불명확한 경우가 많아 진단이 늦어질 수 있다. 또한, 통증 부위가 국한되지 않은 경우가 많다. 운동 이력의 청취가 필요하다. 단순 X선 영상에서 사위상이나 수근관 촬영이 유용하다. CT를 활용하는 것도 조기 진단에 도움이 된다. 보존적 치료로는 골유합이 어려우며, 관혈적 치료로는 거짓관절이 되기 쉽다. 골편이 불안정한 경우 골편 제거가 선택되지만, 악력 저하가 발생할 수 있다.

④ 수근골 탈구(월상골 · 월상골 주위 탈구) 그림 2-48

수관절의 강한 배굴 강제에 의해 발생한다. 월상골이나 월상골 주위의 탈구가 생긴다. 외관상 변형이 적고 통증 호소도 적다. 단순 X선 영상 정면상에서는 익숙하지 않으면 놓치기 쉽다. 월상골 탈구가 있으면 원래는 둥글게 보이는 월상골이 삼각형 모양을 띤다. 수관절을 요굴위로 두고 촬영한 정면상에서는 주상골이 짧아져 보이며, 원위부에 'Corticalring sign'이라고 불리는 원형의 투과상이 나타난다.

측면상은 정면상보다 이해하기 쉽다. 측면상에서는 요골 원위 관절면, 월상골 근위 관절면 및 원위 관절면, 유두골 근위 관절면의 각각의 관절면이 C형(오목면)을 형성한다. 이를 4Cs라고 한다. 4Cs의 정렬이 흐트러져 있을 때 월상골 탈구를 의심한다. 탈구 시 수근관 내에 월상골이 존재하여 급성 수근관증후군이 발생할 수 있다. 정중신경마비가 있는지 확인한다. 치료는 도수정복 후 인대 복구와 나사 고정으로 골 접합을 한다.

⑤ 중수골 골절 그림 2-49, 50

빈도가 높은 골절이다. 골절 부위에 따라 골두골 골절, 경부 골절, 골간부 골절로 분류된다. 특징적인 이름의 골절도 있는데, 예를 들어 제5중수골 경부 골절은 '복서 골절'이라고 불리며, 손을 강하게 쥔 상태에서 단단한 물체를 때릴 때 발생하는 골절이다. 무지 CM 관절의 탈구를 동반한 중수골 골절은 'Bennett 골절'이라고 한다. 중수골 기저부에서 골절이 발생하면 CM 관절의 탈구를 동반하기 쉬우므로 주의가 필요하다. 중수골 골절의 대부분은 보존적 치료로 좋은 결과를 얻을 수 있지만 관절내골절, 중수골 골절 다발, 개방골절 등에서는 관혈적 치료가 필요하다.

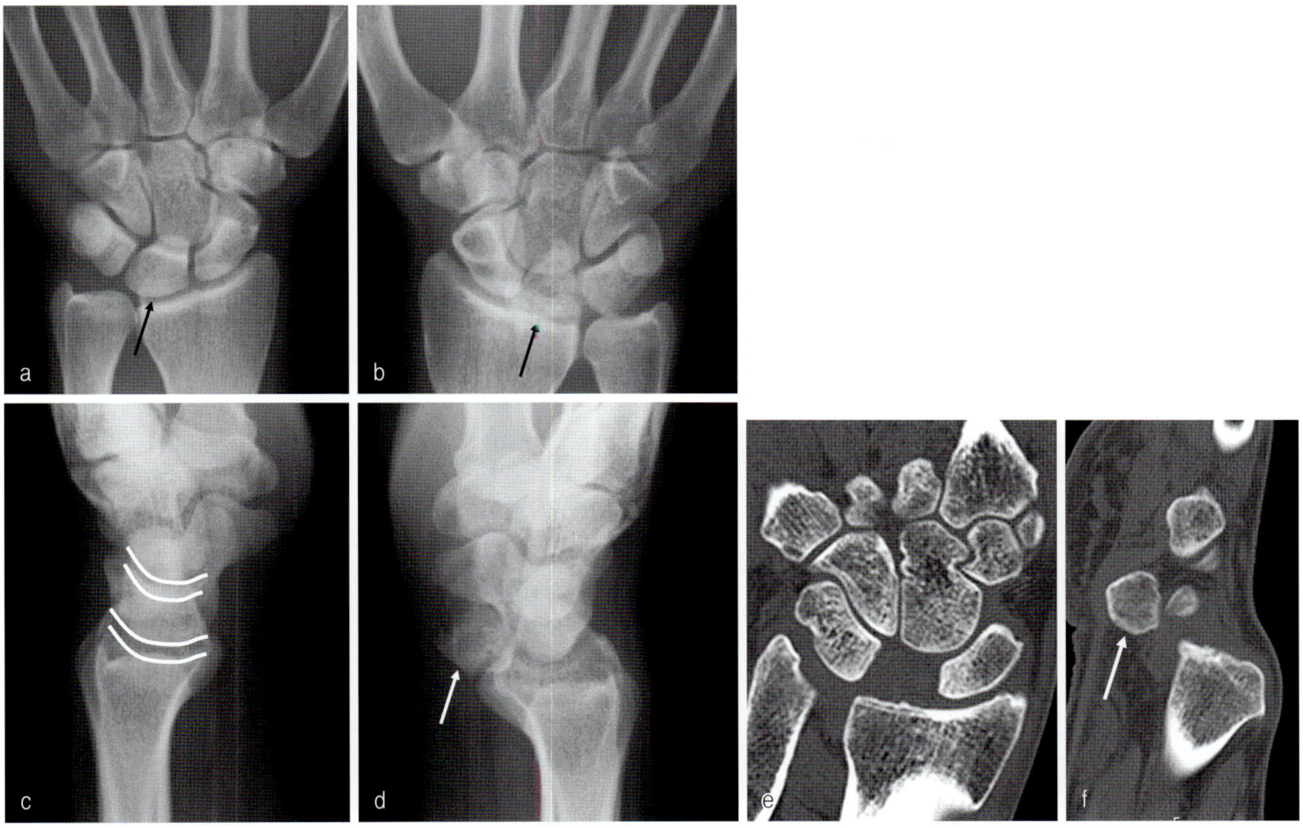

그림 2-48 **월상골 탈구(37세 남성)**

수관절 단순 X선 영상. a: 건측 정면상, b: 환측 정면상, c: 건측 측면상, d: 환측 측면상

수관절 CT. e: 관상면, f: 시상면

환측 월상골(b 화살표)은 건측(a 화살표)에 비해 삼각형 모양을 보인다.
측면상에서 환측 월상골이 장측으로 편위되어 있어(d 화살표) 탈구 소견이다.
건측은 요골 원위부, 월상골, 유두골의 관절면이 C형으로 정상적인 4Cs를 보인다(c 흰색 선).
수관절 CT 관상면(e)에서 월상골이나 해부학적 위치에 있지 않다.
시상면(f)에서는 탈구된 월상골이 관찰된다(f 화살표).

⑥ MP, PIP관절의 탈구 및 탈구 골절 그림 2-51, 52

MP관절과 PIP관절 모두 과신전 외력에 의해 배측으로 탈구된다. MP관절 탈구는 주로 무지에 많다. 아탈구일 경우 도수정복이 가능하지만, 완전 탈구 시 도수정복이 어렵다. PIP관절의 탈구 골절에서는 손바닥 쪽 골편이 동반된다. 손바닥 쪽 골편이 관절면의 40% 이상을 차지하는 경우, 측부인대가 골편에 부착되어 있어 정복 후에도 불안정한 경우가 많다. 축압에 의한 탈구나 탈구 골절에서는 관절면의 함몰 골절이 동반되므로 관혈적 치료가 필요하다. 단순 X선 영상으로 정확한 측면상을 촬영하도록 한다.

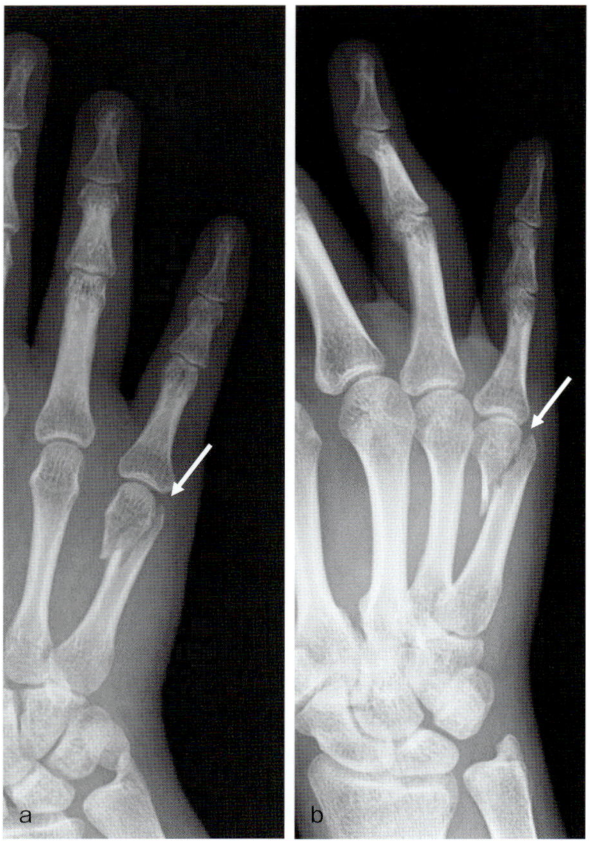

그림 2-49 중수골 골절(29세 남성)

수지 단순 X선 영상. a: 정면상, b: 사위상
제5중수골 골간부에 비스듬하게 달리는 골절선이 관찰된다(a, b 화살표). 골두는 요측으로 전위되어 있다.

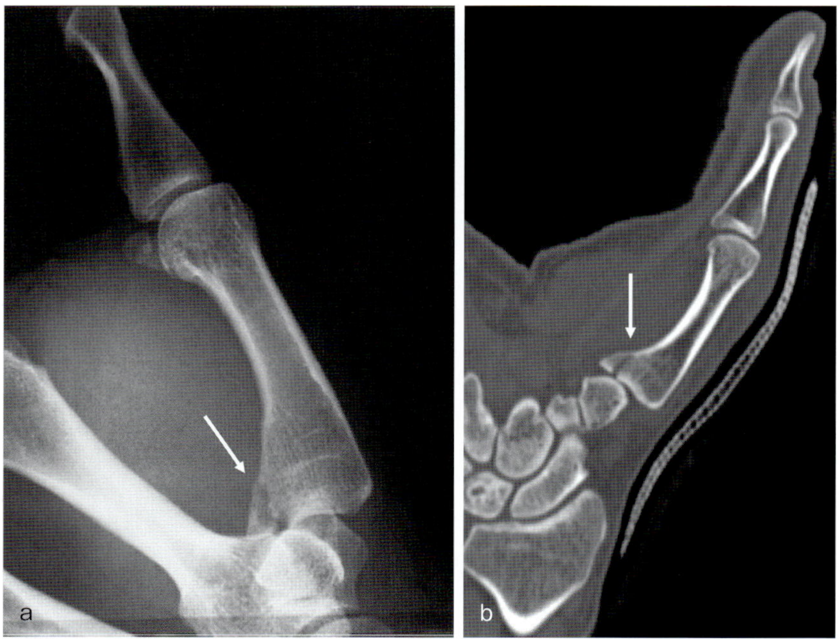

그림 2-50 중수골 골절(Bennett 골절, 43세 남성)

a: 무지 단순 X선 영상(측면상), b: 손 CT(관상면)
무지 중수골 기저부의 골절이 관찰된다(a, b 화살표). 관절내골절이다. 무지 CM 관절의 아탈구가 의심된다.

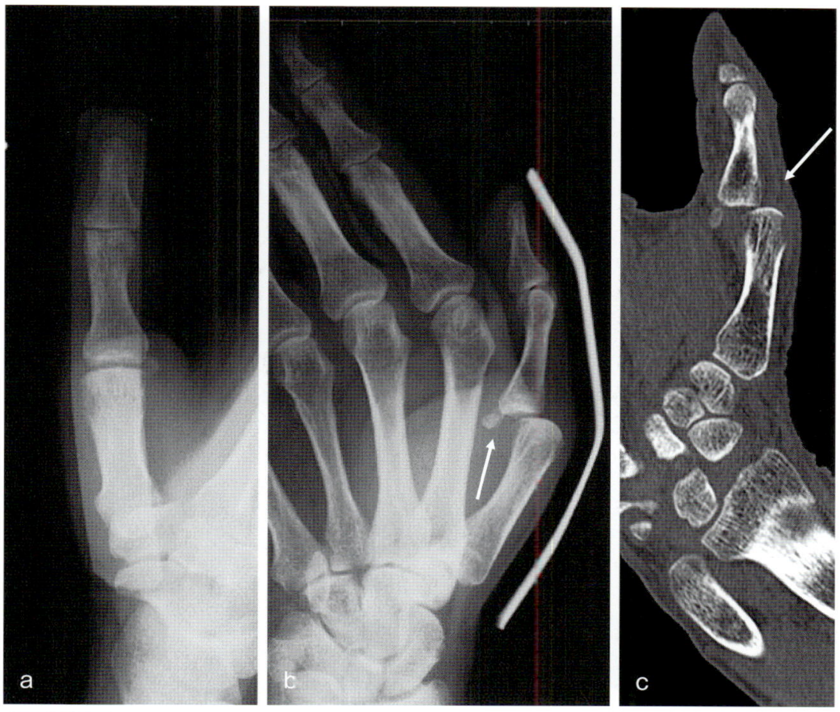

그림 2-51 무지 MP관절 탈구(66세 남성)

무지 단순 X선 영상. a: 정면상, b: 측면상, c: 손 CT(관상면)
정면상(a)에서는 탈구 여부가 명확하지 않으나, 측면상(b) 및 CT 관상면(c)에서 무지 MP관절의 아탈구가 관찰된다(b, c 화살표). 원위부가 장측으로 전위되어 있다.

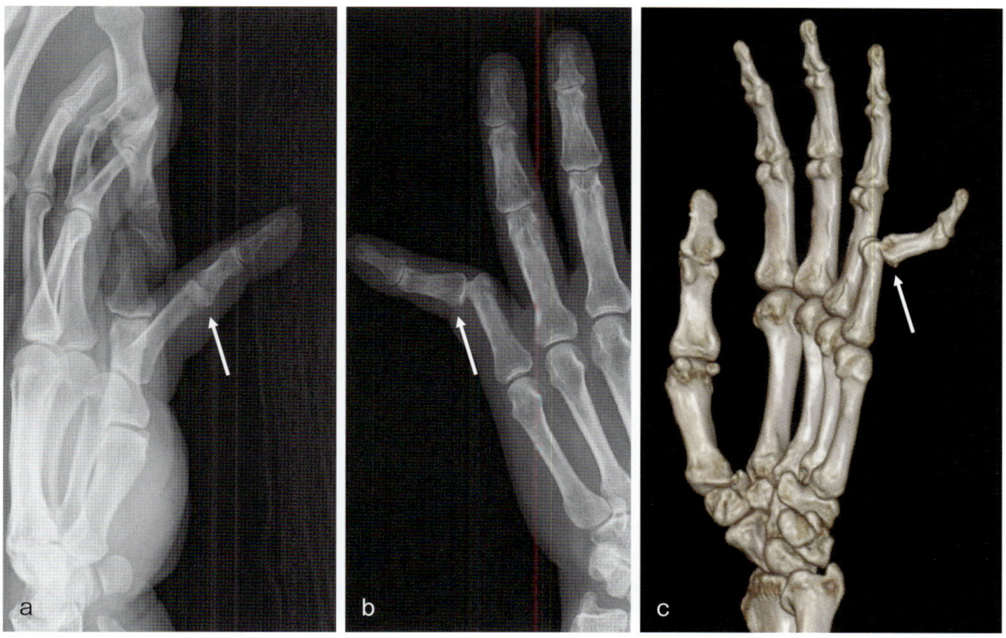

그림 2-52 PIP관절 탈구(71세 남성)

소지 단순 X선 영상. a: 측면상, b: 정면상, c: 손 3DCT
측면상(a)에서는 탈구 여부가 명확하지 않다. PIP관절이 겹쳐 불명확하다. 정면상(b) 및 3DCT(c)에서 소지 PIP관절의 아탈구가 관찰된다(b, c 화살표). 원위부가 배측으로 편위되어 있다.

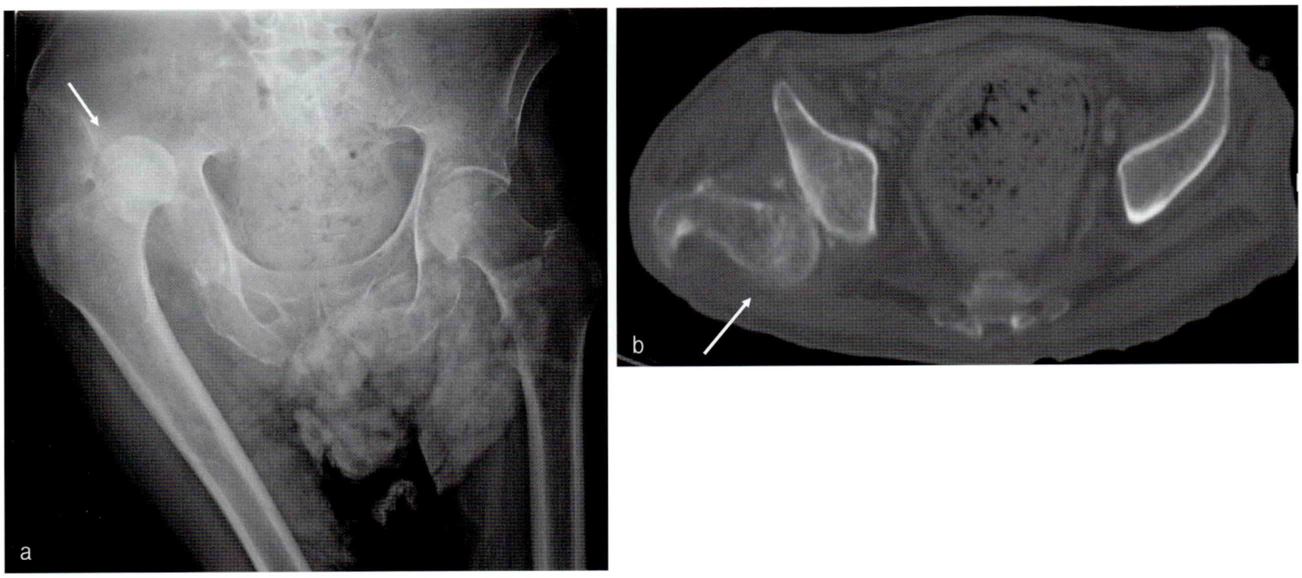

그림 2-53 **고관절 탈구(56세 남성)**

a: 고관절 단순 X선 영상 정면상(휴대용 촬영), b: 고관절 CT 횡단상
우측 대퇴골 두부가 위쪽으로 편위되어 탈구가 관찰된다(a 화살표). 휴대용 촬영으로 측면상을 촬영할 수 없었다. 우측 대퇴골 두부의 가장자리이나 좌측 대퇴골 두부의 가장자리보다 명확하여 필름에 더 가까운 위치에 있음을 의미하며, 후방탈구로 추정된다. 우측 대퇴는 내회전, 내전, 굴곡위로 되어 있다. CT에서 우측 대퇴골두가 후상방에 위치한 것을 알 수 있다(b 화살표).

5. 고관절 · 대퇴

교통사고 등으로 인한 외상이나 골다공증으로 취약해진 뼈에 넘어짐 등의 경미한 외력이 가해져 골절이 발생한다. 외상으로는 고관절 탈구나 탈구 골절, 대퇴골 골간부 골절, 골다공증이 있는 환자의 넘어짐으로 인한 대퇴골 경부 골절, 전자부 골절 등이 있다. 대퇴골 과상부 골절은 어느 쪽의 외상 원인으로도 발생할 수 있다. 또한, 화농성 고관절증이 원인이 되어 탈구를 일으킬 수도 있다.

① 고관절 탈구, 탈구 골절 그림 2-53

대퇴골두가 비구보다 전방에 위치하면 전방 탈구, 후방에 위치하면 후방탈구라고 한다. 후방탈구가 더 많으며, 이는 운전석에서 무릎에 강한 외력이 가해지는 대시보드 부상과 같은 이유로 발생한다. 전방 탈구는 후방탈구에 비해 빈도가 낮으며, 골두의 위치에 따라 폐쇄공 탈구와 치골 탈구로 분류된다. 또한, 대퇴골두가 비구의 저부를 뚫고 나오는 탈구 형태도 있으며, 이를 중심성 탈구라고 한다.

탈구가 발생하면 심한 통증과 함께 환측 다리가 짧아진다. 후방탈구의 경우 환측 다리가 내회전, 내전, 굴곡위가 된다. 단순 X선 영상에서 탈구의 방향과 골절의 동반 여부를 확인한다. CT에서는 골편의 크기와 골두 골절을 평가하고, MRI에서는 대퇴골두 괴사의 유무를 확인한다. 대퇴골두 괴사는 말기 합병증이므로 외상 직후 촬영으로는 괴사를 판정할 수 없다. 외상 후 4~6주가 지난 후 촬영하는 것이 좋다. 치료는 가능한 한 빨리 정복을 한다. 도수정복이 어려운 경우 주저하지 말고 관혈적 정복술을 시행한다. 정복과 치료가 불완전하여 불안정성이 남으면 변형성 고관절증으로 진행된다. 외상으로 인한 고관절 탈구는 강한 외력이 가해지므로 고관절 외에도 골절이나 복부 장기의 합병 손상이 있을 수 있으니 주의해야 한다. 또한, 고관절 주위를 지나는 좌골신경이나 대퇴신경, 폐쇄신경 등의 마비를 일으킬 수 있으므로, 이러한 운동 마비나 감각 장애의 유무도 확인한다.

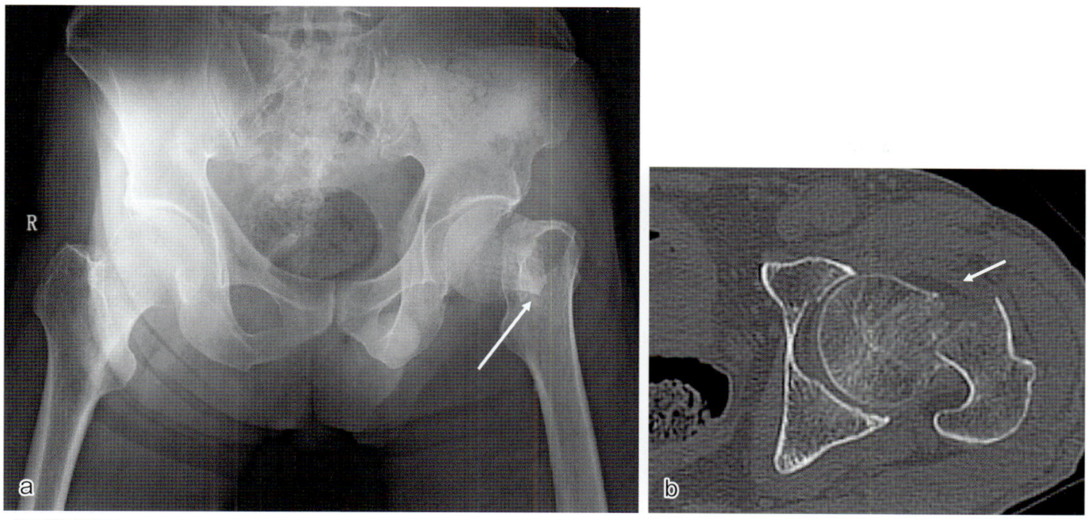

그림 2-54 대퇴골 경부 골절(82세 남성)

고관절 단순 X선 영상. a: 정면상, b: 고관절 CT 횡단상
좌측 대퇴골 경부의 단축이 관찰된다. 대퇴골 경부에 골절(a 화살표)이 관찰되며, 대전자와 겹쳐 단축된 것처럼 보인다. 전자부는 두측으로 전위되어 있다. CT에서는 골절선이 명확히 확인된다(b 화살표).

② 대퇴골 경부 골절 그림 2-54

고령의 골다공증 환자에게 많이 발생하는 골절이다. 고령 여성에게 흔하다. 넘어져서 고관절 통증이 나타나고 일어서거나 걸을 수 없을 때 경부 골절을 의심한다.

경부 골절은 관절낭 내에서 발생하는 관절내골절이다. 따라서 골두 부분의 혈류가 부족하여 거짓관절이나 골괴사가 발생하기 쉽다. 또한, 혈종은 관절낭 내에 머무르므로 관절낭이 파열되지 않는 한 피하출혈이나 종창이 관찰되지 않는 경우가 많다. 단순 X선 영상에서 대퇴골 경부의 단축이나 골절선을 확인한다. 전위가 작으면 골절이 잘 보이지 않는 경우가 많으므로 CT나 MRI도 적극적으로 활용하는 것이 좋다.

치료는 환자가 고령인 경우가 많아 전신 상태에 따라 결정하는 경우가 많다. 외상 시 이미 중증의 합병증이 있는 경우 보존적 치료를 선택하지만, 골 유합을 기대하기 어려운 경우가 많아 통증 완화 목적의 치료가 된다. 수술이 가능하다면 골 접합술이나 인공 골두 치환술이 선택된다. 골절의 전위가 큰 경우 골괴사의 위험이 높으므로 수술 후 MRI로 골두괴사를 확인한다. 수술 후 6개월이 지나도 골두에 이상 소견이 나타나지 않으면 골괴사 합병이 없는 것으로 평가할 수 있다.

③ 대퇴골 전자부 골절 그림 2-55, 56

대퇴골 경부 골절과 마찬가지로 고령자나 골다공증 환자가 넘어져서 발생하는 골절이다. 경부 골절보다 고령자에게 흔하다. 관절 외 골절이므로 골유합은 경부 골절보다 양호하다. 수외상 시 일어서거나 걸을 수 없으며 자발 통증을 느낀다. 대퇴골 경부 골절보다 종창이나 피하 혈종이 심하다. 전위가 크면 하지가 단축된다. 골절은 소전자에서 시작하여 대전자의 외측 근위부로 향하는 골절 패턴과, 대전자의 외측 원위부로 향하는 패턴이 있다. 소전자 측의 분쇄골절 등 골절이 심한 경우 정복위 유지가 어려워 내반 변형이 발생하기 쉽다. 치료는 강력한 고정을 하는 골 접합술이 일차 선택이 된다. 그러나 대퇴골 경부 골절과 마찬가지로 환자가 고령인 경우 수술이 어려울 수도 있다.

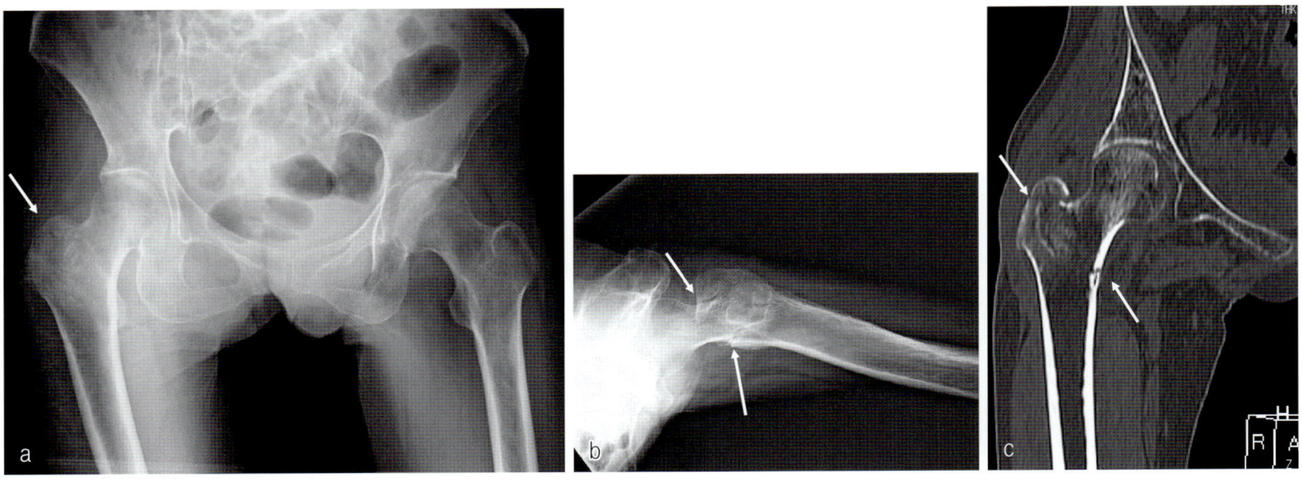

그림 2-55 **대퇴골 전자부 골절(45세 여성)**

고관절 단순 X선 영상. a: 정면상, b: Lauenstein상, c: 고관절 CT 관상면

우측 대퇴골 전자부에 투과상이 있어 골절이 의심되며(a, b 화살표), 정면상보다 Lauenstein상이 골절 전체를 더 잘 묘사한다. CT에서는 대전자에서 소전자까지 골절선이 확인된다(c 화살표).

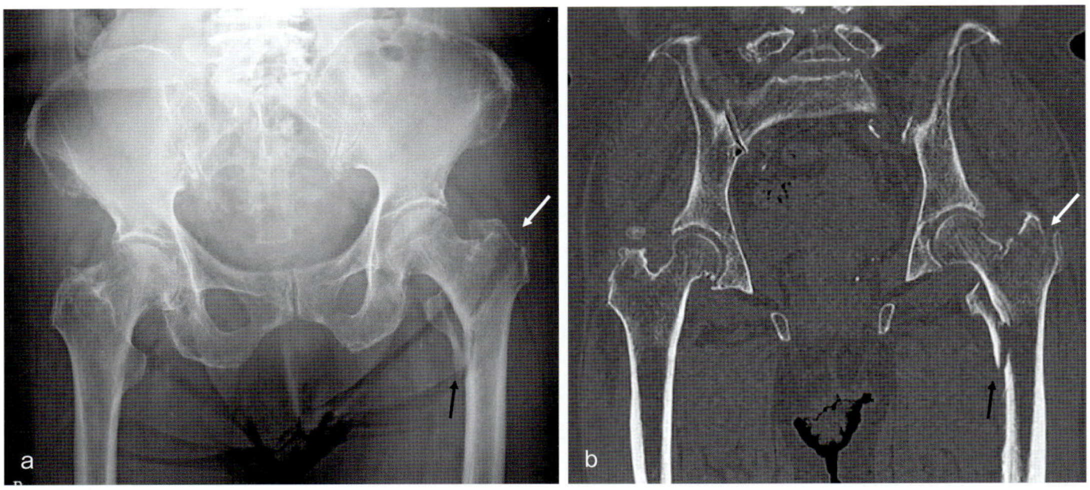

그림 2-56 **대퇴골 전자부 골절(95세 여성)**

고관절 단순 X선 영상. a: 정면상, b: 고관절 CT 관상면

좌측 대퇴골 전자부에 투과상이 있어 골절이 의심된다(a, b 흰색 화살표). 소전자는 골절로 인해 전위되어 있다(a, b 검은색 화살표).

④ 대퇴골 골간부 골절 그림 2-57

교통사고나 추락 등 강한 외력이 가해져 발생한다. 개방골절이 되기 쉽다. 외상 시 심한 통증과 대퇴부 변형, 종창이 관찰된다. 걸을 수 없다. 출혈량이 많아 출혈성 쇼크가 발생할 수도 있다. 진단은 단순 X선 영상으로 충분하지만, 강한 외력에 의한 골절이므로 내장 손상이나 다른 합병 손상 여부를 확인하기 위해 CT 촬영이 필수적이다. 치료는 소아에서 전위가 적은 경우 깁스 고정을 사용하며, 개방 창상을 동반한 골절에서는 창외 고정이 적응된다. 또한, 골수강내 금속정(intramedullary nail)이나 Ender nail을 이용한 고정도 사용된다.

⑤ 대퇴골 과상 골절 그림 2-58

관절 외 골절인 과상 골절, 관절 내 골절인 과부 골절로 단독 골절인 것, 과상 골절과 과부 골절이 모두 있는 것으로 분류된다. 외상 시 심한 통증과 보행 곤란, 슬관절 상부에서 슬관절까지 종창을 동반한다. 환측 다리

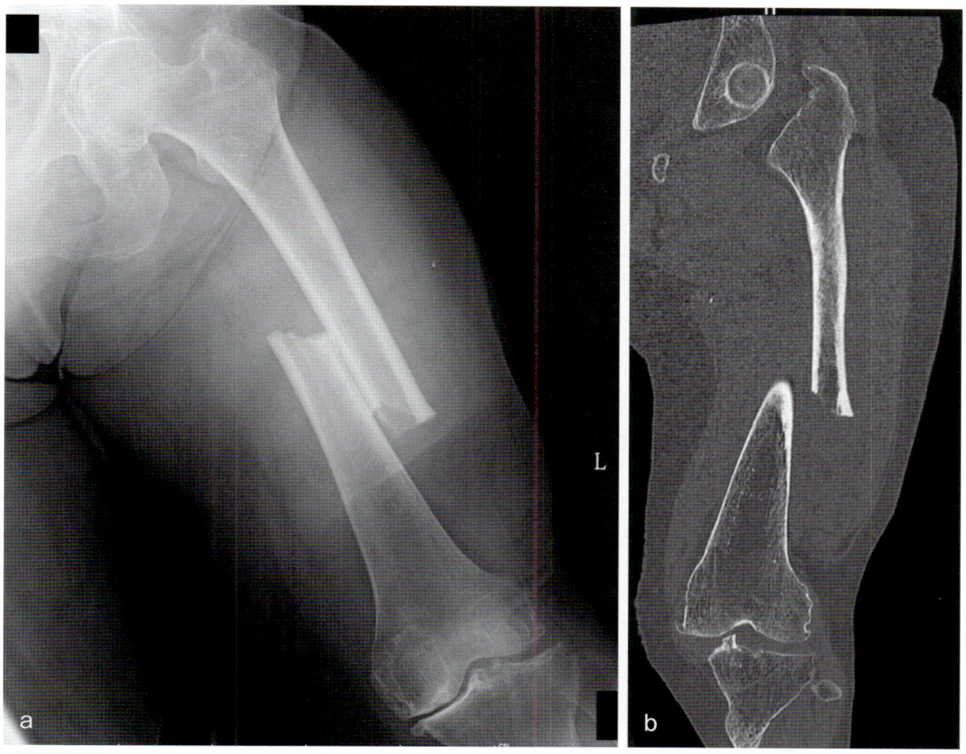

그림 2-57 대퇴골 골간부 골절(87세 여성)

a: 대퇴골 관절 단순 X선 영상 정면상, b:대퇴골 CT 관상면
대퇴골 골간부에 횡골절이 관찰된다. 골절 부분이 겹쳐 대퇴부 단축을 초래한다. 대퇴골에 종양성 병변은 없으며 병적 골절은 아니다.

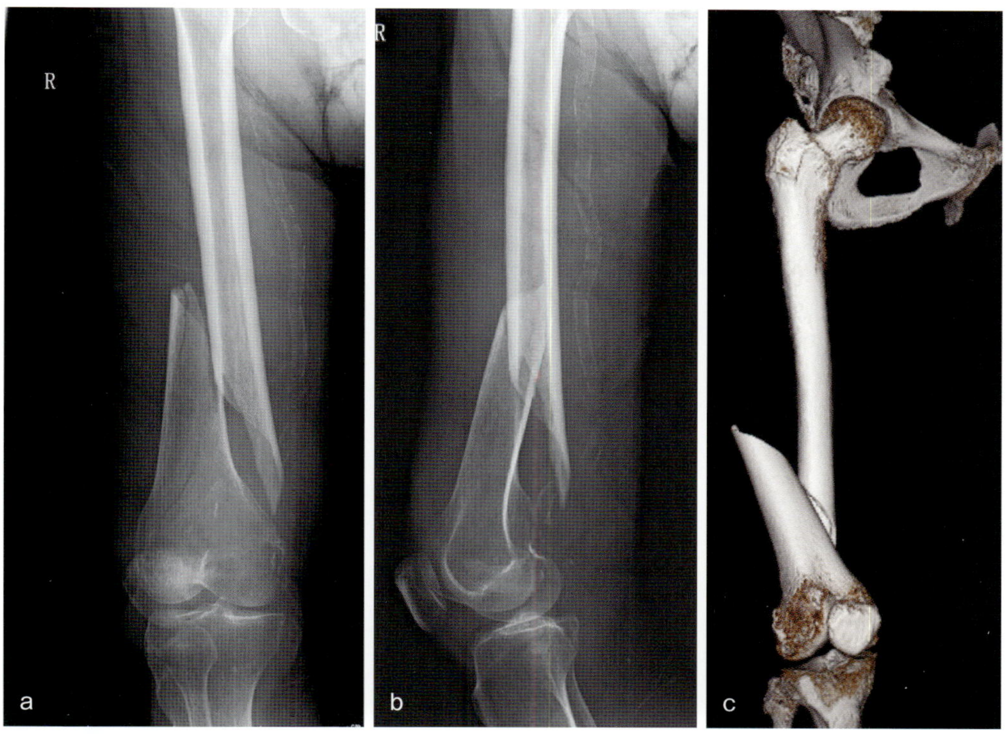

그림 2-58 대퇴골 과상 골절(75세 여성)

대퇴골 관절 단순 X선 영상. a: 정면상, b: 측면상, c: 대퇴골 3DCT
대퇴골 골간부에서 과상부에 이르는 나선골절이 관찰된다. 골절부가 겹쳐 대퇴의 단축이 관찰된다.

의 단축이 있다. 단순 X선 영상으로 진단이 가능하다. 교통사고 등 강한 외력으로 부상당한 경우 CT를 통해 합병 손상 여부를 확인해야 한다. 슬와동맥 손상이나 구획증후군이 동반될 위험이 있으므로 주의가 필요하다. 치료는 전위가 적으면 깁스 고정으로 가능하다. 수술요법으로는 플레이트 고정법, 창외 고정법, 골수강 내 금속정 고정 등 다양한 방법이 있다. 골절 정도와 환자의 연령 및 사회적 배경을 고려하여 선택한다. 강력한 고정을 통해 조기부터 관절 가동범위 훈련을 시행하여 슬관절의 구축을 예방해야 한다. 또한, 관절면에 골절이 있으면 관절면의 정확한 정복을 하지 않으면 변행성 슬관절질환을 초래할 수 있다.

6. 슬관절 · 하퇴

① 경골 고원 골절(plateau 골절) 그림 2-59, 60

경골의 근위 골단의 관절면이 평평하여 '고원(plateau)'이라고 불린다. 이 관절면의 손상을 고원 골절이라고 한다. 강한 축압이나 과도한 내반 또는 외반이 가해져 대퇴골 과부와 경골 고원이 충돌하면서 발생한다. 외측 고원쪽의 골절 빈도가 높다. 단순 X선 영상으로 전위가 큰 고원 골절은 진단하기가 쉽지만, 관절면만 함몰되는 골절은 간과할 위험이 있다. 임상 소견과 영상이 일치하지 않거나 전위 상태를 파악하기 위해 CT가 유용하다. 강한 외반으로 인한 고원 골절은 내측측부인대 손상을 동반할 수 있다. 치료는 전위가 작으면 깁스 고정으로 보존요법을 시행한다. 5 mm 이상의 전위가 있는 경우 수술요법이 필요하다.

② 슬개골 골절 그림 2-61

슬개골은 위쪽 가장자리에 대퇴사두근건, 아래쪽 가장자리에 슬개건이 부착되는 종자골이다. 피부 아래 바로 자리 잡고 있어 직접 타격에 의한 외상을 받기 쉽다. 횡골절을 일으킬 때가 많으며, 전위가 크면 피부 아래 함

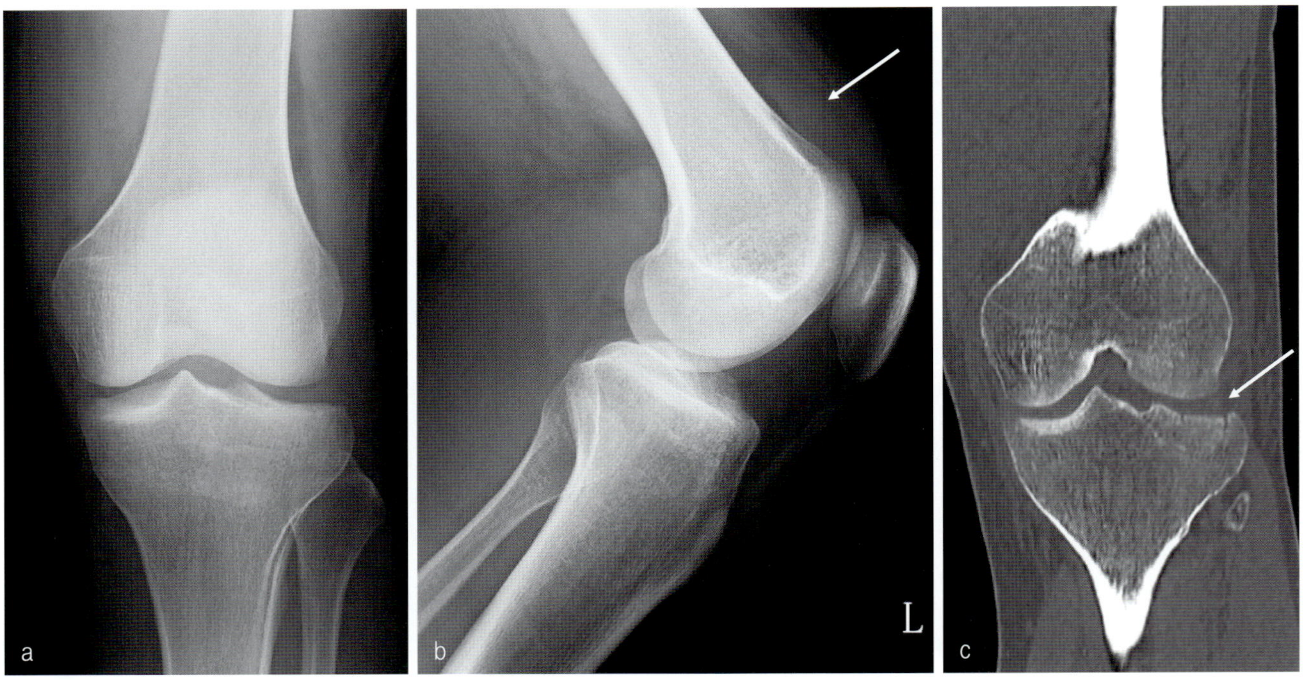

그림 2-59 경골 고원 골절(29세 남성)

슬관절 단순 X선 영상. a: 정면상, b: 측면상, c: 슬관절 CT 관상면

정면상(a), 측면상(b) 모두 경골의 관절면 정렬 불규칙은 관찰되지 않는다. 슬개 상낭에 일치하는 연부 농도가 관찰되어 (화살표), 액체 저류가 의심된다. CT에서는 경골 외측 관절면에 함몰 골절이 있다(화살표). 고원 골절이다. 함몰이 적어 단순 X선 영상에서는 명확하지 않았다.

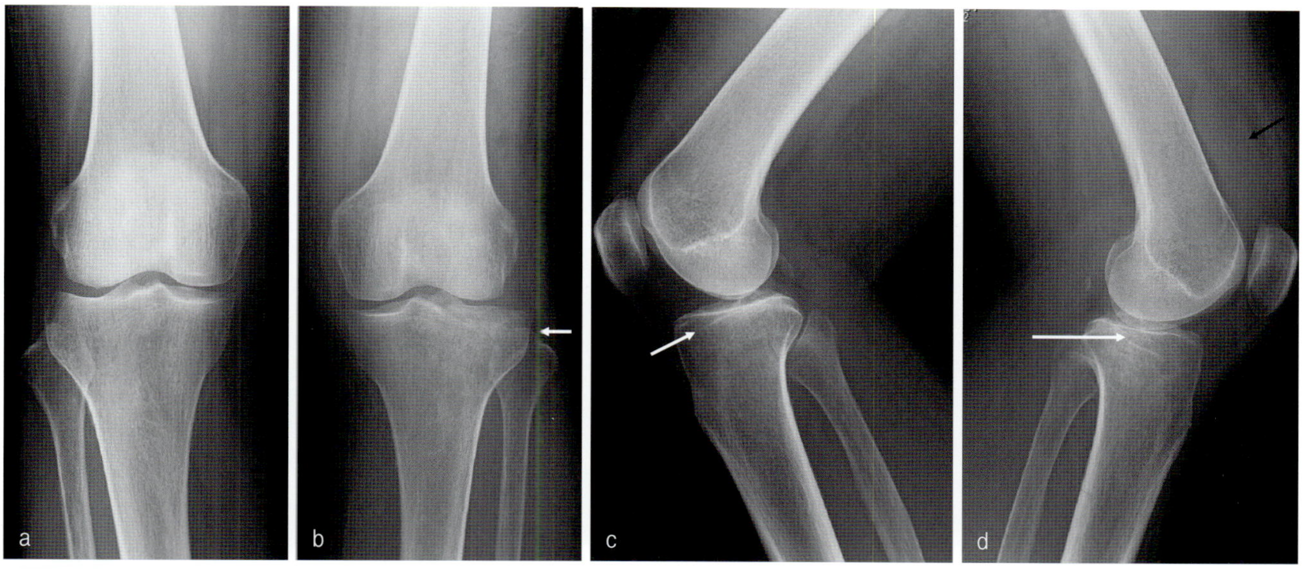

그림 2-60 경골 고원 골절(65세 여성)

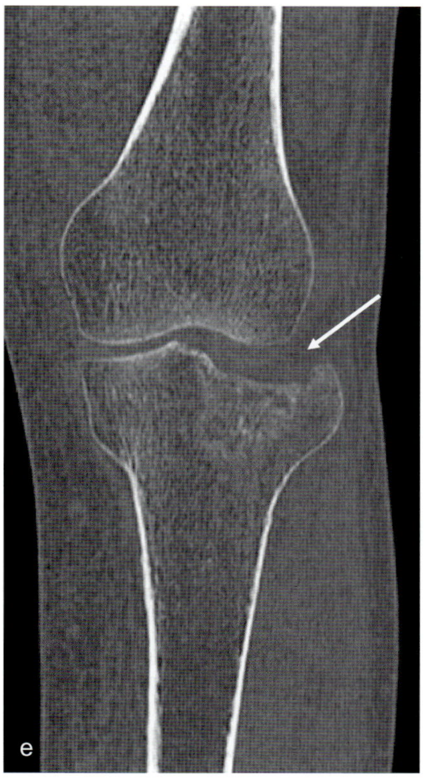

그림 2-60 경골 고원 골절(65세 여성) (계속)

슬관절 단순 X선 영상. a: 건측 정면상, b: 환측 정면상, c: 건측 측면상 d: 환측 측면상, e: 슬관절 CT 관상면

건측(a)과 환측(b)의 슬관절을 비교하면, 환측의 경골 외측 관절면의 가장자리가 불명확하고 내부의 뼈 구조가 조잡하다(b 화살표). 측면상에서 경골 외측 관절면의 선이 건측에 비해 꼬리 쪽으로 내려간 것을 알 수 있다(c, d 화살표). 또한, 뼈 구조도 조잡하고 경골 근위부의 농도가 건측보다 약간 높아 보인다. 고원 골절이 의심되는 소견이다.

CT(e)에서는 경골 외측 고원(외측 관절면)이 내려앉아 있다.

몰이 관찰되고 무릎의 굴곡이 어려워진다. 구체적으로 넘어지면서 슬개골을 강하게 부딪쳐 발생한다. 슬개골에 국한된 통증, 종창, 관절 내 혈종이 나타난다. 단순 X선 영상에서 큰 횡골절은 진단이 용이하지만, 종골절이나 전위가 작은 골절은 불명확할 수 있어 축사상(skyline view)이나 CT가 필요할 수 있다. 또한, 이분 슬개골과의 감별도 필요하다. 치료는 전위가 없거나 종골절로 전위가 적으면 깁스 고정으로 보존요법을 시행한다. 대부분 강선결박술(tension band wiring)로 강하게 고정한다. 조기에 가동범위 제한을 시작해 무릎 구축을 예방한다.

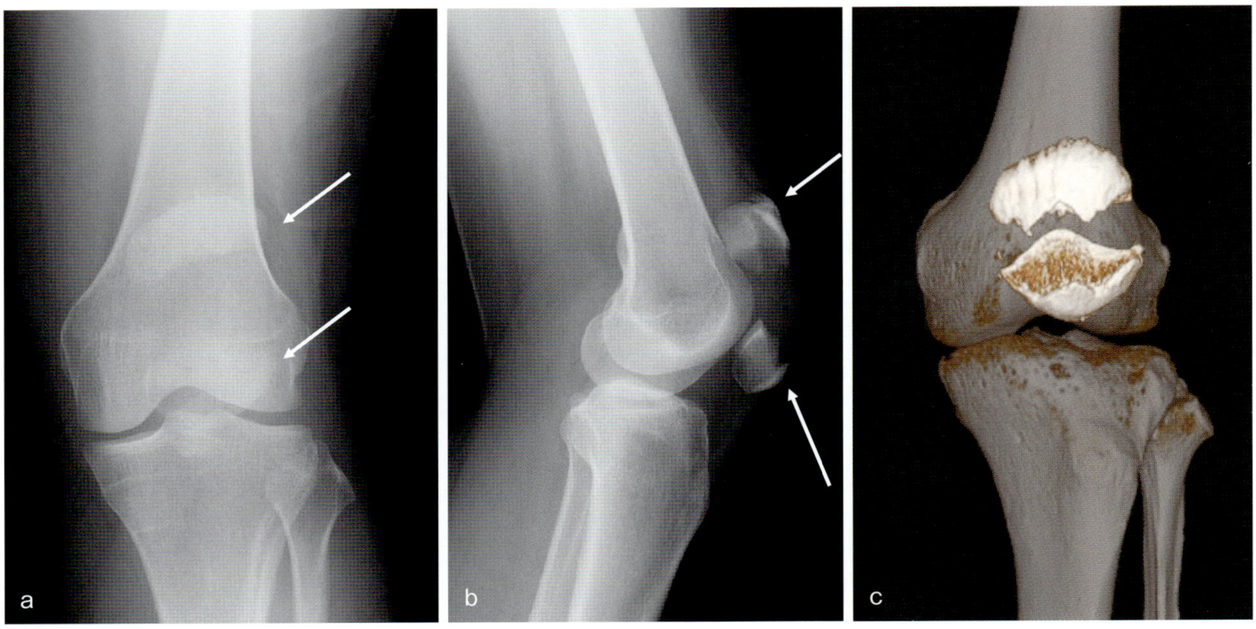

그림 2-61 슬개골 골절(47세 여성)

슬관절 단순 X선 영상. a: 정면상, b: 측면상, c: 슬관절 3DCT

슬개골을 가로지르는 골절선이 있으며, 큰 골편이 분리되어 있다(a, b 화살표). 상방의 골편은 대퇴사두근건에, 하방의 골편은 슬개건에 의해 견인되어 전위된다. 3DCT에서는 골절의 위치 관계를 입체적으로 이해하기 쉽다(c).

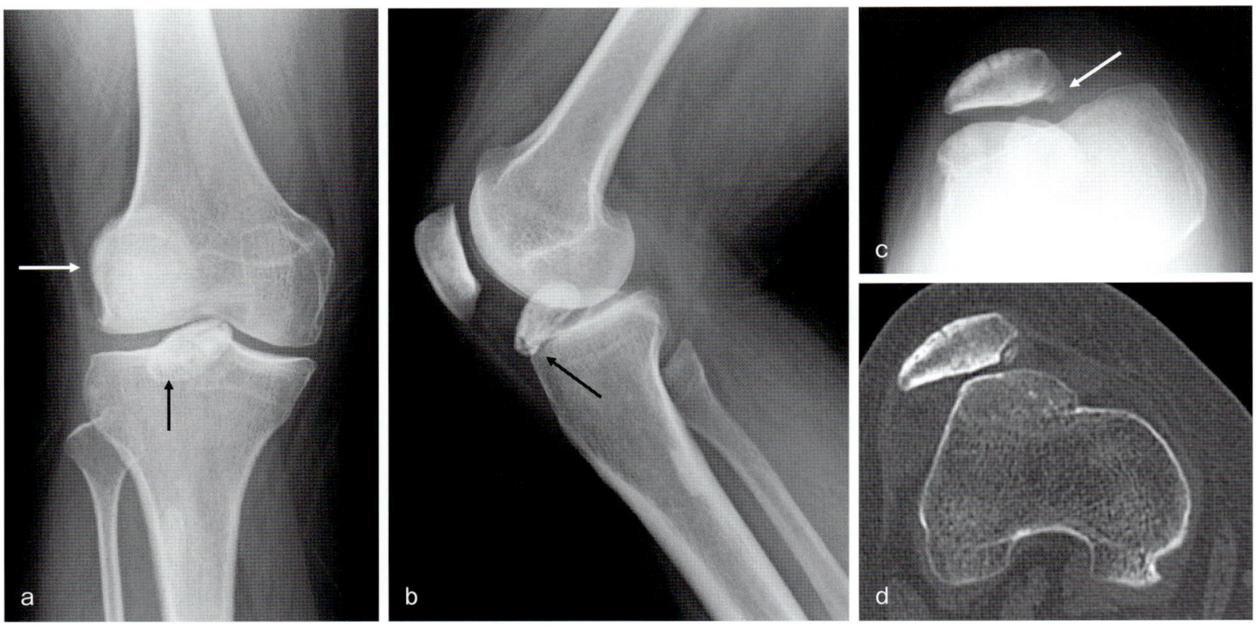

그림 2-62 슬개골 탈구(31세 여성)

슬관절 단순 X선 영상. a: 정면상, b: 측면상, c: 축사상, d: 슬관절 CT 횡단상

슬개골이 약간 외측으로 편위되어 있다(a 흰색 화살표). 측면상에서는 슬개골 고위가 관찰되지 않는다(b). 관절 내에 거친 석회화가 관찰되어 관절 유리체가 있다(a, b 검정 화살표). 축사상에서 슬개골 내측에 골편이 있어 골절이 있다(c 화살표). 이 사진에서는 탈구가 명확하지 않다. CT에서는 슬개골 탈구와 골편이 명확하게 관찰된다(d). 탈구와 함께 발생한 골절로 보인다.

③ 슬개골 탈구 그림 2-62

젊은 여성에게 많이 발생하며 외상에 의한 탈구도 있지만, 대부분 X자형 다리 등의 정렬 이상, 대퇴골 활차 형성부전, 슬개골 고위, 관절 이완성 등 탈구가 쉽게 일어나는 요인이 있다. 탈구가 발생하면 슬관절 통증, 관절 혈종, 무릎 불안정 등의 증상이 나타난다. 탈구가 발생해도 즉시 정복되는 경우가 많아 종창이나 통증만을 호소

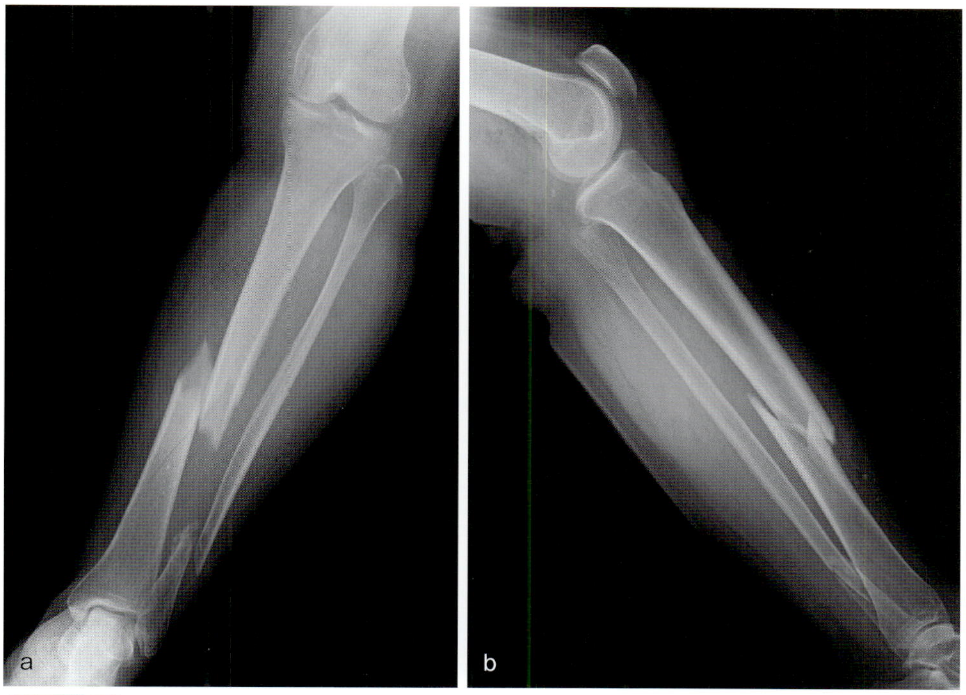

그림 2-63 **하퇴골 간부 골절(79세 여성)**

하퇴 단순 X선 영상. a: 정면상, b: 측면상
경골 골간부, 비골 원위 골간부의 나선골절이 관찰된다(a, b). 골편이 겹쳐 하지의 단축이 관찰된다.

하는 경우도 있다. 단순 X선 영상에서는 축사상으로 슬개골의 외측 기울기나 외측 편위, 대퇴골구의 저형성을 평가한다. 탈구와 함께 골절이 동반될 수 있으므로 CT나 MRI를 통해 골연골의 유무와 크기, 골좌상을 평가한다. 치료는 불안정성이 경도이거나 골연골 골절이 없는 경우 보존요법, 큰 골연골 골절이 있거나 탈구가 반복되는 경우 수술 요법을 시행한다.

④ 하퇴 골간부 골절 그림 2-63

경골이 피부 바로 아래에 자리 잡고 있어 골절 발생 시 개방골절이 되기 쉬운 특징이 있다. 또한, 구획증후군이 동반되기 쉬우므로 주의해야 한다. 부상 시 골절 부위에 통증이 있고, 보행이 어렵다. 하퇴의 변형이나 단축이 관찰된다. 진찰 시 개방골절 여부, 순환 장애나 신경장애가 있는지를 확인해야 한다. 단순 X선 영상으로 골절을 쉽게 확인할 수 있다. 골절 형태를 관찰하고 골절 범위와 전위 여부를 평가한다. 치료는 대부분 관혈적 치료를 선택한다.

7. 족관절 · 족부

족관절은 경골 내과와 경골 관절면, 비골 외과로 구성된 거퇴 관절와에 거골 활차가 맞물려 있는 관절이다. 원위 경비 사이는 전후 경비인대, 내과는 삼각인대, 외과는 외측 인대에 의해 고정되어 안정된 관절을 형성한다. 족관절의 골절은 관절 내 골절이며, 관절면의 정확한 정복이 요구된다.

① 족관절 과부 골절 그림 2-66

과부 골절은 강한 외력에 의한 수상 외에도 고령자에서는 넘어짐이나 발을 헛디디는 등으로 발생할 수 있다. 과부 골절에는 Lauge-Hansen 분류 그림 2-64 와 Weber 분류 그림 2-65 등의 분류법이 있다. Lauge-Hansen 분류는 수상 시 족관절의 자세와 수상 외력의 작용 방향(관절 내에서 거골이 움직이는 방향)에 따라 분류된다.

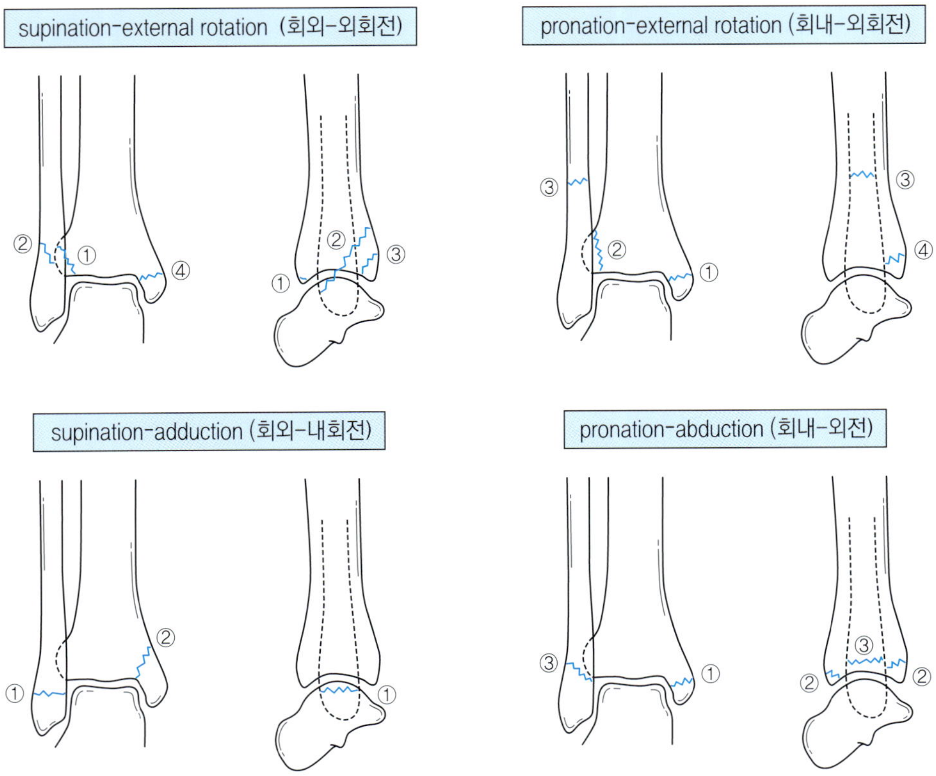

그림 2-64 Lauge-Hansen 분류

숫자는 각 단계를 나타낸다.
회외-외회전형이 고빈도이다.

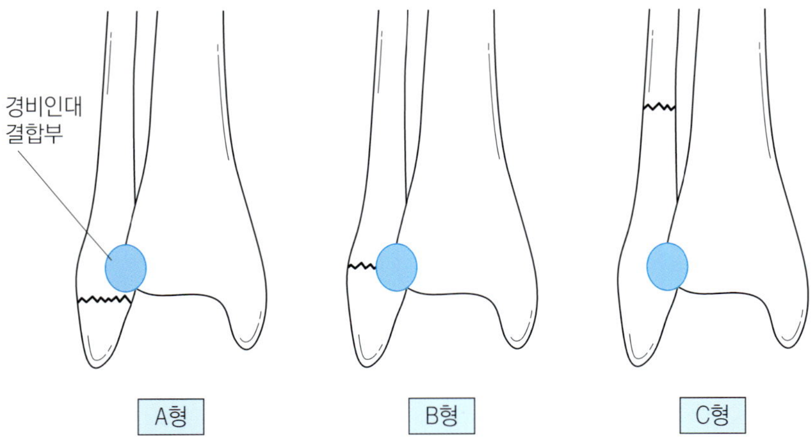

그림 2-65 Weber 분류

A형: 골절이 경비인대 결합부보다 원위에 존재
B형: 골절이 경비인대 결합부와 같은 레벨에 존재
C형: 골절이 경비인대 결합부보다 근위에 존재

단순 X선 영상으로 평가할 수 있는 분류법으로, 비골의 골절 형태로 판단할 수 있다. Weber 분류는 비골의 골절에 초점을 맞추어 경비인대 결합부를 중심으로 비골의 골절 높이에 따라 분류한다. 부상 시 족관절 주위에 통증, 종창, 피하 혈종, 변형이 나타난다. 단순 X선 영상으로 충분히 진단 가능하며, 필요에 따라 사위상을 추가하여 외과의 골절 주행이나 경골 후과의 골절을 보기 쉽다. 비골 골절이 슬관절 쪽에 더 가까이 있으면 하퇴 단순 X선 영상을 추가할 수 있다. CT는 작은 골편 확인이나 관절면 평가에 유용하다. 치료는 전위가 작은 골절이거나 골절 부위가 확실히 정복 고정될 수 있는 경우 보존적 치료를 선택한다. 도수정복이 어려운 경우, 정복위 유지가 어려운 경우, 관절면의 1/4 이상에 이르는 후과 골절, 경비인대 손상을 동반한 불안정한 경우에는 관혈적 치료를 선택한다. 골절은 외과, 후과, 내과 순으로 정복 고정한다.

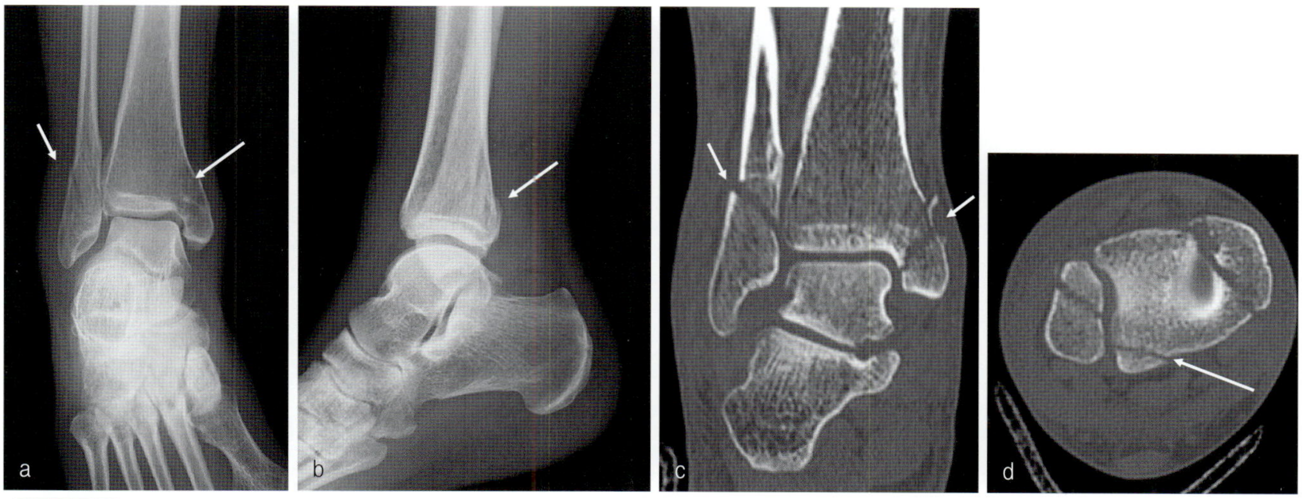

그림 2-66 **족관절 과부 골절(49세 여성)**

족관절 단순 X선 영상. a: 정면상, b: 측면상

족관절 CT. c: 관상면, d: 횡단상

경골 내과, 비골 외과에 골절이 관찰된다(a, c 화살표). 측면상(b)에서 경골 후과에도 골절이 관찰된다(b 화살표). 족관절 CT 횡단상(d)에서 후과의 골절이 명확하게 보인다(d 화살표). 족관절 주위의 연부 종창이 심하다.

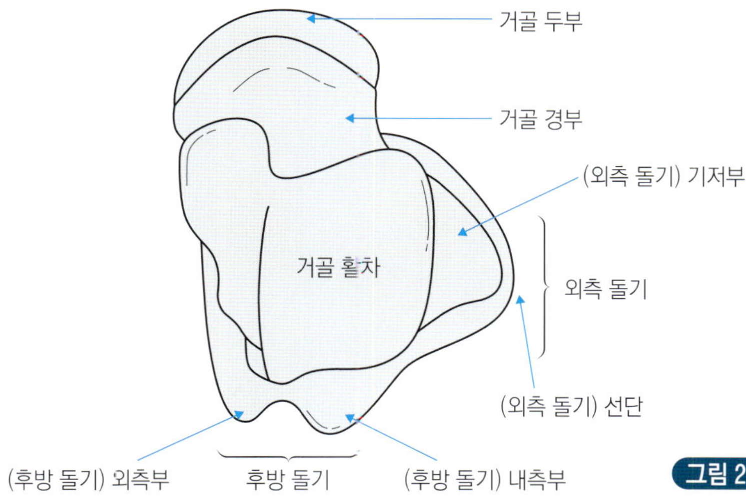

그림 2-67 **거골의 해부**

② 거골 골절

거골은 두부, 경부, 체부, 활차, 후방돌기, 외측 돌기 등의 골절로 분류된다. 거골은 약 70%가 관절면으로 혈류가 부족한 뼈이다 그림 2-67. 따라서 전위를 동반한 골절 발생 시 거짓관절이나 골괴사를 동반하기 쉽다. 각 골절의 수상 기전은 다르다.

1) 경부 · 체부 골절 그림 2-68, 69: 추락이나 교통사고 등 고에너지 외상으로 발생
2) 후방 돌기 골절: 족관절의 과도한 저굴이나 과사용으로 발생(스포츠 중에 부상하기 쉬움)
3) 외측 돌기 기저부 골절: 족관절의 과도한 배굴, 외전으로 발생
4) 외측 돌기 선단부 골절: 족관절의 내반으로 발생
5) 활차부 골절 그림 2-70, 71: 족관절의 염좌 반복으로 발생. 염좌는 내반과 외반 모두 가능

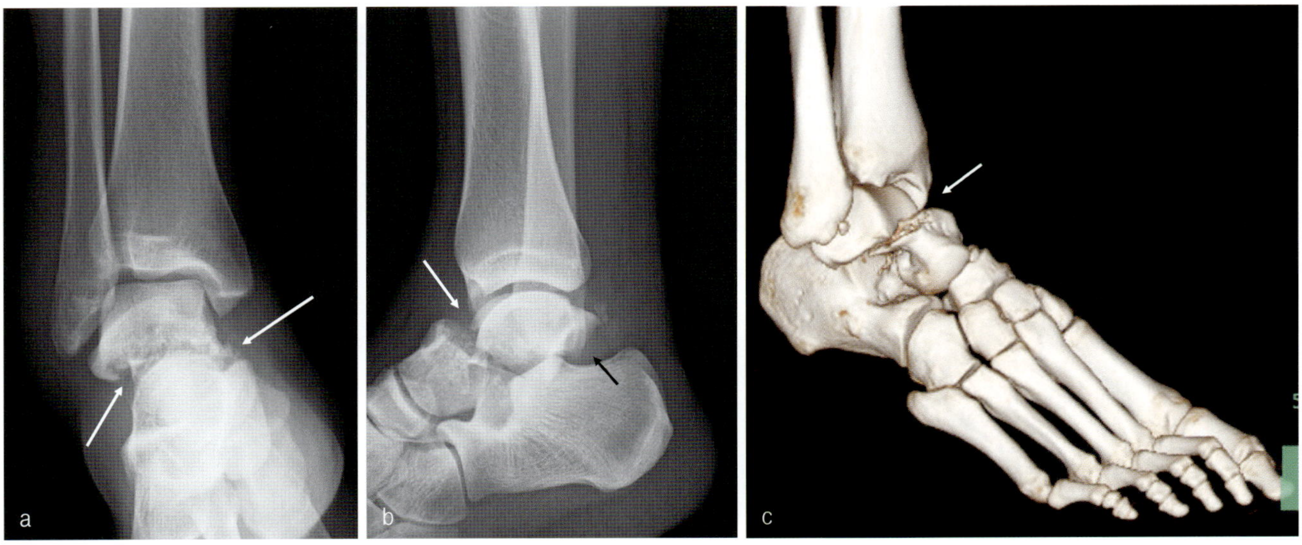

그림 2-68 **거골 경부 골절(17세 남아)**

족관절 단순 X선 영상. a: 정면상, b: 측면상, c: 족관절 3DCT
거골 경부에 투과상이 있으며 골절이 관찰된다(a~c 화살표). 측면상에서 거골하관절의 탈구가 동반되어 있다(b 검은색 화살표).
(Marti-Weber 분류 III형 a에 해당한다).

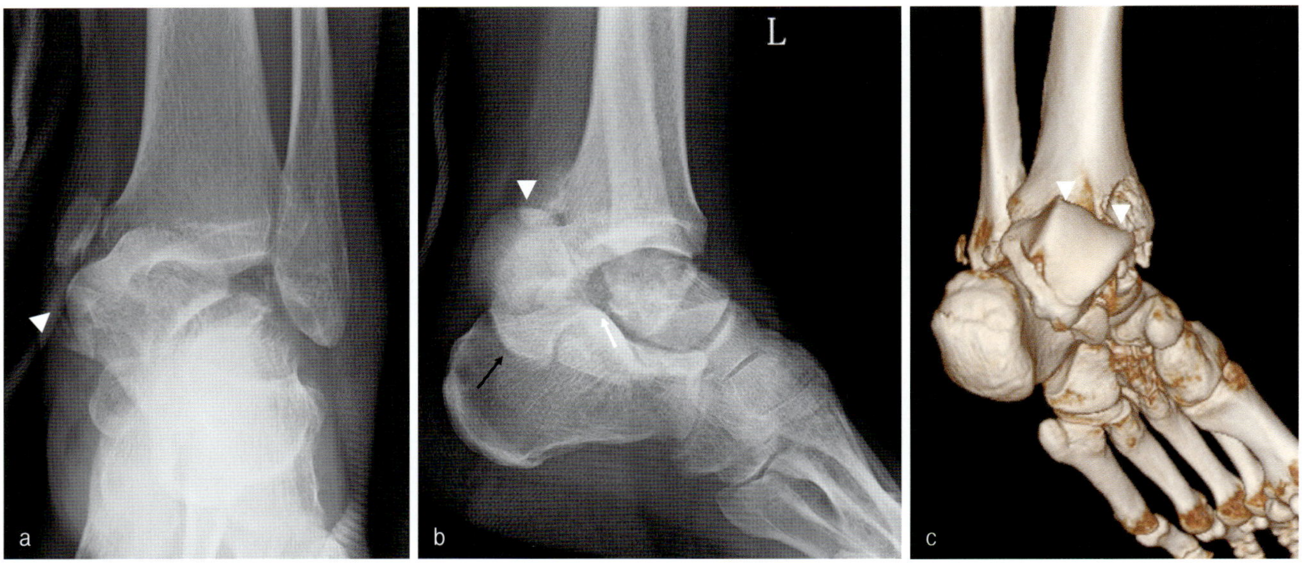

그림 2-69 **거골 체부 골절(49세 남성)**

족관절 단순 X선 영상. a: 정면상, b: 측면상, c: 족관절 3DCT
거골 체부에 골절이 있으며(b 흰색 화살표), 거골 활차가 내측 후방으로 탈구 및 전위되어 있다(a, b, c 화살머리). 측면상에서 거골하관절의 탈구를 동반하고 있다(b 검은색 화살표).

외측 돌기 골절이나 활차부 골절은 골편이 작고 전위도 적어 단순 X선 영상에서 확인하기 어렵다 **그림 2-71**. CT를 적극적으로 활용하는 것이 좋다. 또한, 활차부 골절에서는 골 연골편의 평가와 치료 방침 결정을 위해 MRI가 필요하다. 거골 경부나 체부 골절의 경우 큰 전위나 탈구를 동반하는 경우가 많다. 거골 골절이 있는 경우, 과부 골절이나 하퇴 손상 등이 동반될 수 있으므로 주의해야 한다.

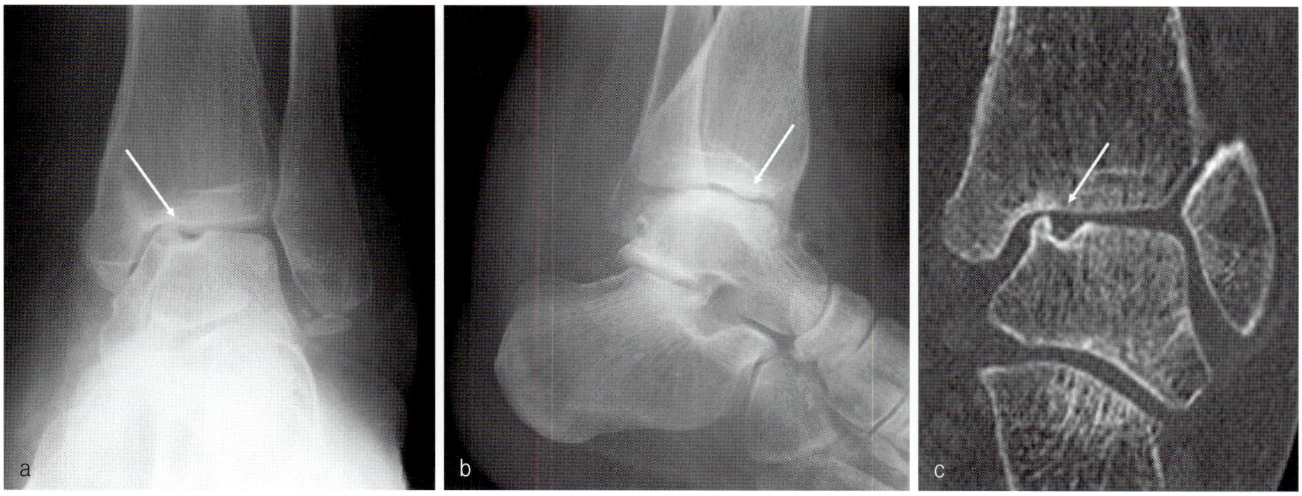

그림 2-70 거골 활차의 골연골 손상(34세 여성)

족관절 단순 X선 영상. a: 정면상, b: 측면상, c: 족관절 CT 관상면
거골 활차에 함몰이 있으며(a~c 화살표) 골연골 손상이다. 유리된 골연골 조각은 확인되지 않는다. 거퇴관절은 내측에서 축소가 관찰되며 관절면의 골경화성 변화가 보이는 변형성 족관절증을 의심하는 소견이다. 거퇴관절 주위 연부조직의 종창이 두드러진다.

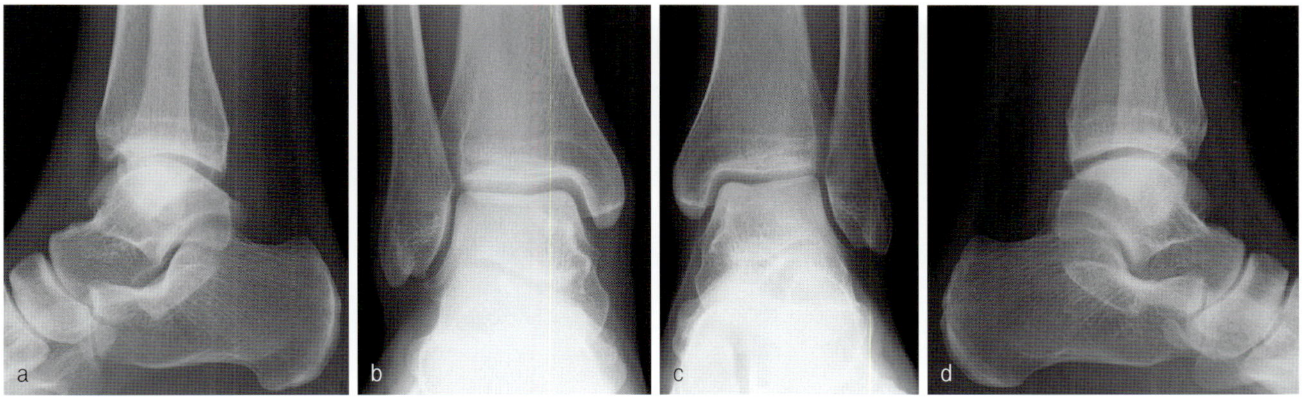

그림 2-71 거골 활차의 골연골 손상(30세 여성)

족관절 단순 X선 영상. a: 환측 측면상, b: 환측 정면상, c: 건측 정면상, d: 건측 측면상
환측과 건측을 비교해도 거골 활차의 이상을 확인할 수 없다.

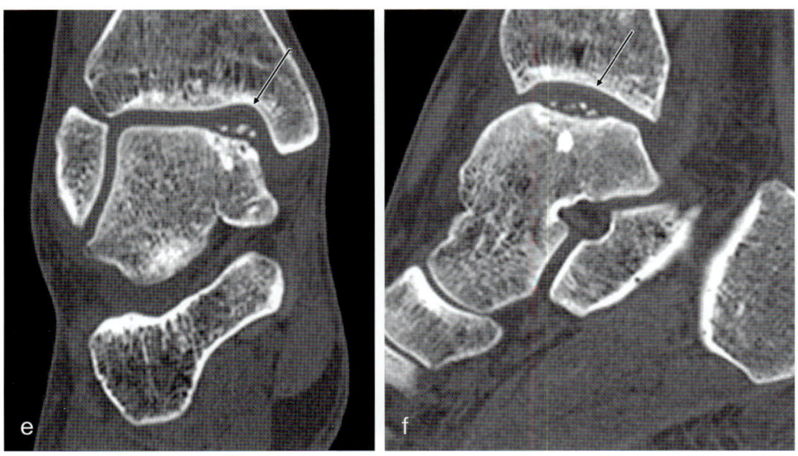

그림 2-71 거골 활차의 골연골 손상(30세 여성, 계속)

족관절 CT. e: 관상면, f: 시상면
오른쪽 거골 활차의 내측에 과립상의 골연골 조각이 관찰된다(e, f 화살표). 거골 활차는 함몰되어 있다.

치료는 전위가 있는 경부 골절, 체부 골절의 경우 수술요법이 필요하다. 강력한 내고정을 시행하고 조기 운동요법을 시행한다. 정확한 정복과 강력한 내고정 후 MRI로 골괴사의 합병 여부를 확인한다. 골괴사는 거골 골절의 가장 큰 합병증으로, 골괴사가 발생하여 괴사부의 함몰이 생기면 변형성 족관절증으로 진행할 수 있다.

③ 종골 골절 그림 2-72, 73

사다리나 계단 등에서 추락할 때 골절이 발생하기 쉽다. 자살 시도로 뛰어내릴 때 양쪽에 발생할 수도 있다. 이 경우, 종골은 압축 응력에 의해 골절되며 종골의 가로직경이 넓어지기 쉽다. 종골과 거골이 형성하는 거골하관절을 평가할 수 있는 Anthonsen 촬영이나 종골 축사상, 측면상이 유용하다. 측면상은 Bohler각 측정에도 사

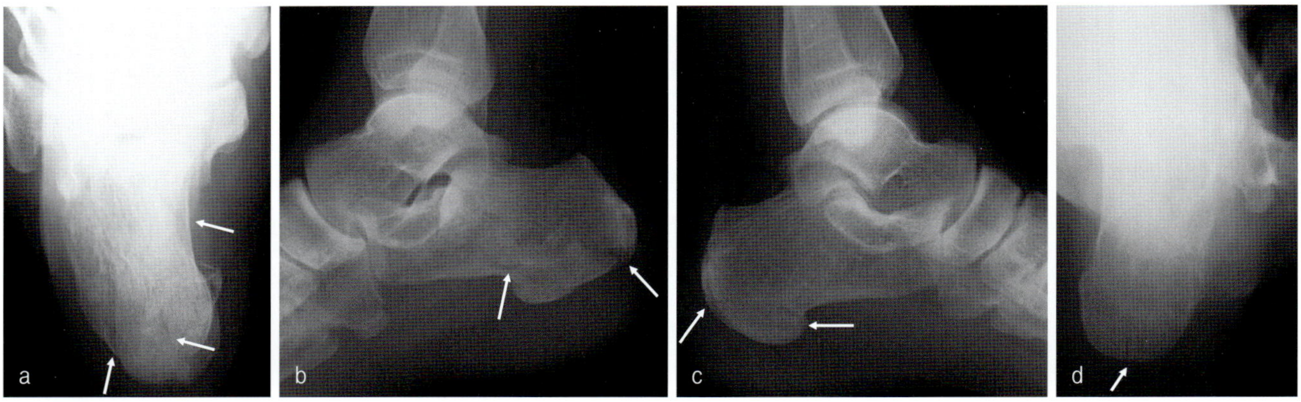

그림 2-72 양측 종골 골절(51세 남성)

종골 단순 X선 영상. a: 우측 종골 축위상, b: 우측 종골 측면상, c: 좌측 종골 측면상, d: 좌측 종골 축위상

양측 종골에 골절이 관찰된다(a~d 화살표). 우측 종골은 거골하관절까지 골절이 미치고 있으며(b 화살표), 종골의 편평화와 가로직경의 확대가 동반된다(a, b). 좌측 종골은 족저 후방의 골절이며(c, d 화살표), 편평화나 가로직경의 확대는 부족하다.

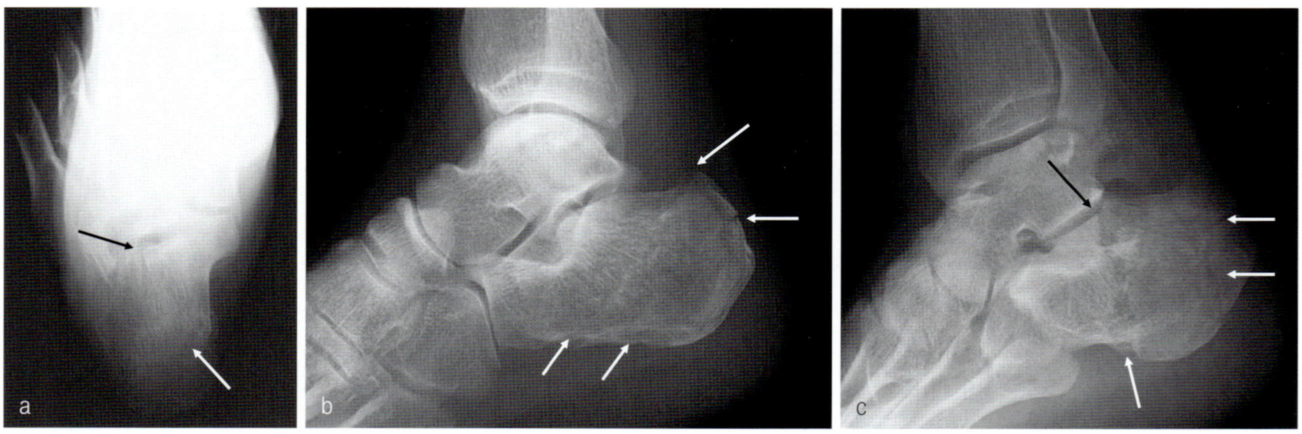

그림 2-73 종골 골절(75세 남성)

종골 단순 X선 영상. a: 종골 축위상, b: 종골 측면상, c: Anthonsen 촬영상

종골 체부에서 후방 융기까지 다수의 골절선이 관찰된다(a~c 흰색 화살표). 골절선은 거골하관절에 미치고 있다(a, c검은색 화살표). 축위상에서 종골의 가로직경이 확대된 것이 보인다(a).

용된다. Bohler각은 정상에서는 20~40°이며 그 이하일 경우 골절을 시사하는 소견이다. 또한, 치료 시 Bohler 각을 정상으로 복원하면 치료 후 통증 등의 합병증을 예방할 수 있다. 종골 골절의 약 10%에서 족부 구획증후군이 동반될 수 있다.[3] 이는 종골 골절 대부분이 고에너지 손상 때문으로 알려져 있다. 또한, 개방골절의 경우 피부 괴사를 동반할 가능성도 있다. 치료는 골편 크기 등에 따라 결정되지만, 전위가 적은 관절 외 골절의 경우 보존치료, 분쇄골절이나 거골하관절의 부적합이 있는 경우, 종골 가로직경의 증가, Bohler각의 감소(종골의 편평화가 심한 경우) 등은 수술 적응이 된다. 거골하관절의 정복과 Bohler각의 보정, 가로직경의 정복을 시행한다.

④ 리스프랑(Lisfranc)관절 탈구 · 탈구 골절 그림 2-74, 75

리스프랑관절은 내측 · 중간 · 외측 설상골, 입방골과 제1~5중족골로 구성된 관절로, 발의 횡축 아치를 형성한다. 교통사고나 추락 등으로 전족부에 큰 외력이 가해지거나 발가락을 세운 상태에서 축압이 가해질 때 발생한다. 리스프랑관절을 따라 압통이 있으며, 발등의 변형이 나타난다. 경증은 리스프랑 인대 손상이다. 리스프랑관절을 구성하는 골간 인대는 매우 강하지만, 무지 중족골과 제2중족골 기저부를 연결하는 골간 인대는 존재하지 않는다. 이에 따라 엄지는 제2~5지와 다른 방향으로 탈구될 수 있다. 족부 단순 X선 영상 정면상 · 측면상만으로는 골편이나 탈구가 작아 보이지 않을 수 있다. 사위상을 추가하는 것이 좋다. 또한, 정상 쪽의 족부 단순 X선 영상을 촬영해 비교하거나 적극적으로 CT를 촬영하여 정확히 평가해야 한다. 이를 놓치면 발의 횡축 아치 저하와 리스프랑관절의 초기 변성이 동반된다. 치료는 조기의 정복 및 고정이다. 정복위를 유지하기 곤란한 경우 경피적 핀 고정을 시행한다. 도수정복이 불가능한 경우 관혈적 정복을 시행한다. 특히 횡축 아치의 중심인 제2중족골의 정확한 정복이 중요하다.

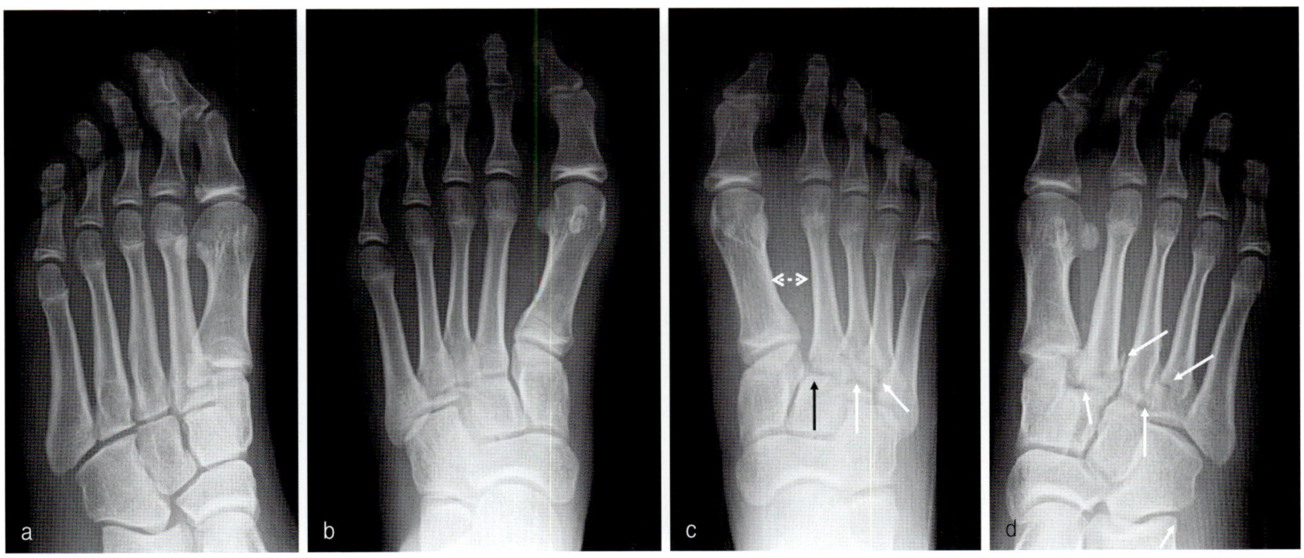

그림 2-74 Lisfranc관절 탈구 골절(15세 남아)

족부 단순 X선 영상. a: 건측 사위상, b: 건측 정면상, c: 환측 정면상, d: 환측 사위상

건측의 족부(a, b)와 비교하여 정면상(c)에서 제2중족골 기저부가 골절되었으며 소지 쪽으로 측방 전위되어 있다(검은 화살표). 제1중족골과 제2중족골이 이탈되어 있다(c 점선 화살표). 그 외에 제3, 4중족골간부의 골절도 관찰된다(c, d 흰색 화살표).

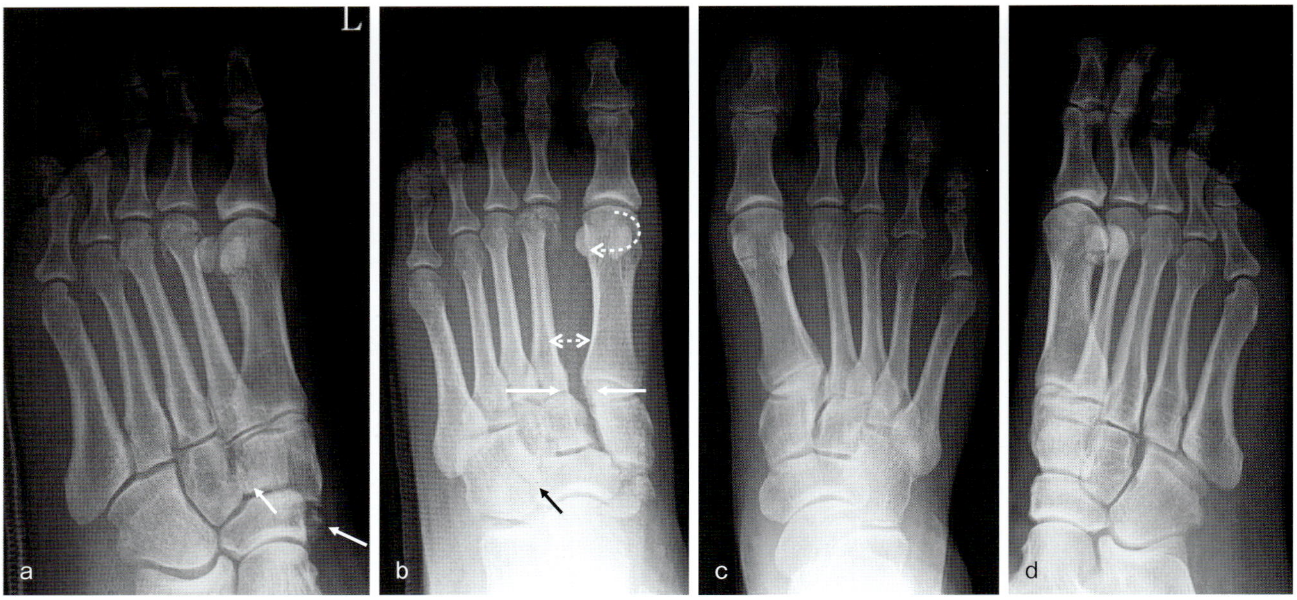

그림 2-75 Lisfranc관절 탈구 골절(48세 여성)

족부 단순 X선 영상. a: 환측 사위상, b: 환측 정면상, c: 건측 정면상, d: 건측 사위상

건측 족부(c, d)와 비교하여 정면상(b)에서 제1중족골과 제2중족골, 내측 설상골과 중간 설상골이 분리되어 있다(b 점선 화살표, b 흰색 화살표). 무지열은 내측으로 전위되어 있다(b 점선 화살표). 제2~5지의 측방 전위는 없다. 월상골, 내측 설상골 골절(a, b 흰색 화살표), 입방골 골절(b 검은색 화살표)이 관찰된다. 단순 X선 영상에서는 확인할 수 없지만 중간 설상골 · 외측 설상골 골절도 CT에서 확인되었다(게재하지 않음).

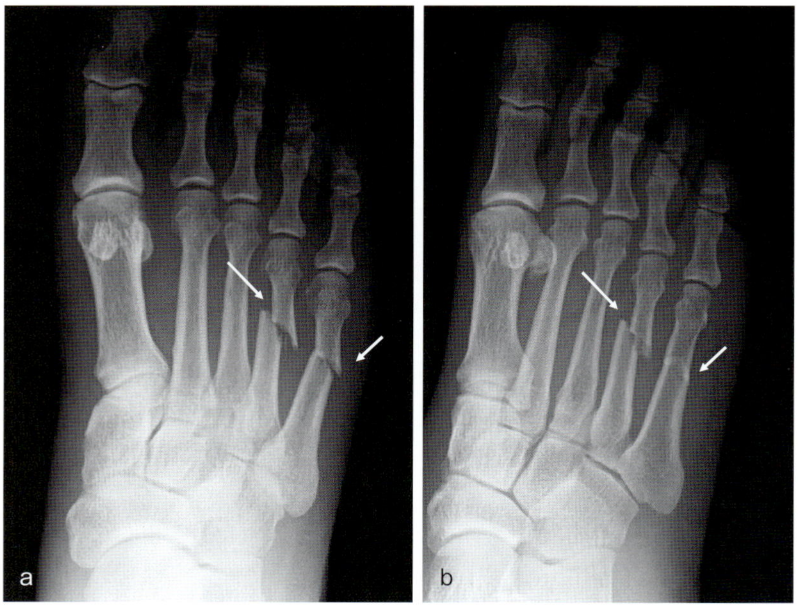

그림 2-76 중족골 골절(67세 남성)

족부 단순 X선 영상. a: 정면상, b: 사위상

제4, 5중족골의 골간부 골절이 있으며, 측방 전위가 관찰된다(화살표).

⑤ 중족골 골절 그림 2-76, 78, 79

무거운 물건을 발 위에 떨어뜨리거나 차량 타이어에 깔리는 등으로 발생하며, 그 외 전족부 염전 등으로도 골절된다. 제5중족골 근위부 골절은 특수한 경우로 비골근건 견인으로 발생하여 'Jones 골절'이라고도 한다 그림 2-77.[4] 발등의 종창이나 통증이 나타난다. 단순 X선 영상의 정면상과 사위상으로 골절을 쉽게 확인할 수

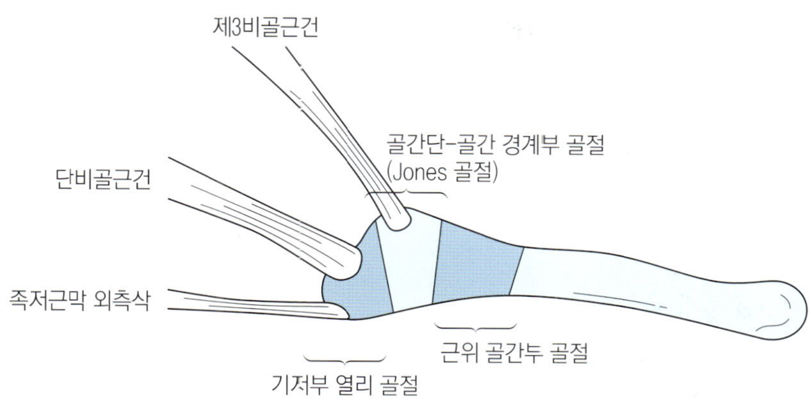

그림 2-77 제5중족골 근위부의 골절

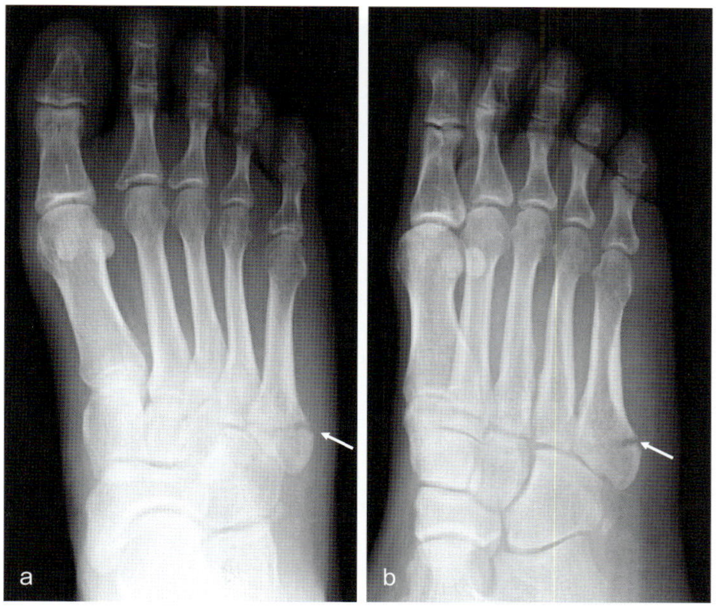

그림 2-78 나막신 골절(54세 남성)

족부 단순 X선 영상. a: 정면상, b: 사위상
제5중족골 기저부 견열골절이 관찰되고(a, b 화살표) 단비골근건의 견인에 의한 골절로 보인다.

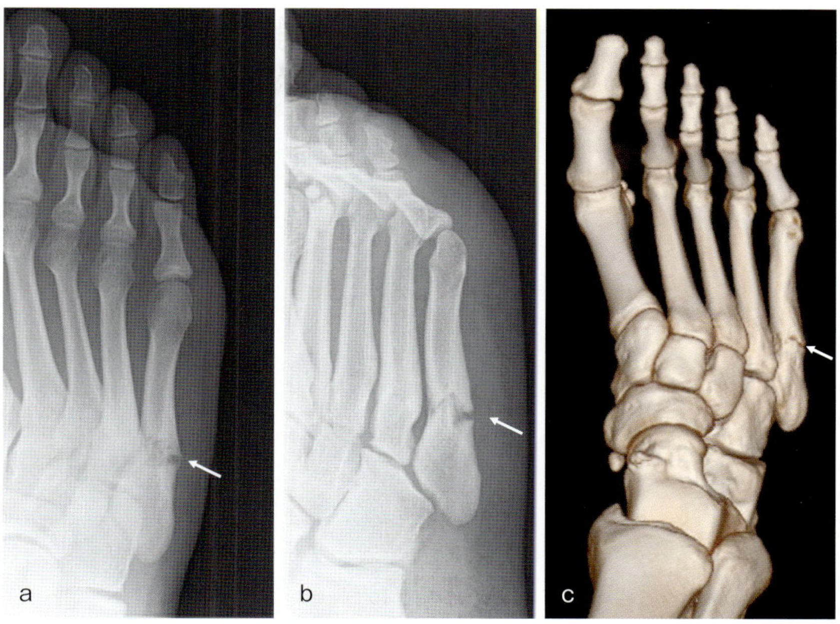

그림 2-79 Jones 골절(17세 남아)

족부 단순 X선 영상. a: 정면상, b: 사위상, c: 족부 3DCT
제5중족골의 골간단에서 골간 이행부에 일치하여 골절이 관찰된다(a~c 화살표). Jones 골절이다.

있다. 중족골 기저부 골절은 리스프랑관절의 탈구 골절을 동반할 수 있다. 치료는 전위가 없는 중족골 골절은 깁스 고정하며, 전위가 있는 경우 경피적 핀 고정술을 시행한다. Jones 골절은 골 유합이 잘되지 않으므로 플레이트 고정이나 tension-band wiring법을 시행한다. 발의 아치가 낮아진 경우 발바닥 깔창(insole)을 사용해 발 아치를 유지한다.

8. 척추

경추, 흉추, 요추, 천추로 분류된다. 척추의 골절이나 탈구가 있으면 중증 신경장애가 발생할 수 있으므로 신속한 진단과 치료가 필요하다. 특히 경추 · 흉추 외상에서는 CT를 우선하여 시행한다.

A. 경추 레벨의 골절

경추는 7개의 뼈로 구성되어 있다. 전반적인 정렬로는 전만을 보인다. 제1경추와 제2경추는 다른 척추체와는 다른 형태를 나타낸다. 제1경추는 환추라고도 하며 두개골과 척추를 연결한다. 고리 모양의 형태로 극돌기를 가지고 있지 않다. 제2경추는 축추라고도 하며 치돌기를 가지고 있다. 환추와 축추가 형성하는 환축관절은 체축에 대해 수직인 회전축이 있으며, 머리를 회전시키는 역할을 한다.

① 환추 골절 그림 2-80, 81

높은 곳에서 추락할 때 발생한다. 전궁 및 후궁의 굽은 부분이 해부학적으로 취약하여 두 군데 이상 골절된다. Jefferson 골절은 파열골절이라고도 불리며, 전궁과 후궁이 각각 두 군데 골절되어 네 개의 골편이 되는 골절이다. 경추 단순 X선 영상의 정면상이나 측면상만으로는 진단이 어렵고, 개구위 정면상에서 환추 측괴의 좌우 전위를 확인한다. 골절로 인해 좌우로 확대되므로 목의 척추신경 압박 증상은 나타나지 않는다. 고에너지 외상이므로 경추의 다른 레벨에서도 50%의 골절이 발생할 수 있다. 특히 축추의 합병 골절은 33%에서 관찰된다. 척추동맥 손상이나 뇌신경 손상이 동반될 수 있다. 수상 시 합병 손상의 유무를 확인하기 위해 단순 X선 영상보다 CT를 먼저 시행할 때가 많다.

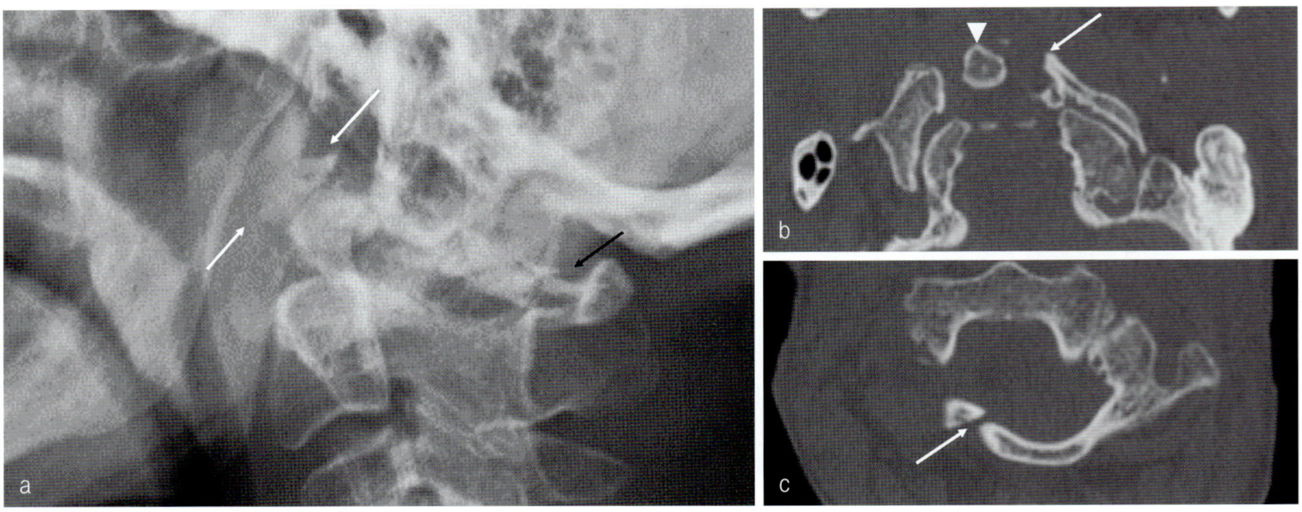

그림 2-80 환추 골절(87세 여성)

a: 경추 단순 X선 영상 측면상, b: 경추 CT 횡단상(전궁 레벨), c: 경추 CT 횡단상(후궁 레벨)
환추의 전궁은 치돌기의 위쪽 가장자리보다 두측에 위치하고 있다(흰색 화살표). 후궁은 선상 투과상이 있고 골절이 관찰된다(검은색 화살표). 전궁도 골절되어 두측 전위된 것으로 생각된다. CT에서는 전궁과 후궁 모두 골절이 있으며(b, c 화살표), 축추와 함께 전방으로 전위되어 있다.

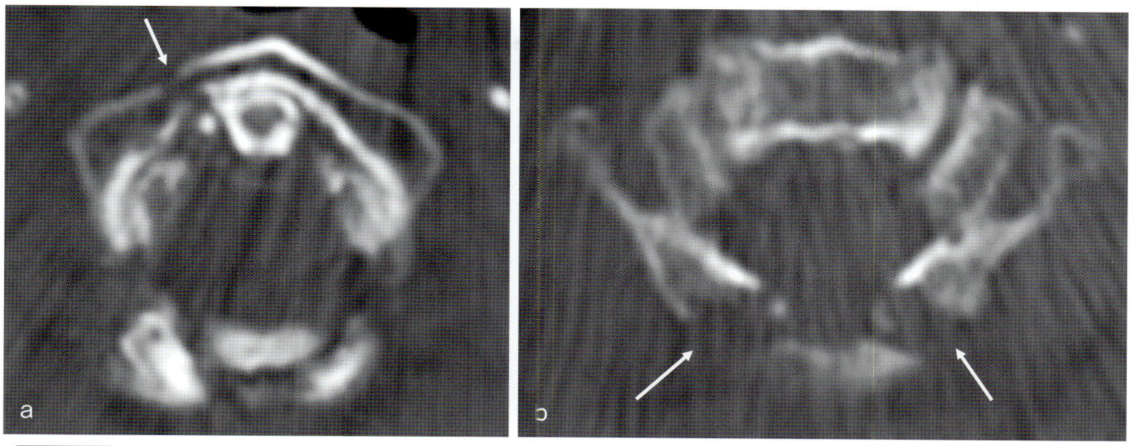

그림 2-81 환추 골절(84세 여성)
a: 경추 CT 횡단상(전궁 레벨), b: 경추 CT 횡단상(후궁 레벨)
환추의 전궁에 1개의 골절선이, 후궁에 2개의 골절선이 보인다(a, b 흰색 화살표).

② 축추 골절 그림 2-82, 83

치돌기의 골절과 관절돌기 간부의 골절, 척추체 골절로 크게 나눌 수 있다. 축추에 강력한 축압이 가해지거나 경추의 급격한 과신전으로 발생한다.

치돌기 골절은 비교적 빈도가 높은 골절이다. 치돌기의 골절 부위로 분류하는 Anderson과 D'Alonzo 분류나 골절된 치돌기의 골편 위치로 분류하는 Roy-Camille 분류 등이 있다. 치돌기의 기저부 골절(Anderson과 D'Alonzo 분류의 Type 2)이 가장 빈도가 높다. 치돌기가 경사골절이 되어 전방으로 전위되는 유형은 후방으로 전위하는 유형보다 예후가 좋다(Roy-Camille 분류의 Type 1).[5]

Hangman 골절은 축추의 관절돌기 간부의 골절을 말한다. 경추 단순 X선 영상에서 극돌기가 척추로부터 이탈하는 것이 확인된다. 척추체 골절은 과신전으로 척추체 전방에 골절이 발생하는 것을 말하며, tear drop 골절이라고도 한다. 축추의 경우 과신전으로 전종인대 부착부에서 골절이 발생한다. 이 때문에 축추 척추체의 하부가 견열골절된다. 일반적으로 치료는 필요하지 않다.

축추 이외의 척추체에도 tear drop 골절이 발생하는데, 이때는 과굴곡으로 인해 수상한다(부상 자세가 다르다는 것에 주의!).[6]

③ C3 이후의 tear drop 골절 그림 2-84

경부에 축압 및 과굴곡이 강제로 가해져 척추체 전방이 골절된다. Flexion teardrop fracture라고도 한다. 호발 부위는 C4, 5, 6 척추체이다. 골절로 인해 경추의 전만이 없어지고 후만이 발생한다. 전형적으로는 척추체 전하방이 골절되어 골편이 눈물방울 모양(큰 골편은 삼각형)으로 나타난다. 이 골절이 있는 경우 전종인대와 후종인대 손상이 발생하여 경추의 불안정성이 있다. 이에 따라 경수 손상이 발생하여 사지마비 등을 동반할 위험이 있으며, MRI로 경수 및 인대 평가가 필수적이다.[7]

④ 경추 전방 탈구 및 탈구 골절 그림 2-85

경추의 굴곡-회전 외력이 가해지면 발생한다. 추간판 및 인대 손상, 추간관절 골절 등을 동반할 때가 많으며, 불안정성이 강한 상태이다. 추간관절 탈구가 있는 경우, CT에서 추간관절의 관절면이 노출되므로 naked facet sign(hamburger sign 혹은 reverse hamburger bun sign)이라고 부른다.[8] 양측성 추간관절 탈구가 있으면 편측성 탈구보다 불안정성이 더 강해져 경수 손상의 가능성이 높아진다.

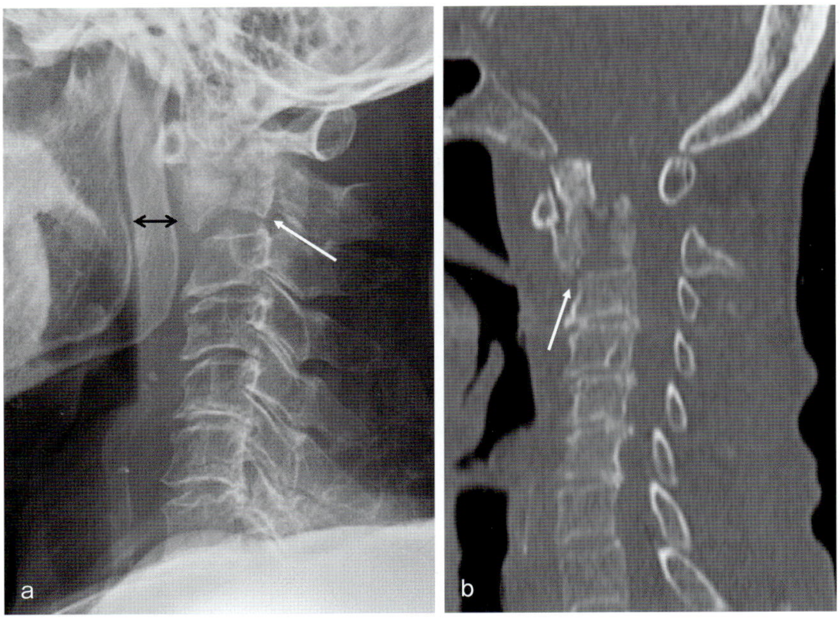

그림 2-82 치돌기 골절(87세 여성)

a: 경추 단순 X선 영상 측면상, b: 경추 CT 시상면
제2경추의 치돌기에서 척추체에 이르는 골절이 관찰된다(a, b 화살표). 축추의 가로직경이 확장되어 있다. 치돌기 전방(인두 후부)의 연부조직 종창도 관찰된다(a 검은색 화살표). 골절에 따른 혈종이나 부종이 의심된다.

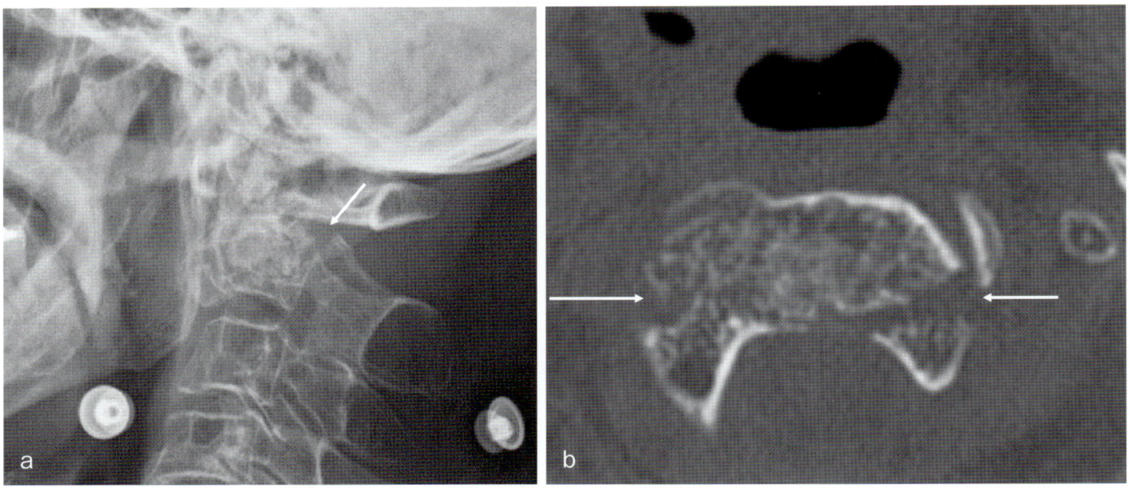

그림 2-83 Hangman 골절(84세 여성)

a: 경추 단순 X선 영상 측면상, b: 경추 CT 횡단상(C2 레벨)
축추의 관절돌기 간부의 골절이 관찰된다(a, b 화살표). 후방 골절이므로 치돌기 전방의 연부조직 비후는 관찰되지 않는다.

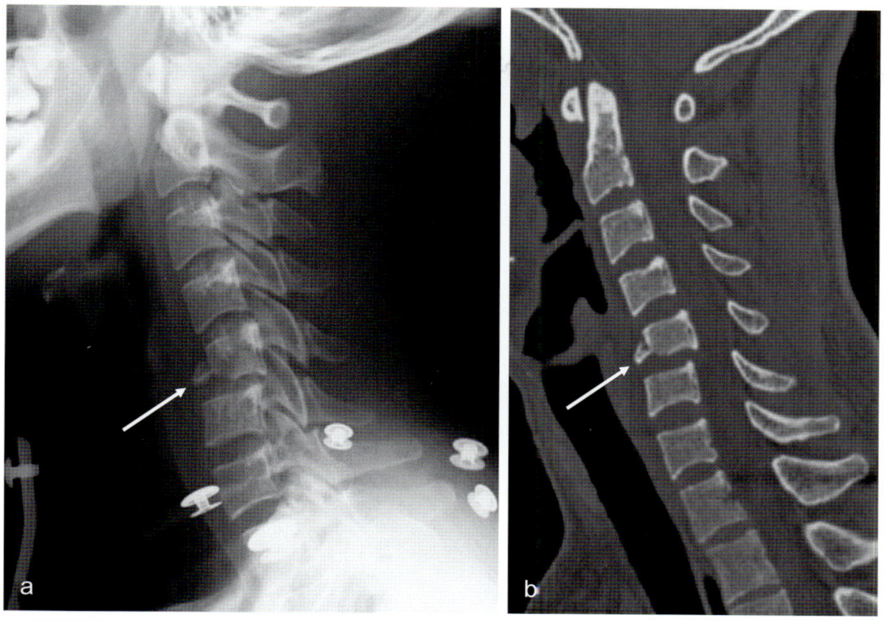

그림 2-84 Tear drop 골절(24세 남성)

a: 경추 단순 X선 영상 측면상, b: 경추 CT 시상면
제5경추의 전하방에 삼각형의 골편이 관찰된다(화살표). Tear drop 골절이다. 척추체는 약간 배측으로 아탈구되어 있다.

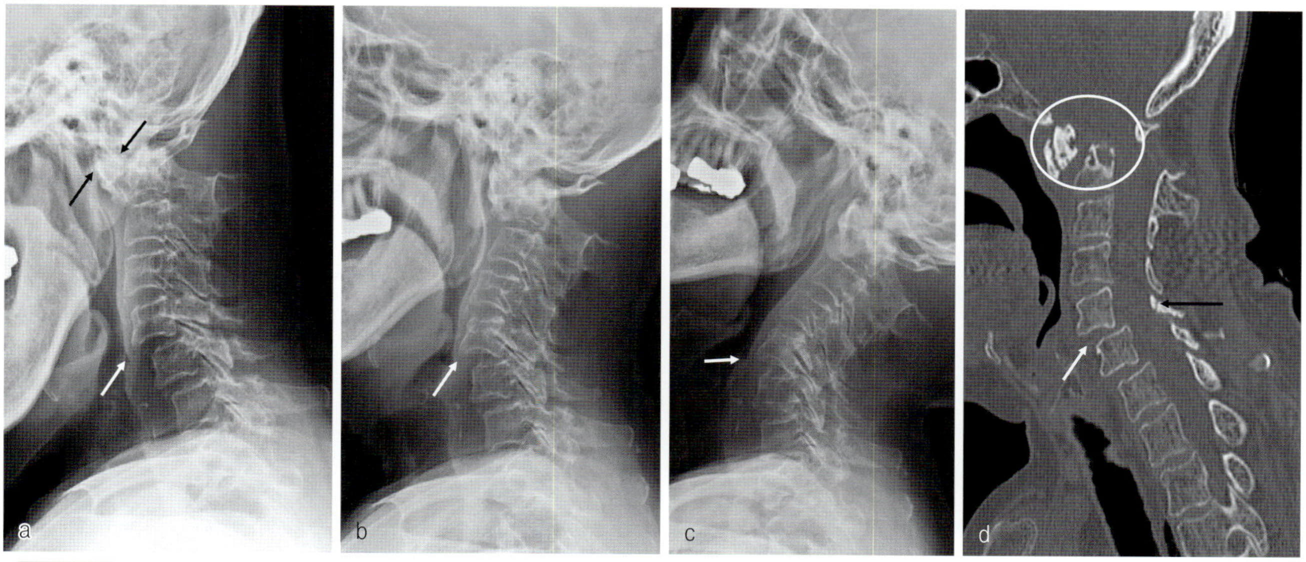

그림 2-85 전방 탈구(69세 여성)

경추 단순 X선 영상 측면상. a: 전굴상, b: 중간위, c: 후굴상, d: 경추 CT 시상면
C5는 C6에 대해 전방으로 편위되어 아탈구 상태이다(a~d 흰색 화살표). 전후굴에서 C5 척추체의 전후 방향 이동은 경미하지만, C5~6 사이의 전방 확장이 관찰되며 전종인대 손상이 의심된다. CT에서는 C5 레벨의 추간관절 골절(d 검은색 화살표)이 관찰되어 골절에 따른 아탈구로 생각한다. 골절 부분의 골 경화가 심하고 거짓관절화되어 있다. 또한, 치돌기가 분리되어 상측 골편이 전방으로 전위되어 있다. 변성이 심해 오래된 치돌기 골절로 생각된다(a 검은색 화살표, d 흰색 원).

B. 흉추 레벨의 골절

흉추는 12개로 구성되어 있으며, 늑골과 흉골과 함께 흉곽을 형성한다. 외력이 분산되기 때문에 경도의 외력으로는 손상되기 어렵다. 흉요추는 흉추의 후만에서 요추의 전만으로 전환되는 부위로, 척추 중 가장 역학적 부담이 크다. 따라서 흉추 중에서도 이 부위에서 척추 손상이 가장 많이 발생한다.

① 흉추 척추체 골절

a. 압박골절 그림 2-86, 87

고령자, 특히 여성에게 많이 발생하는 골절이다. 골다공증 등으로 골밀도가 저하된 상태에서 엉덩방아를 찧는 등의 경도 외상으로 발생한다. 척추체 전방에 굴곡력이 작용한다. 흉요추 이행부에 많다. 척추체의 전방이 쐐기 모양으로 골절 시 척추체 후벽에는 골절이 미치지 않는다. 안정형 골절이다.

b. 파열골절 그림 2-86, 87

척추체 후벽에 골절이 미치는 경우 파열골절이라고 하며, 척추체의 불안정성이 나타난다. 척추체에 축압이 가해져 발생한다. 골편이 척추관 내로 진입하는 경우가 많다.

c. Chance 골절(안전벨트형 손상) 그림 2-88

굴곡-견인력에 의해 골절선이 극돌기에서 척추궁, 척추궁근을 거쳐 척추체까지 이르는 골절이다. 다발성 장기 손상을 동반하는 경우가 많다.

C. 요추 레벨의 골절

요추는 5개로 구성되어 있으며, 전만을 나타낸다. 척추체는 경추나 흉추보다 크며, L5가 척추 중 가장 크다. 하부 흉추와 마찬가지로 골다공증이 있는 환자는 압박골절이나 파열골절이 발생하기 쉽다 그림 2-86, 87.

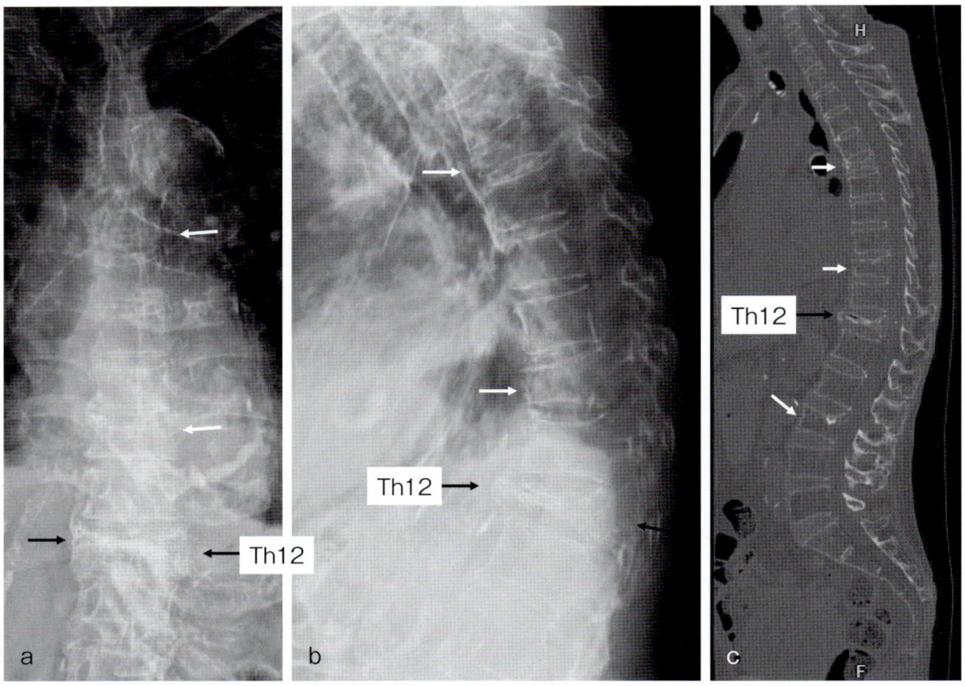

그림 2-86 압박골절과 파열골절(94세 여성)

흉추 단순 X선 영상. a: 정면상, b: 측면상, c: 흉요추 CT 시상면

Th10, Th6 척추체의 위아래 지름의 단축이 관찰되는 압박골절이다(a~c 흰색 화살표). Th12의 골절은 척추체의 위아래 지름의 단축 외에도 척추체 후방의 불규칙도 관찰되며, 척추체 후벽을 포함한 골절이 있다고 생각된다(a~c 검은색 화살표). 파열골절로 볼 수 있다. CT에서는 L3의 압박골절도 관찰된다(c 화살표).

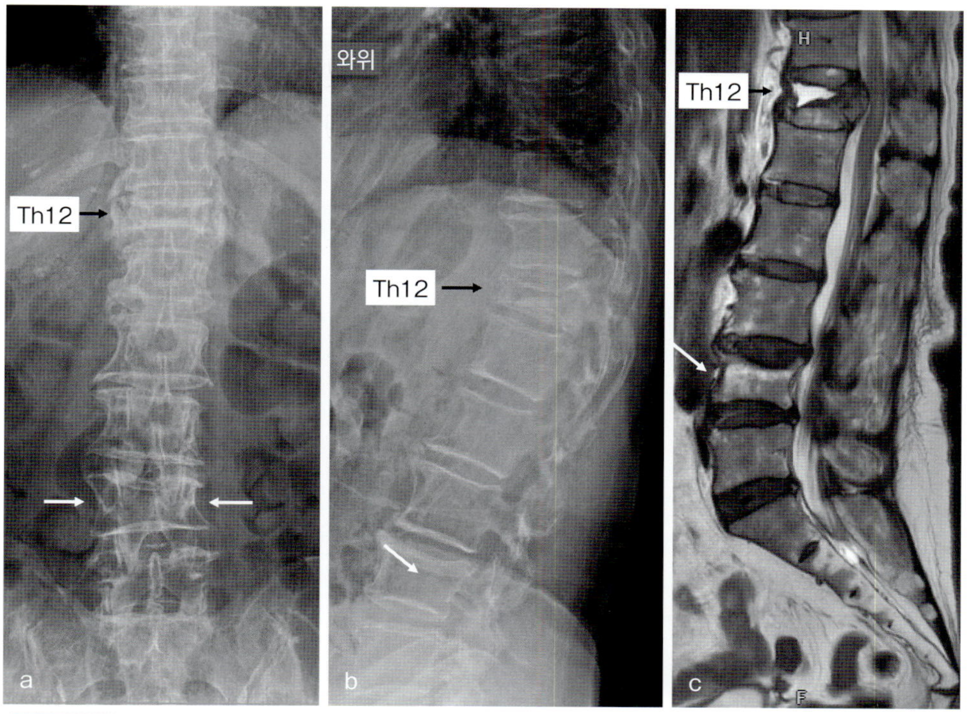

그림 2-87 **골절과 파열골절(71세 여성)**

흉요추 단순 X선 영상. a: 정면상, b: 측면상, c: 흉요추 CT 시상면

L4 척추체의 위아래 지름의 단축이 관찰되는 압박골절이다(a~c 흰색 화살표). Th12의 골절은 척추체의 위아래 지름의 단축 외에도 척추체 후방의 불규칙성이 관찰되어 척추체 후벽을 포함한 골절이 있다(a~c 검은색 화살표). 파열골절로 볼 수 있다. MRI에서는 Th12 척추체의 후벽이 팽륭되어 척추관 내로 돌출되어 있다. 척수 원추의 신호 상승이 관찰된다. 척추체 내에는 액체 저류가 있으며 거짓 관절 상태로 볼 수 있다.

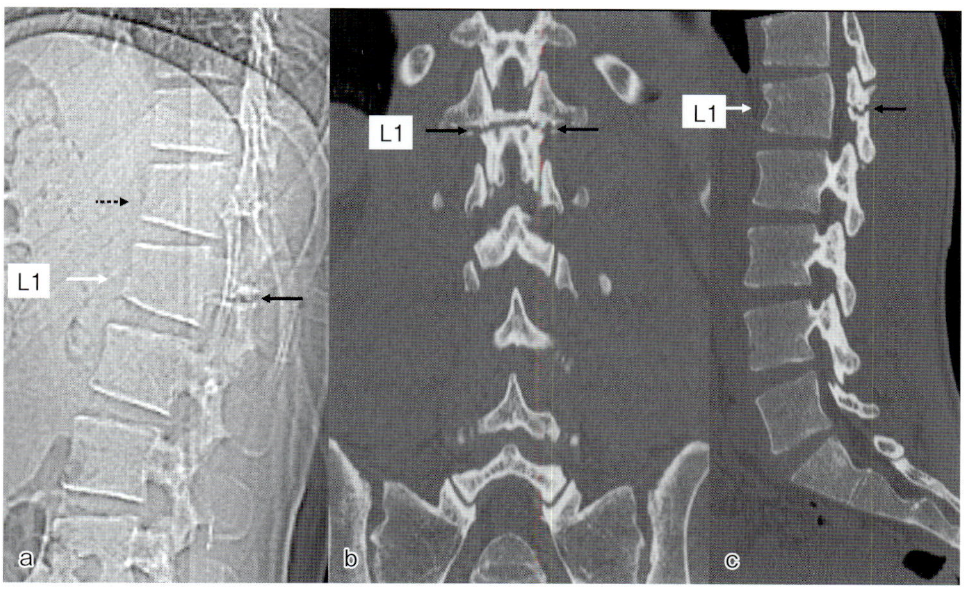

그림 2-88 **Chance 골절(19세 남성)**

a: 요추 CT scout, b: 같은 CT 관상면, c: 같은 CT 시상면

L1(a, c 흰색 화살표)과 Th12(a 검은 점선 화살표) 척추체 전방의 척추체 높이가 감소되어 압박골절 소견이다. L1은 극돌기에서 추궁근을 가로지르는 골절선(a, b, c 검은 화살표)이 관찰되며 척추체까지 확장되고 있다. Chance 골절과 일치하는 소견이다.

D. 천추 · 미골 레벨의 골절 그림 2-89, 90

천추는 5개의 척추체가 유합하여 삼각형 모양을 이루는 뼈이다. 미골은 보통 4개의 작은 뼈로 구성되지만, 개인차가 있어 3개 또는 5개인 경우도 있다. 추락 시 등으로 떨어지면 천골 골절이나 천미관절의 골절 및 탈구가 발생한다.

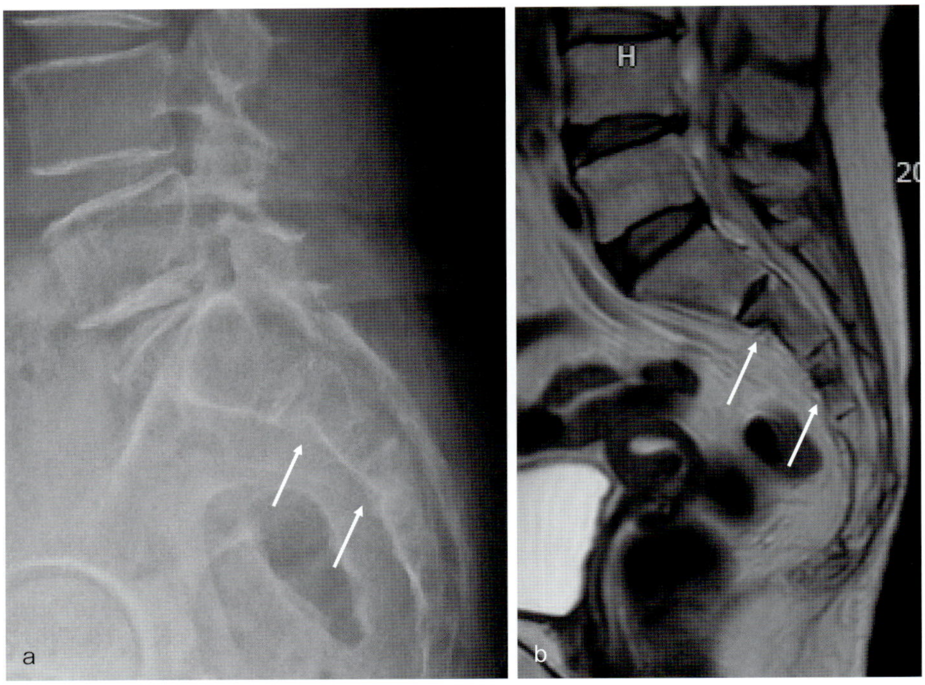

그림 2-89 천골 골절(79세 여성)

a: 천골 단순 X선 영상 측면상, b: 천골 MRI T2 강조 시상면

S2, 3의 골절이 관찰된다(a, b 화살표). 골절 부분은 굴곡된 것이 확인된다.

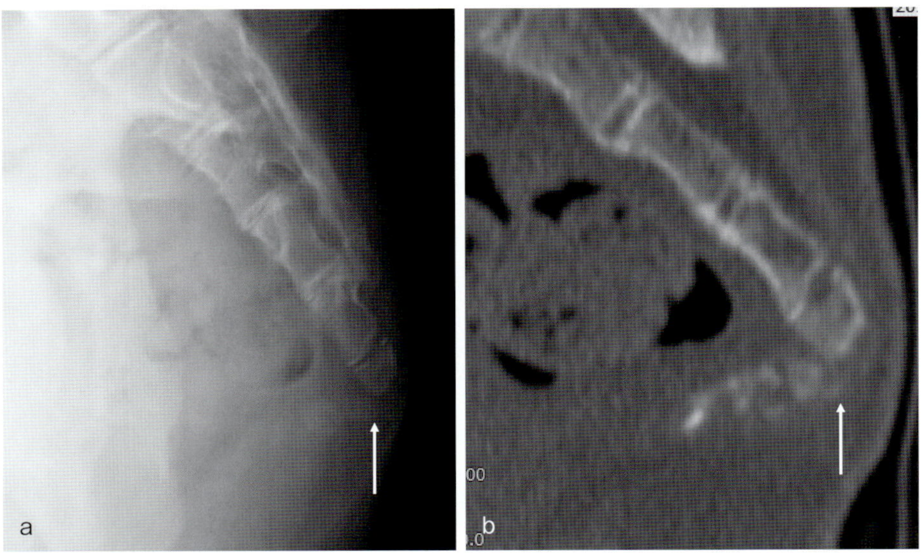

그림 2-90 미골 골절(11세 여아)

a: 천미골 단순 X선 영상 측면상, b: 천미골 CT 시상면

미골 골절이 관찰된다(a, b 화살표).

미골이 천골에 대해 크게 굴곡되어 있다.

9. 골반

장골, 치골, 좌골 골절, 비구 골절 등을 들 수 있다. 치골 결합과 천장관절은 강한 인대 결합으로 연결되어 있으며, 일반적으로 교통사고나 추락 같은 고에너지 외상으로 발생한다. 골반은 중앙의 골반강과 폐쇄공의 2개 고리가 있으며 그림 2-91, 이 3개의 고리가 파괴되는 골절은 불안정성 골반 골절이다. 안정형의 골반 골절은 골반 고리 구조가 유지된 부분적인 골절을 의미한다 그림 2-92, 93. 골밀도가 저하된 고령자에서는 넘어짐과 같은 경미한 외력으로도 골절이 발생하기 쉽다. 치골 상하지, 천골 골절 등 새로운 것이나 오래된 것이 혼합된 골절이 나타나는 경우가 많다 그림 2-93. 이러한 경우 기본적으로 안정형의 골반 골절이다.

비구 골절은 대퇴골에 장축 방향의 외력이 가해져 대퇴골두가 비구로 밀려들어 가면서 발생한다 그림 2-94. 골반의 단순 X선 영상은 정면상을 올바르게 촬영해야 관찰 누락이 적은 판독이 가능해진다. 또한, 동맥상을 포함한 조영 CT를 적극적으로 시행하여 혈관 손상 여부를 확인한다(골반 골절로 천장관절의 이개가 있는 경우, 골편의 전위가 큰 경우 혈관 손상이 자주 동반된다).

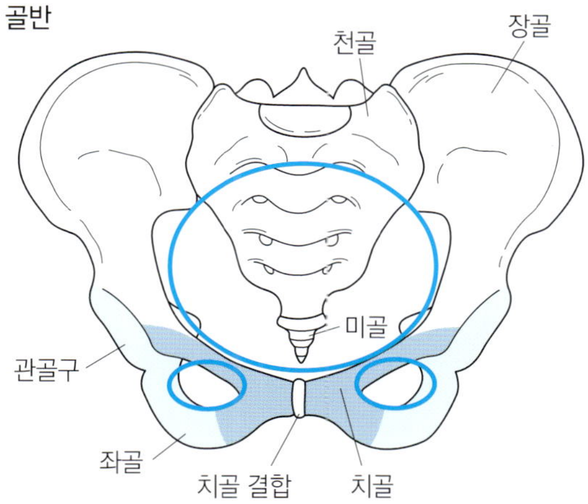

그림 2-91 골반의 고리

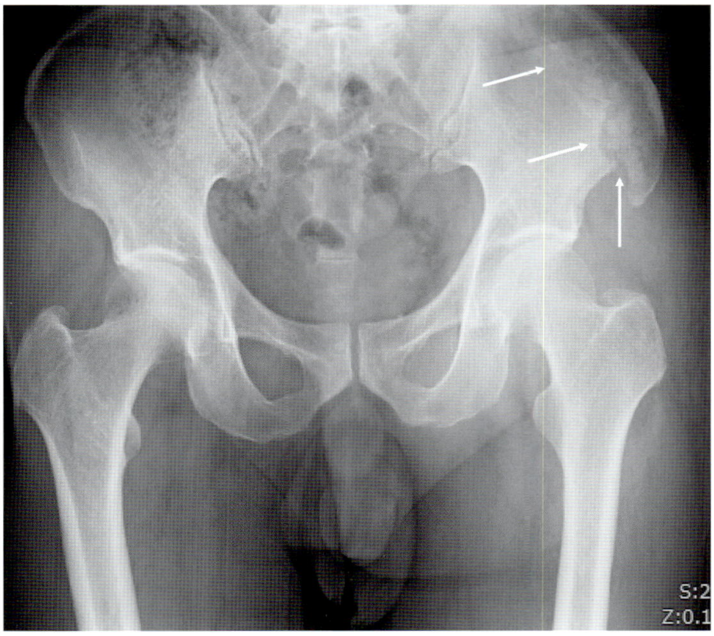

그림 2-92 장골 골절(62세 남성)

고관절 단순 X선 영상 정면상.

좌측 장골익에 골절이 관찰된다(화살표). 골절선은 명확하나, 주변에 구름 모양의 골밀도 상승이 관찰되어 가골형성이 이루어지는 것으로 생각된다.

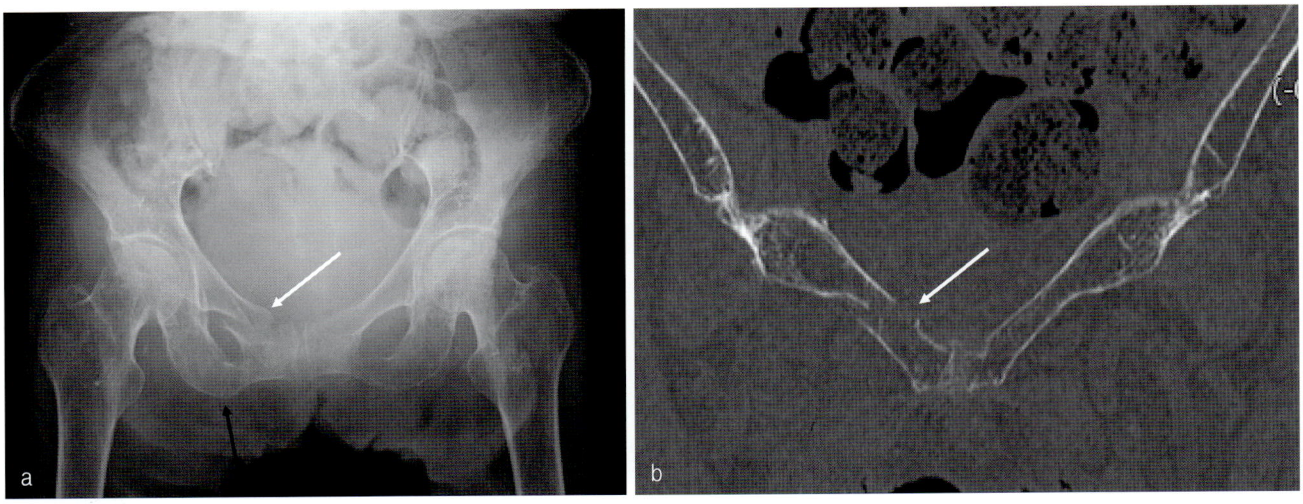

그림 2-93 **치골 골절(86세 여성)**

a: 고관절 단순 X선 영상 정면상, b: 고관절 CT 관상면

치골 상지(a, b 흰색 화살표), 하지(a 검은색 화살표) 모두에 골절이 관찰된다. 치골 하지의 골절은 유합 경향이 있으며, 상지의 골절보다 오래된 골절로 보인다.

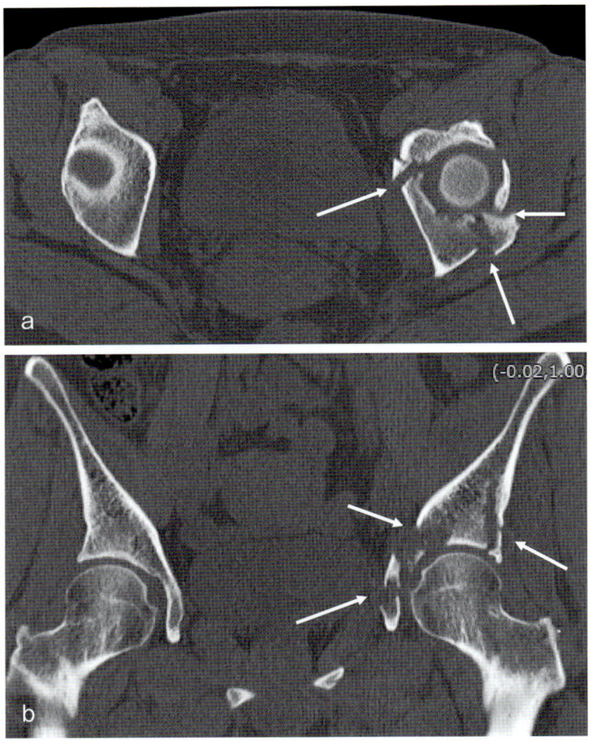

그림 2-94 **비구 골절(50세 여성)**

고관절 CT. a: 횡단상, b: 관상면

좌측 비구의 골절이 관찰된다. 좌측 대퇴골두의 골절은 확인되지 않았다. 그 외에 좌측 장골과 양측 치골의 골절이 관찰되었다(게재하지 않음).

10. 흉곽

흉추의 전방 구조물은 흉골, 늑골로 구성된다. 늑골이 12개가 있으며, 제1늑골은 다른 늑골보다 두껍고 짧아 쇄골이 전방에 있으므로 골절 가능성이 낮다. 제11, 12늑골은 짧고 개체 차이가 크다. 늑골의 전각부가 골절이 가장 잘 발생하는 부위이지만, 직접 타박이 있으면 늑골의 어느 부위에서도 골절이 발생할 수 있다 **그림 2-95**. 늑연골 골절도 발생하지만, 단순 X선 영상으로는 확인하기 어렵다. 늑골 골절은 기흉이나 혈흉의 원인이 되므

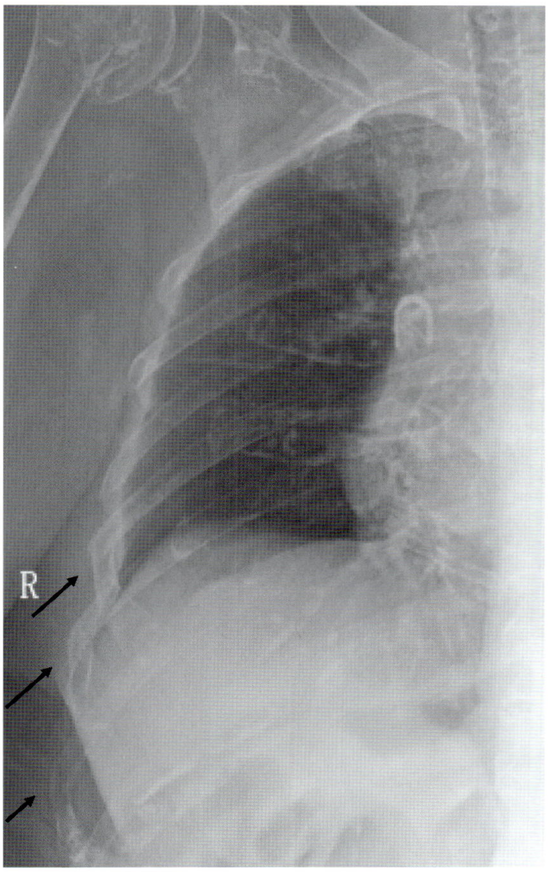

그림 2-95 **늑골 골절(89세 여성)**

늑골 단순 X선 영상 사위상.
우측 제6, 7, 8늑골의 골절이 관찰된다(화살표). 가골형성은 없다.

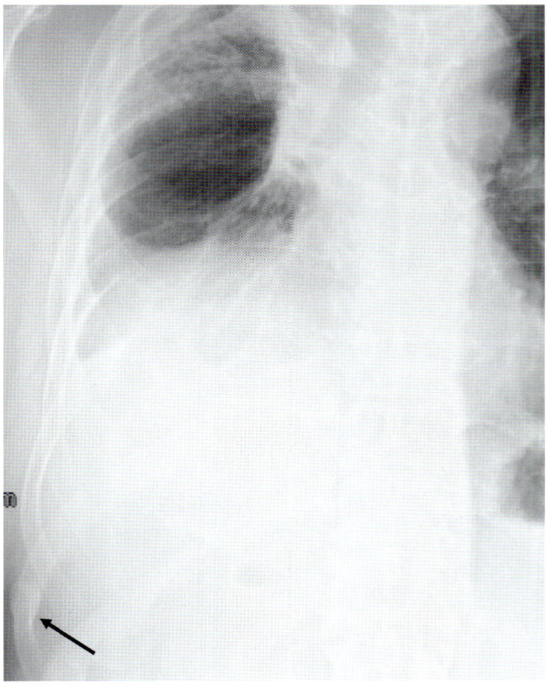

그림 2-96 **늑골 골절(오래됨, 62세 여성)**

흉부 단순 X선 영상 정면상(확대). 우측 제10늑골에 골절이 관찰된다(화살표).
가골이 형성되어 골 유합한 상태이다.

로 외상성 기흉 발견 시 늑골 골절 여부를 확인한다. 또한, 흉부 단순 X선 영상이나 견관절 단순 X선 영상에서 늑골 골절을 발견할 수 있으므로 철저히 관찰해야 한다 그림 2-96.

흉골은 흉골병, 흉골 체부, 검상돌기로 구성된다. 쇄골과 늑골 사이에 관절면이 있는 얇은 뼈이다.

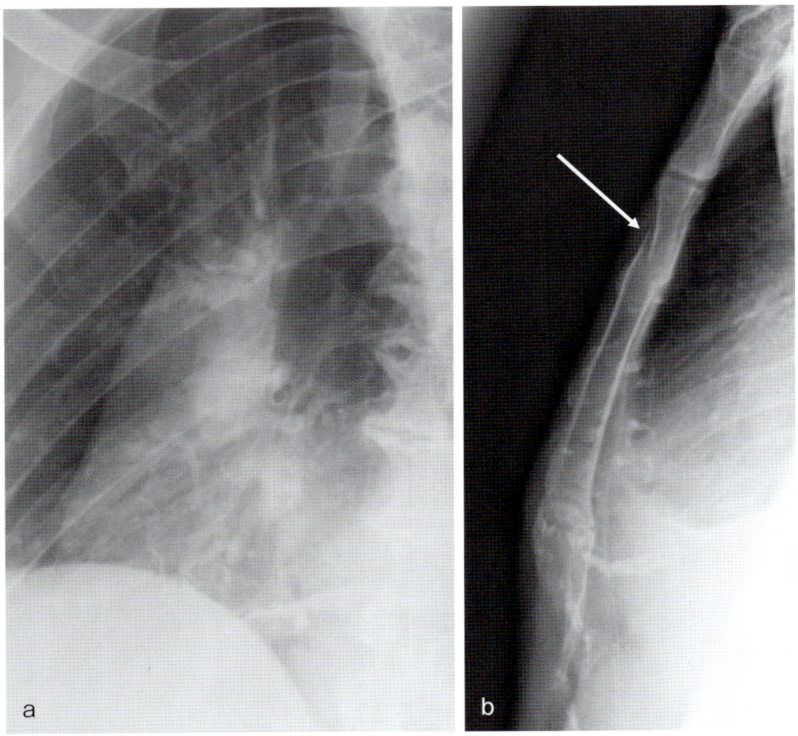

그림 2-97 흉골 골절(65세 남성)

흉골 단순 X선 영상. a: 정면상, b: 측면상
정면상(a)에서는 흉골의 골절은 확인하기 어렵다. 측면상에서 흉골 체부에 골절이 관찰된다(b 화살표).

흉골의 골절 빈도는 높지 않으며, 흉골에 직접 타박이 가해질 때 분쇄골절이 발생한다 그림 2-97. 골편의 전위는 작다.

●문헌

1) 田代宏一郎, 乗松敏晴, 藤田雅章, 他. 距骨後突起結節骨折の治療経験. 整形外科と災害外科. 1988;37:190-3.
2) 大谷和裕, 柿木良介, 赤木将男. 肘関節異所性骨化による肘関節強直に対する治療. 日本肘関節学会. 2020;27:229-34.
3) 福澤かおり, 野谷尚樹, 金崎彰三, 他. 足部コンパートメント症候群の一例. 整形外科と災害外科. 2019;68:708-11.
4) 足の外科学会, 編. 足の外科学用語集. 第3版. 東京:南江堂;2017. p.47.
5) Robson KA. Os odontoideum:rare cervical lesion. West J Emerg Med. 2011;12:520-2.
6) Kim HJ, Lee KY, Kim WC. Treatment outcome of cervical tear drop fracture. Asian Spine J. 2009;3:73-9.
7) Kim KS, Chen HH, Russell EJ, et al. Flexion teardrop fracture of the cervical spine:radiographic characteristics. AJR Am J Roentgenol. 1989;152:319-26.
8) Roche CJ, O Keeffe DP, Lee WK, et. al. Selection from the buffet of food signs in radiology. Radiographics. 2002;22: 1369-84

Chapter

3 관절염 · 관절증

들어가며

관절염의 진단에는 ABC's라고 불리는 체계적인 판독 방법이 있다.

A: Alignment(배열)

B: Bone density(골밀도)

C: Cartilage space(관절 간격)

S: Soft tissue(연부조직)

단순 X선 영상을 사용하여 하나하나 세심하게 관찰해 나가면 어떤 원인의 관절염도 파악할 수 있다.

관절염 · 관절증이란?

관절염 · 관절증은 활막의 염증과 연골의 장애로 분류된다. 연골은 관절연골 등을 구성하는 유리질연골과 뼈를 서로 연결하는 섬유연골의 두 가지가 있다. 각 장애에 따라 더 세분된다. 활막이 염증의 주체가 되는 전형적인 관절염은 류마티스관절염이다. 관절연골이 마모되거나 결손된 결과 발생하는 것은 골관절염이다. 뼈를 서로 연결하는 섬유연골의 염증성 변화는 활막관절 이외의 관절에 발생하며, 척추체–추간판 연결부나 천장관절, 건이나 인대 부착부 등을 침범한다. 건선성 관절염과 강직성 척추염이 이에 해당한다. 이 세 가지 관절염 · 관절증은 목표가 되는 관절이나 부위가 다르다는 점에 유의해야 한다. 그 외에도 대사성 질환을 기반으로 하여 관절이나 관절 주변에 결정이 침착되면서 발생하는 관절염 등도 있다.

류마티스관절염(rheumatoid arthritis, RA)

전신성 염증성 질환 중 하나로, 비화농성 다발성 관절염을 일으킨다. 원인불명의 자가면역 이상이 있으며, 증상 악화와 관해를 반복하는 것이 특징이다. 염증의 주된 위치는 활막이다. 활막의 증식이 일어나며 파누스라고 불리는 염증성 육아가 형성된다. 더욱 진행되면 관절이나 뼈를 파괴하게 된다.

a. 관절의 초기 증상

① 아침의 경직: 지속 시간이 활동성의 지표가 된다.

② 다발성 관절염: 작은 관절이 다발성, 지속성, 대칭성으로 침범된다.

③ 운동 시 통증: 관절염으로 인한 증상으로, 종창이나 열감, 관절액 저류 등이 관찰된다.

b. 관절의 후기 증상

① 관절 변형: 대표적인 것으로는 백조목변형, 버튼홀 변형, 외반 무지 등이 있다.

② 관절 강직: 관절염이 지속되면 섬유화가 일어나 섬유성 강직에서 골성 강직에 이른다. 이는 비가역적이다.

c. 기타 관절 · 관절 주위의 증상

활막조직으로 구성된 구조물은 관절과 마찬가지로 염증을 나타내게 된다.

① 활액낭염: 관절 주위에 발생한다.

② 건초염: 수근관증후군 등도 나타낸다.

③ 환축추 아탈구: 환축추는 운동 가동범위가 넓어 활막 관절이다. 따라서 염증에 의해 관절 파괴가 나타난다.

④ 류마티스 결절: RA 환자의 약 1/4에서 관찰되는 무통성 결절이다. 압박받기 쉬운 관절의 피하에 나타나며, 팔꿈치 후방, 둔부, 후두부 등이 특징적이다. 활동성의 정도에 따라 크기가 변한다(활동성이 가라앉으면 소실되는 경향이 있다).

1. 단순 X선 영상으로 보는 RA

RA가 잘 발생하는 관절을 보여준다 그림 3-1 .[1] 수관절, PIP관절, MP관절, 족지의 MTP관절 등 소관절에서 좌우 대칭으로 발생한다.

RA의 파괴성 변성의 진행을 단순 X선 영상으로 평가하는 방법은 1940년부터 모색되어 왔으며, 다양한 스코어링이 제안되었다. 가장 고전적인 방법은 Steinbrocker법(가장 진행된 관절에서 RA를 평가) 표 3-1 [2]이며, 그 외에 손가락이나 수관절, 족지관절에 초점을 맞춘 Sharp법, 전신의 관절을 평가하는 Larsen법 표 3-2 등이 있다. 자세한 내용은 전문 서적을 참고하길 바란다.

조기 RA에서는 단순 X선 영상의 민감도가 높지 않다. 약 70%의 환자는 임상 소견에서 RA가 의심되더라도 단순 X선 영상에서 정상으로 진단될 수 있다. 병이 진행됨에 따라 RA의 특징적인 소견이 관찰된다.

단순 X선 영상에서 RA를 고려할 수 있는 소견은 다음과 같다.

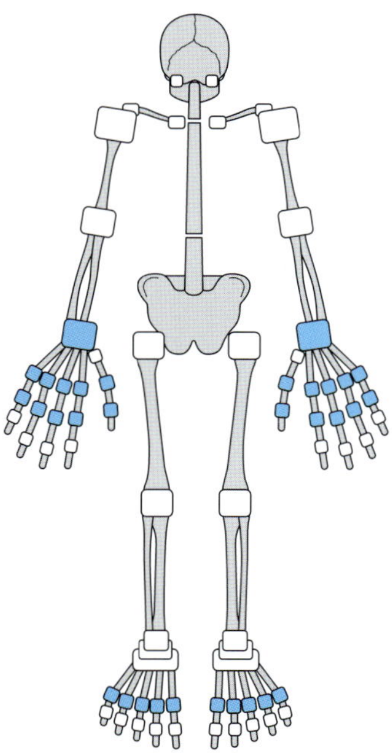

그림 3-1 류마티스관절염의 호발 부위

류마티스관절염은 손가락과 발락의 관절에서 좌우 대칭으로 발생한다. 구체적으로는 수관절, MP관절, PIP관절, 족지 MTP관절 등에 많다. 물론, 활막 관절이기 때문에 견관절, 주관절, 슬관절과 같은 큰 관절도 침범한다.

표 3-1 Steinbrocker 분류(JAMA. 1949; 140: 659-62[2]에서 수정)

Stage Ⅰ 초기 1. X선 영상에서 골파괴 소견은 없다. 2. X선학적으로 골다공증은 있을 수 있다. **Stage Ⅱ 중기** 1. X선학적으로 경도의 연골하골파괴가를 동반하거나 동반하지 않는 경우. 골다공증이 있음: 경도의 연골파괴가 있을 수 있다. 2. 관절 운동은 제한될 수 있으나 관절 변형은 없다. 3. 관절 주변의 근위축이 있다. 4. 결절 및 건초염과 같은 관절 외 연부조직의 병변이 있을 수 있다. **Stage Ⅲ 중증 진행기** 1. 골다공증과 함께 X선학적으로 연골 및 뼈의 파괴가 있다. 2. 아탈구, 척측 편위 또는 과신전과 같은 관절 변형이 있다. 섬유성 또는 골성 강직은 동반하지 않는다. 3. 심한 근위축이 있다. 4. 결절 및 건초염과 같은 관절 외 연부조직의 병변이 있을 수 있다. **Stage Ⅳ 말기** 1. 섬유성 또는 골성 강직이 있다. 2. 그 외에는 Stage Ⅲ 기준을 충족한다.

RA scoring의 기초로 여겨지는 분류법이다. RA가 가장 많이 진행된 관절(손의 모든 관절을 포함)을 Stage Ⅰ~Ⅳ로 분류한다. 여러 관절에 RA가 퍼져 있어도 반영되지 않는 점에서 scoring으로는 부족한 면이 있다. 또한, Stage Ⅰ~Ⅲ 구분이 모호하다(평가자에 따라 의견이 다를 수 있다).

(Steinbrocker O, 1949)

표 3-2 Larsen 분류(Acta Radiol Diagn. 1977; 18: 481-91[3]에서 개정)

Grade 0 정상	가장자리 부분의 골화 등 관절염과 관련이 없는 변화는 있을 수 있다.
Grade Ⅰ 경도의 이상	관절 주변부 연부조직 종창, 관절 주위의 골위축, 경도의 관절 간격 축소 중 하나 이상 존재
Grade Ⅱ 초기 변화	작은 미란과 관절 간격 축소, 하중을 받는 관절의 골 미란은 제외한다.
Grade Ⅲ 중등도 파괴성 변화	골 미란과 관절 간격 축소가 있으며, 침식 소견은 모든 관절에서 볼 수 있다.
Grade Ⅳ 중증의 파괴성 변화	골 미란과 관절 간격 축소가 있으며, 하중을 받는 관절에서 골 변형이 관찰된다.
Grade Ⅴ 심한 훼손 변화	원래의 관절 구조가 소실되고, 하중을 받는 관절에서 현저한 변화를 볼 수 있는 탈구나 골성 강직은 분류에 고려하지 않는다.

원래의 scoring에서는 표준 영상을 참고하여 골 침식과 관절 간격 축소를 합하여 하나의 점수로 표현한다. 양손, 손가락의 모든 관절, 양발의 각 5개의 MTP관절, IP관절이 대상이다. Grade 0~Ⅴ의 6단계로 분류된다. 이후 수정되어 엄지손가락과 엄지발가락은 scoring에서 제외되었다.

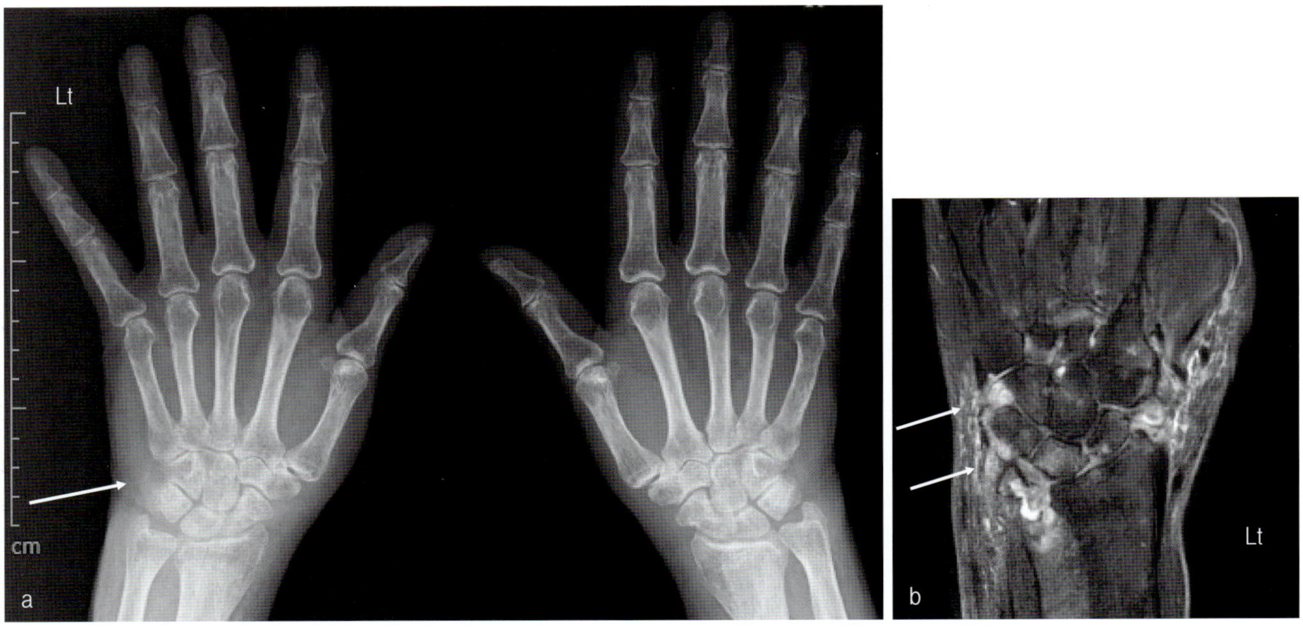

그림 3-2 관절주위의 골밀도 감소(81세 여성)

a: 양손 단순 X선 영상 정면상, b: 왼손 MRI(STIR 관상면)
양손의 MP관절, PIP관절, 좌측을 중심으로 양측 수관절에서 관절 주위의 골밀도 감소가 관찰된다. 이들 관절면에 골극은 확인할 수 없다. DIP관절의 골밀도 감소나 관절 간격의 축소는 관찰되지 않는다. 삼각골과 대능형골의 가장자리가 일부 불규칙하고 연부 농도의 종창이 관찰된다(a 화살표). MRI에서는 같은 부위의 연부조직에서 신호 상승이 관찰된다(b 화살표). 원위 요척관절의 활막 비후도 있으며 파누스 형성이 의심된다. 골 미란은 관찰되지 않았으나, 월상골, 주상골, 유구골 등의 골수 부종이 있다. 이러한 소견으로 파누스 형성에 의한 뼈 탈회가 발생한 것으로 보인다.

① 관절 주위의 골밀도 감소 그림 3-2

RA로 인해 활막 염증이 발생하면 혈류가 증가하고, 이에 따라 탈회(deliming)가 골밀도 감소로 나타날 수 있다. 좌우를 비교하면 쉽게 알 수 있다. 아침의 경직이 있는 관절을 관찰하는 것이 좋다.

② 관절 주위, 건 주위의 연부 종창 그림 3-3~5

관절낭이나 건초 등 활막조직이 있는 부위에 RA의 염증이 발생한다. 따라서 염증이 있는 부위의 연부조직의 밀도가 상승하고 종창이 발생한다. 석회화는 일반적으로 관찰되지 않는다. 염증으로 인해 활막이 증식하여 융모 모양으로 된 것을 파누스(pannus)라고 한다. 파누스의 형성으로 관절 주위의 지방조직이 소실되는 경우(슬개 상낭 등)와 관절 내의 지방조직이 나타나는 경우(주관절 등)가 있다.

③ 골 미란 그림 3-5

관절낭 부착부(bare area)에서 뼈로 염증이 파급되어 뼈가 파괴된 상태를 말한다. 일반적으로 활막염이 발생해도 관절면에는 관절연골이 있어 염증이 쉽게 파급되지 않는다. 골 미란은 이러한 연골 장벽을 뚫고 진행된 상태라고 볼 수 있다. RA에 의해 형성된 파누스 단백질분해효소가 골연골을 파괴한다.

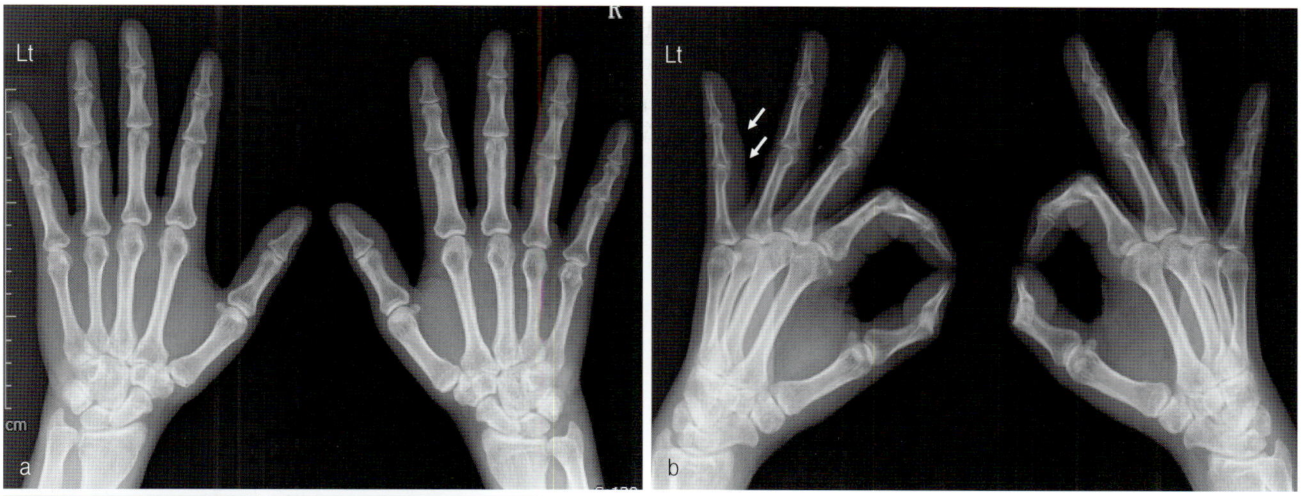

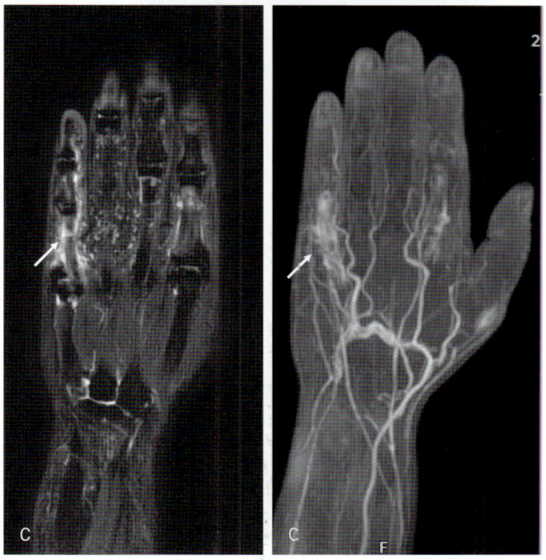

그림 3-3 **소지의 연부 종창(45세 여성, 소지 굴근건 건초염)**

a: 손 단순 X선 영상 정면상, b: 동일 사위상, c: 손 MRI STIR 관상면, d: 동일 조영 후 MIP 용상

정면상(a)에서는 관절 주위의 골밀도 감소나 골 미란도 확인되지 않는다. 사위상(b)에서는 소지 굴측의 연부 종창이 보이는 정도이다(b 화살표). STIR 관상면에서 소지굴근건 주위에 고신호 영역이 있어 건초염이 의심되는 소견이다(c 화살표). 조영 후 MIP 영상에서도 건초에 혈관 증식 · 증강 효과가 관찰되어 RA로 인한 건초염임을 알 수 있다(d 화살표).

④ 관절 간격의 축소

염증이 더욱 진행되면 관절연골이 모두 파괴되어 관절면이 균일하게 축소된다. 염증이 관절 전체에 퍼졌음을 시사하는 소견이다.

⑤ 골 강직

관절염이 전체로 퍼지고, 염증으로 인해 섬유화가 일어나 관절 기능을 상실한 상태이다. 이후 골관절염으로 진행하게 된다.

A. RA에 의해 합병되는 특수한 병태

앞서 설명한 RA의 말기 증상 소견이다. 관절 파괴가 심해져 아탈구, 탈구가 발생하고 관절 변형이 나타난다. 환축추 아탈구, 손가락의 스완넥변형, 버튼홀변형, 척측 편위, 족지의 망치발가락 변형 등이 이에 해당한다 **그림 3-6**. 심각하게 변형되기 전에 치료가 필수이지만, 변형에 대해 관절고정술이나 관절성형술이 적응이 된다.

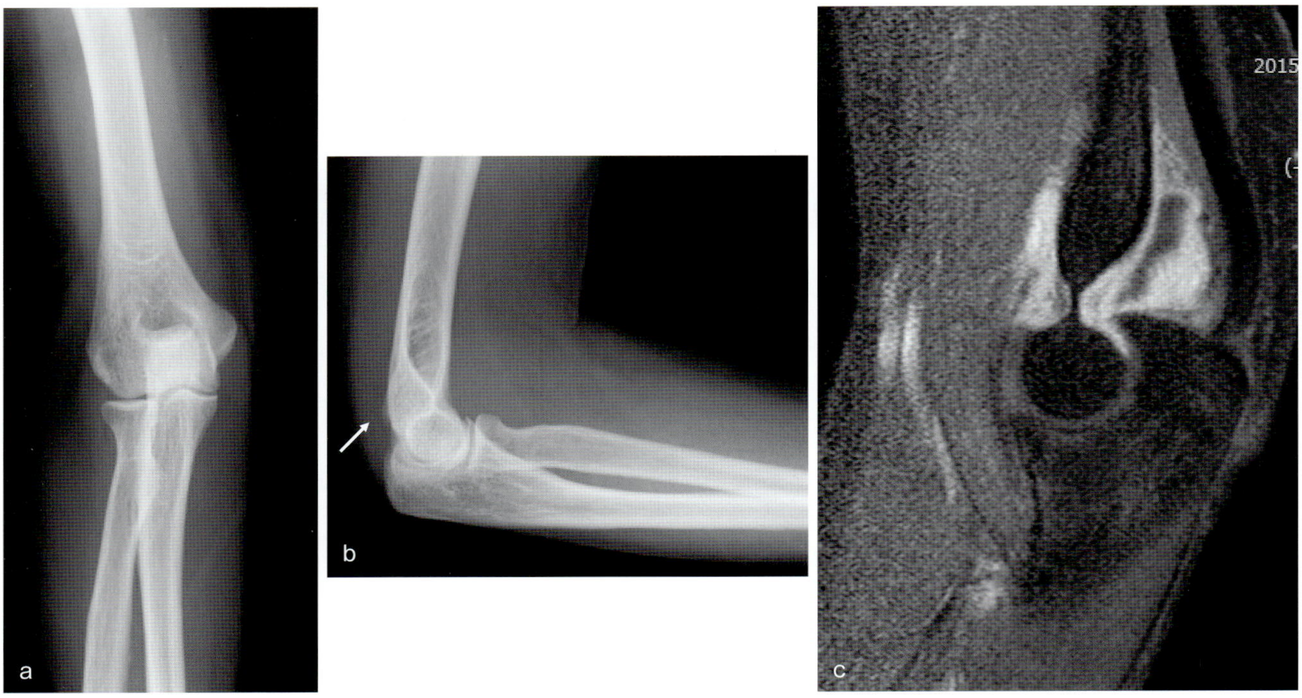

그림 3-4 주관절의 RA(69세 여성, 활막염만 있음)

a: 주관절 단순 X선 영상 정면상, b: 동일 측면상, c: 주관절 MRI(조영 후 지방 억제 T1 강조 시상면)
정면상(a)에서는 명확한 이상이 없다. 측면상(b)에서는 약간의 posterior fat pad가 관찰될 뿐이다(화살표). MRI(c)에서는 활막의 비후와 강한 증강 효과가 관찰된다. 관절액 저류가 있다.

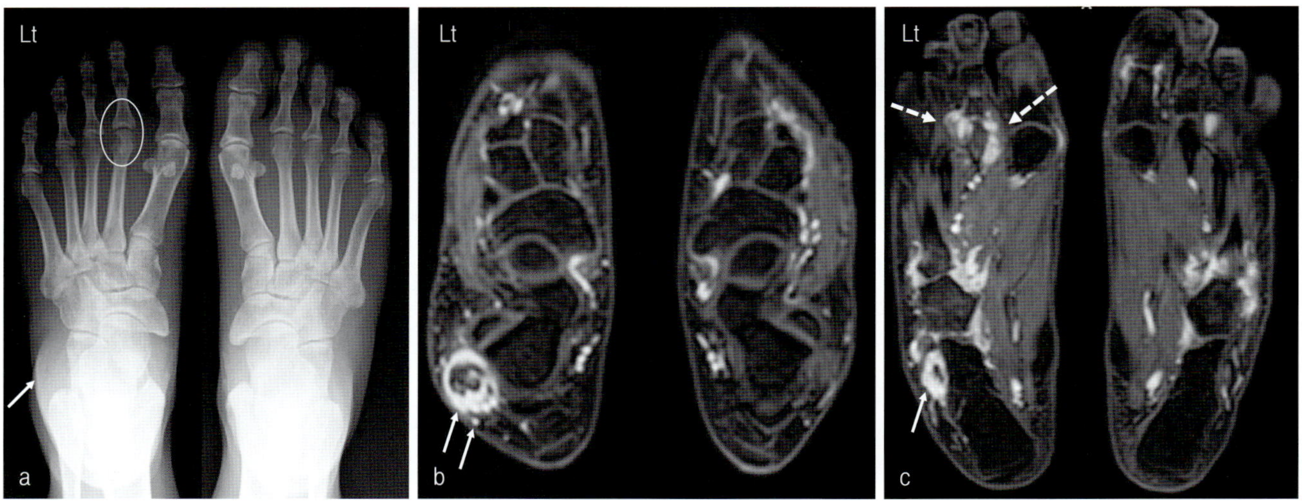

그림 3-5 비골근 건초염 및 골 미란(43세 여성)

a: 양족부 단순 X선 영상, b: 양쪽 족부 조영 MR(지방 억제 T1 강조 횡단상, 외과 하부 레벨), c: 동일 MTP관절의 레벨
좌측 외과 전방의 연부 종창이 관찰된다(a 화살표). 우측과 비교하면 더욱 명확하다. 좌측 제2중족골 두부의 비골측에 골 미란이 관찰된다(a의 ○ 표시). 우측에 비해 좌측 MTP관절 주위의 골밀도가 저하된 것으로 보인다. 그 외의 족근골이나 지골의 관절면에서 골밀도 감소나 골 미란, 관절 주위의 연부 종창 등은 관찰되지 않는다. 족부 MRI에서는 좌측 비골근건 주위에 강한 증강 효과가 나타나는데 비골근 건초염이다(b, c 화살표). 좌측 제2MTP관절 주위에는 활막의 증식과 그 증강 효과가 관찰된다(c 점선 화살표). 제2중족골 두부의 골수 부종과 미란을 따라 활막의 침윤이 관찰된다. 파누스에 의한 골 침윤이다.

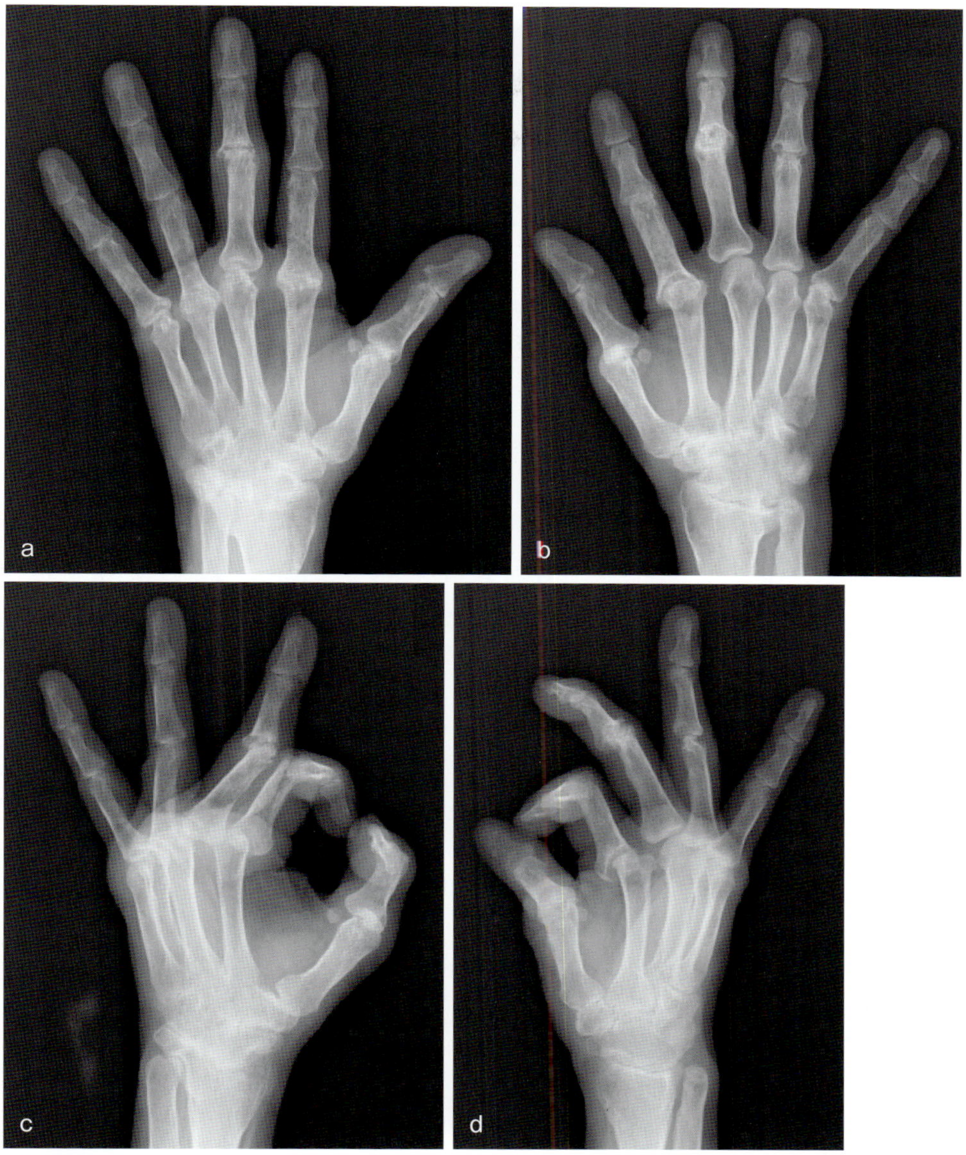

그림 3-6 RA 진행 예(57세 여성)

a: 왼손 단순 X선 영상 정면상, b: 오른손 단순 X선 영상 정면상, c: 왼손 단순 X선 영상 사위상 d: 오른손 단순 X선 영상 사위상

a: MP관절에서 모든 손가락의 관절 간격 축소와 골 미란이 관찰된다. 관절면의 파괴와 변형이 검지, 중지, 환지, 소지에서 두드러진다. 중지의 MP관절 정렬이 불량하여 아탈구로 보인다. PIP관절에서도 다발성 골 미란이 관찰되며, 특히 중지 PIP관절의 파괴가 심각하다. 수근골은 유두골의 가장자리가 불명확하고 주변 뼈와 유합된 것으로 보인다. 검지에서 소지까지의 CM 관절의 관절 간격이 축소되어 관절면을 따라 골밀도 감소가 있다. 수관절은 수근골과 골 강직이 있다.

b: 무지 MP관절에서 아탈구가 있다. 검지와 중지의 MP관절, PIP관절의 정렬이 불량하여 아탈구 가능성이 높다. 검지와 소지 MP관절의 관절 파괴와 변형이 심각하다. 소지는 척측 변형되어 있다. 환지 PIP관절에 골 미란이 관찰된다. 수근골은 유두골을 중심으로 골 강직을 보이며, 뼈사이 가장자리가 불명확하다. 요골 원위부와 척골 원위부도 변형이 있다.

c: 무지, 검지, 중지 MP관절에서 아탈구가 있다. 중지는 PIP관절에서도 아탈구가 있으며, 스완넥변형으로 보인다. 검지의 PIP관절에도 아탈구가 있다.

d: 무지, 검지 MP관절의 아탈구가 관찰된다. 중지 PIP관절에서도 아탈구가 있다.

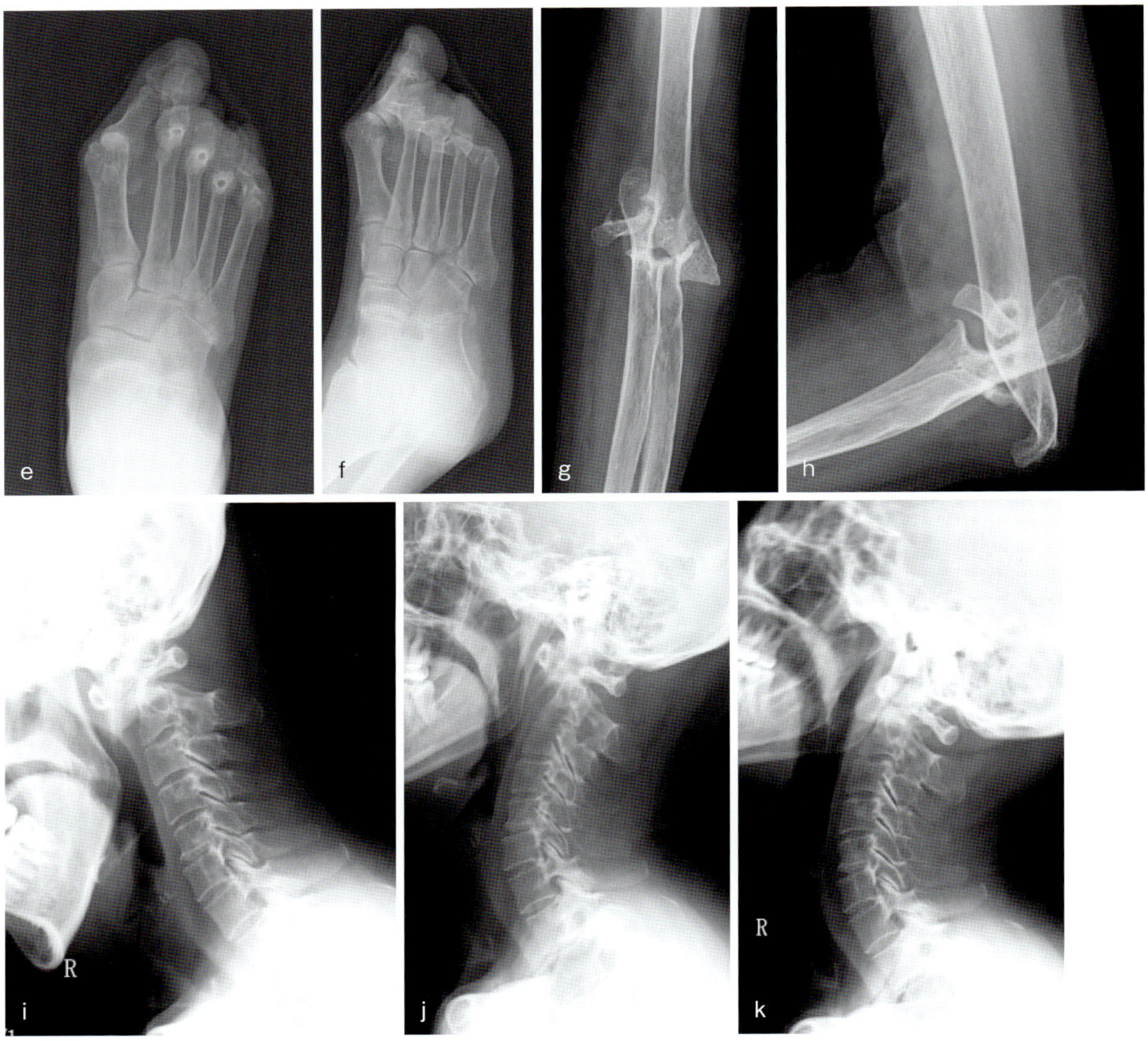

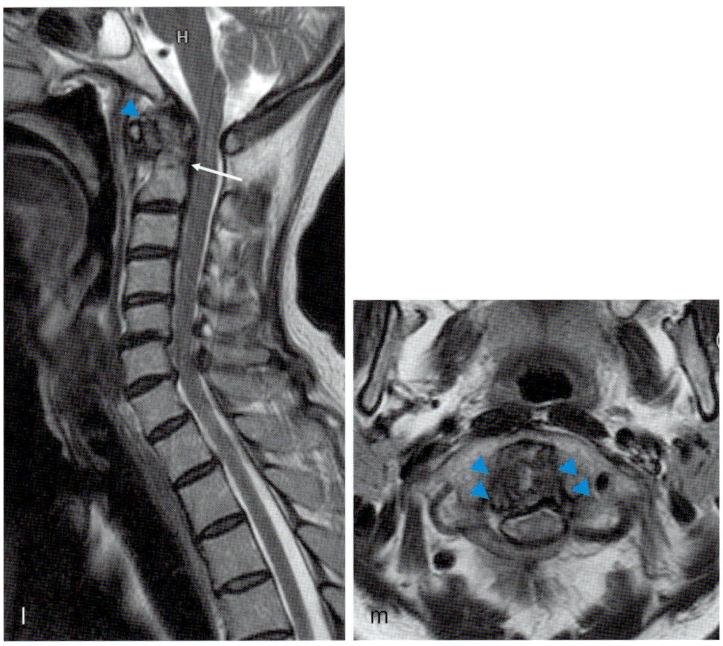

그림 3-6 RA의 진행 예(57세 여성) (계속)

e: 우족부 단순 X선 영상 정면상, f: 동일 사위상

g: 좌측 주관절 단순 X선 영상 정면상 h: 동일 측면상

i: 경추 단순 X선 영상 측면 전굴상, j: 동일 중간위상

k: 동일 후굴상 l: 경추 MRI T2 강조 시상면

m: 동일 횡단상(C1-2 레벨)

e: 무지외반증이 있으며, 무지 끝과 제2지가 겹쳐 있다. 제2~5지의 MTP관절의 관절면이나 불규칙하며, 부자연스럽게 겹쳐 보인다. 탈구가 의심된다.

f: 무지외반증 외에도 제2~5 MTP관절이 탈구되어 굴곡되고 있다.

g: 상완골 원위부, 주두, 요골두는 모두 변형되어 있고 관절면을 이루지 않는다. 이는 RA로 인한 골파괴 때문이다.

h: 척골이 후방탈구되어 있다.

i~k: 환축추가 불안정해져 있으며 전굴위(i), 중간위(j)에서는 환추의 전궁과 축추 사이의 거리가 벌어져 있다. 환축추 레벨의 척추관이 좁아져 있다. 후굴위(k)에서는 환축추 사이 거리가 정상 범위 내로 돌아가고, 후방의 척추관도 확장된다. 축추를 잘 살펴보면 골절이 있는 것처럼 보이며, 골절로 인한 불안정성도 추가된 것으로 생각된다.

l~m: 축추의 가장자리가 불규칙하게 골절되어 있다(l 화살표). 환축추 주위에 중간신호~저신호를 나타내는 종괴가 있으며, 이는 파누스이다. 축추 주위에 파누스가 보인다(l, m 화살머리). 파누스 축추 침윤으로 인한 병적 골절이다. 횡인대는 불명확하며, 파누스 침윤으로 인해 끊어진 것으로 생각된다.

골관절염(osteoarthritis, OA)

관절연골의 기계적 자극 등에 의해 마모되거나 결손되어 발생하는 관절증이다.

OA는 관절질환 중에서 가장 많이 나타난다. 25세에서 최소한 하나의 관절에 임상적으로 OA로 판단되는 빈도가 13.9%, 65세 이상에서는 33.6%의 비율로 어떤 관절에서든 OA로 진단된다.[4] 이 때문에 퇴행성 변화라고도 불리며, 관절이 파괴된 최종 형태라고 할 수 있다.

관절연골은 탄력성이 있는 결합조직으로, 뼈에 비해 유연성이 있는 구조물이다. 관절에 대해 쿠션과 역할을 하며, 관절에 가해지는 하중을 흡수하여 뼈에 직접적인 충격이 가해지지 않도록 한다. 또한, 관절면을 덮고 있어 마찰이 적은 매끄러운 면을 만들어 준다. 이에 따라 뼈들이 자유롭게 움직일 수 있다. 연골이 마모되거나 결손되어 뼈에 직접적인 외력이 가해지면, 뼈는 골극을 형성하여 외력이 가해지는 면을 넓히거나, 외력이 가해지는 지점의 골밀도를 높여 외력에 대항하려는 변화를 겪는다. 그러나 결국에는 관절면의 파괴가 일어나 변형을 초래하게 된다. OA는 원인불명의 일차성 골관절염과 감염증, 대사질환, 외상, 관절질환(RA나 통풍 등) 등에 의해 발생하는 이차성 골관절염으로 분류된다.[5] 스포츠나 육체노동 등으로 같은 관절에 반복적으로 부담이 가해지는 경우, OA의 위험이 있다. 또한, 비만은 OA를 유발하는 요인이 된다. 이차성 골관절염의 경우 선행하는 외상이나 질환을 반영하는 OA가 된다.

OA의 증상은 관절의 통증, 경직, 종창 등이다. 점진적으로 진행되며, 급격히 진행되지는 않는 것으로 알려져 있다. 주로 발생하는 관절에는 수지 DIP관절, PIP관절, 척추(특히 경추, 요추), 고관절, 슬관절, 무지 MTP관절 등이 있다 그림 3-7. 특징적인 OA에는 독특한 명칭이 있으며, 예를 들면 수지 DIP의 OA로 인한 증식성 변화를 Heberden 결절, PIP관절의 증식성 변화를 Bouchard 결절, 무지 MTP관절의 OA는 무지강직증 등으로 불린다.

골관절염의 단순 X선 영상에서 나타나는 특징적인 소견은 다음과 같다 그림 3-8~16.

A. OA의 영상 소견

① 관절 간격 축소 · 추간판 공간의 축소: 비대칭인 경우가 많다.

② 골극 형성: 개체 차이가 크다.

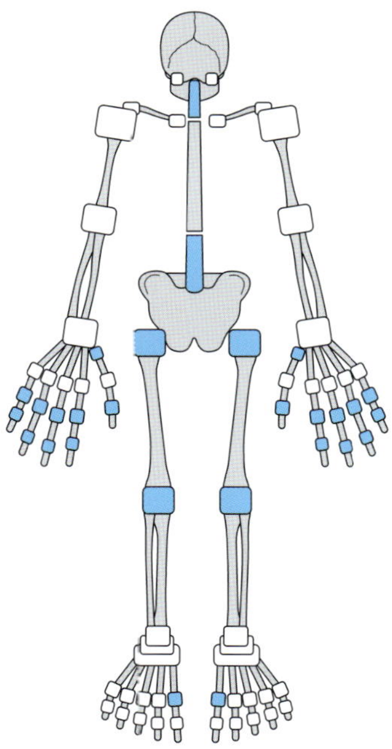

그림 3-7 골관절염의 호발 부위
경추, 요추, 고관절, 슬관절, 무지 MTP관절 등 하중을 받는 관절 외에도 과사용이나 부상 등으로 손가락에도 골관절염이 많다.

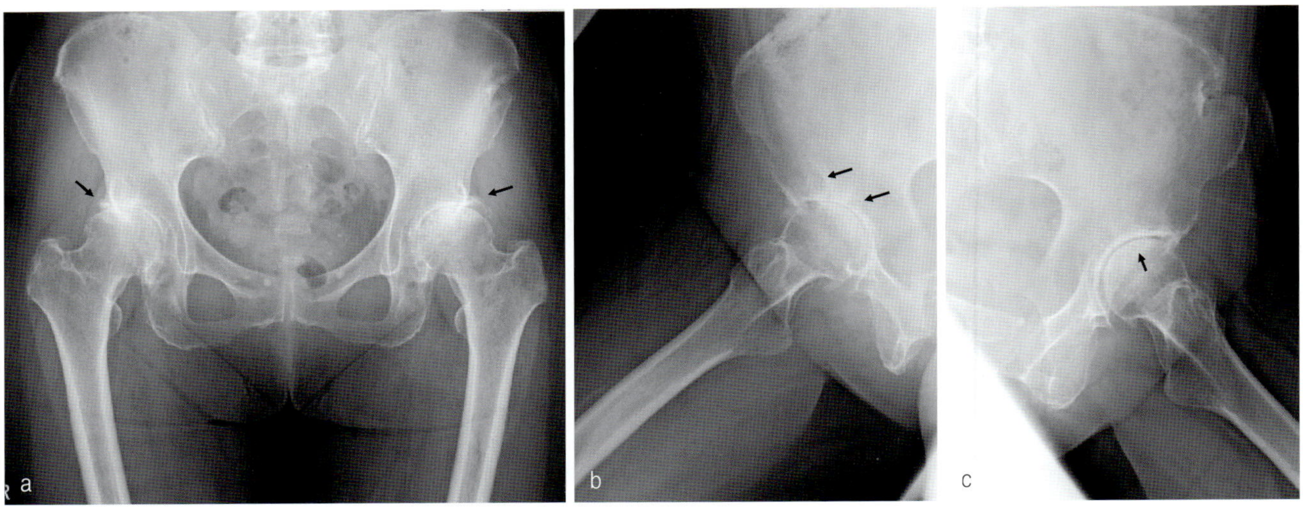

그림 3-8 양측 고관절의 골관절염(65세 여성, 양측 고관절 통증)

a: 양측 고관절 단순 X선 영상 정면상, b: 우측 고관절 단순 X선 영상 Lauenstein상, c: 좌측 고관절 단순 X선 영상 Lauenstein상
양측 고관절의 관절 간격이 축소하고 관절면을 따라 골 경화성 변화가 관찰된다. 양측 구개에 골극 형성이 있다. 양측 대퇴골두가 편평해져 변형성 고관절증이다. Lauenstein상에서는 관절면의 평가가 용이하다. 양측 고관절의 관절면이 축소했으나 우측(b)에서 더 두드러진다. 우측 비구, 좌측 대퇴골두에 원형의 투과상이 있고 연골화 낭종이다(b, c 화살표).

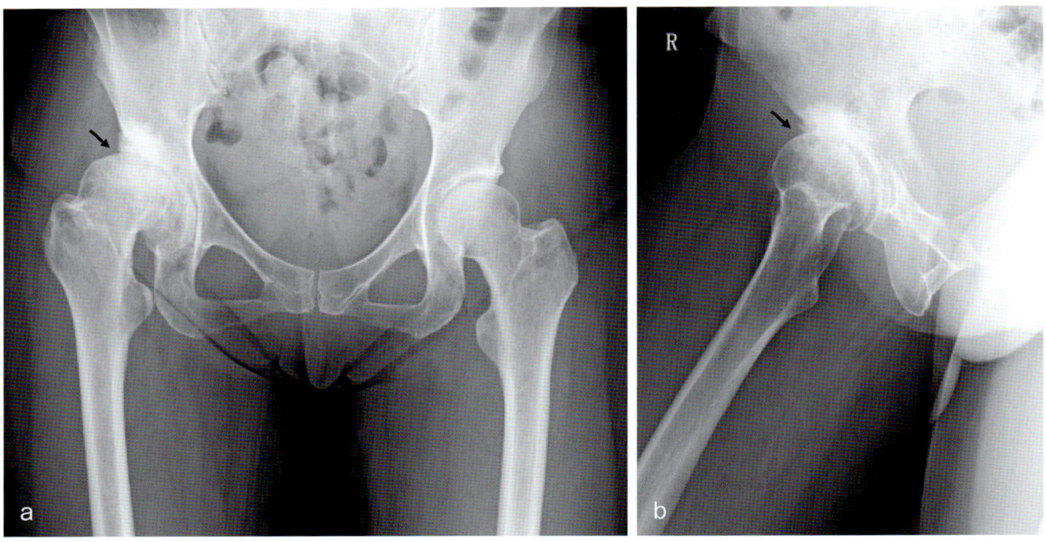

그림 3-9 비구형성이상에 따른 우고관절의 골관절염(41세 여성, 우측 고관절 통증)

우측 비구개는 변형되어 있기 때문에 알기 어렵지만 얕고 가파르며 비구형성이상이 존재한다. 우측 대퇴골두와 관절 간격 축소가 있으며 골두가 골반 위 가장자리 부분과 새로운 관절면을 형성하고 있는 상태이다(a, b 화살표). 골두의 편평화와 골 경화성 변화도 관찰된다. 골반 외측의 골 경화성 변화도 뚜렷하다 .

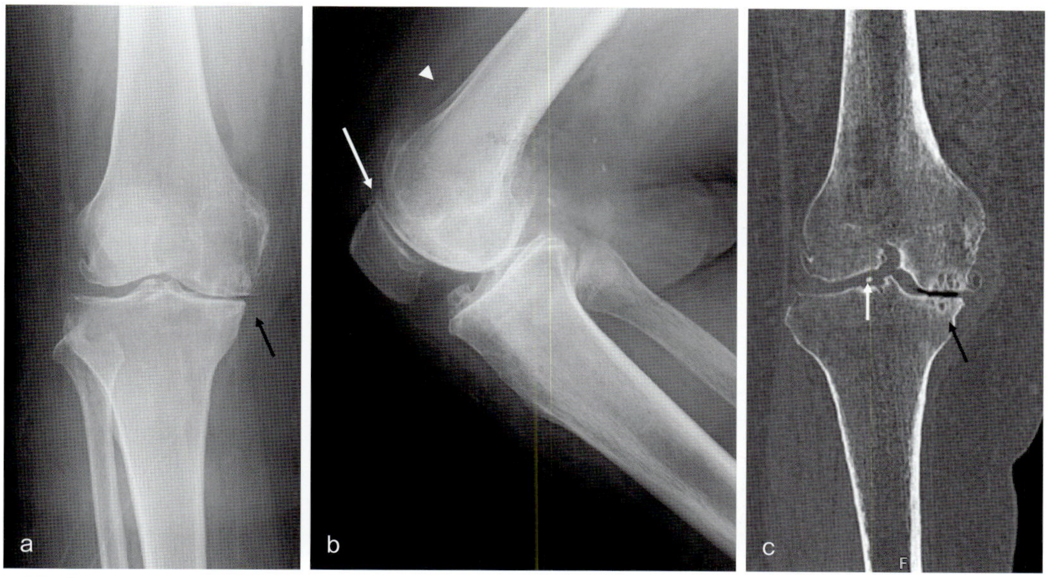

그림 3-10 슬관절의 골관절염(66세 여성, 우측 무릎 통증)

a: 우측 슬관절 단순 X선 영상 정견상, b: 동일 측면상, c: 슬관절 CT 관상면

내측 관절면의 관절 간격 축소가 관찰된다(a, c 검은색 화살표). 슬개 대퇴관절에서도 관절 간격 축소가 관찰된다(b 화살표). 대퇴골, 경골, 슬개골에 골극 형성이 관찰된다. 대퇴골 내측과, 경골 내측과에 원형의 투과상이 관찰되며, 이는 연골하 낭종이다. 슬개 상낭의 지방조직이 소실되어 밀도가 증가해 있다(b 화살머리). 내부에 액체나 활막 비후를 시사하는 소견이다. CT에서는 단순 X선 영상에서 불명확한 작은 관절 유리체(c 흰색 화살표)도 관찰된다.

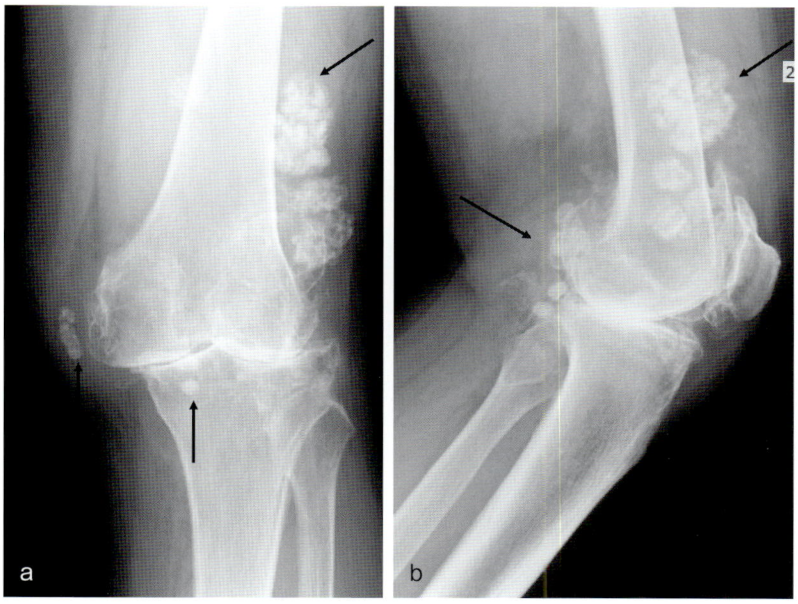

그림 3-11 활막연골종증으로 인한 슬관절의 골관절염(66세 여성, 무릎 통증)

슬관절 단순 X선 영상. a: 정면상, b: 측면상

슬관절 주위에 거친 석회화가 다수 관찰된다(a, b 화살표). 팝콘 모양의 석회화로, 연골 성분을 동반한 석회화로 보인다. 활막연골종증이다. 관절 간격이 축소하고 관절면의 골 경화성 변화가 있다. 관절은 아탈구를 보인다. 슬개대퇴관절의 관절면의 불규칙과 골극도 두드러진다. 이는 활막연골종증으로 인한 이차성 OA이다.

③ 연골하골의 골 경화성 변화: 류마티스관절염과의 감별 포인트가 된다.

④ 연골하 낭종 형성: 크기는 다양하다.

⑤ 관절 유리체: 골극의 골절이나 활막에 석회화가 생겨 발생.

OA 분류의 기본이 되는 것은 Kellgren and Lawrence 분류[6]로, OA를 5개 등급으로 나눈다. 현재는 이 분류를 바탕으로 많은 분류가 등장했으나, 원래는 **표 3-3**과 같다.

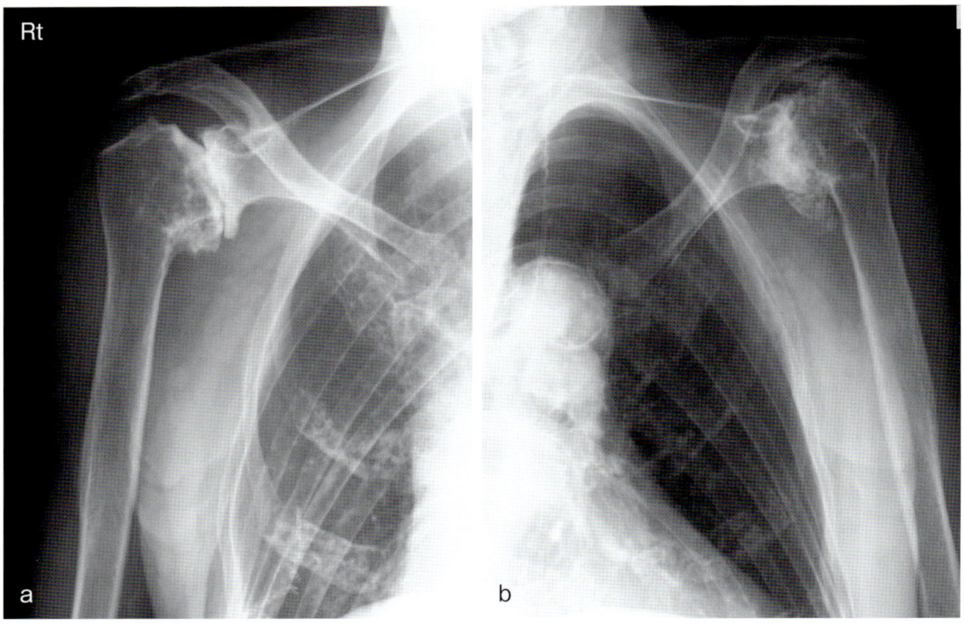

그림 3-12 **양측 상완골두의 골괴사에 합병된 골관절염(71세 여성, 조절되지 않는 당뇨병이 있음)**

a: 우측 견관절 단순 X선 영상 정면상, b: 좌측 견관절 단순 X선 영상 정면상

양측의 관절와, 상완골두 모두에서 뚜렷한 변형과 골 경화성 변화가 관찰되며, 심한 골관절염 상태이다(a, b). 좌측 견관절은 골두와 관절와의 경계가 불명확하며, 골강직이 있는 것으로 보인다. 골두의 파괴성 변화는 선행한 골괴사로 인한 것으로 판단된다.

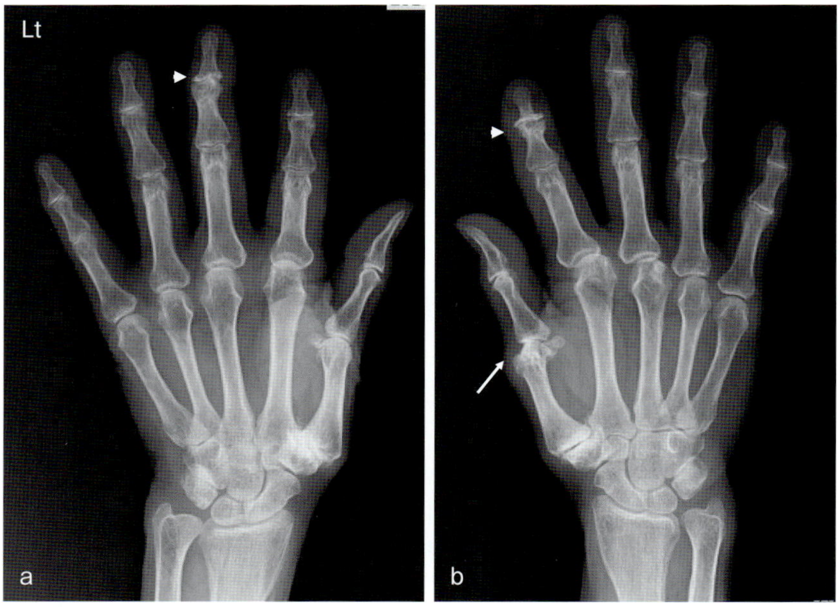

그림 3-13 **양측 CM 관절증, 좌측 중지 · 우측 검지 DIP관절증, 우측 MP관절 아탈구(73세 여성. 우측 검지 끝, 엄지의 기저부 통증)**

양측 수관절 단순 X선 영상. a: 왼손, b: 오른손

양측 무지 CM 관절의 관절 간격이 축소하고, 관절면을 따라 골 경화성 변화와 골극 형성이 관찰된다. 좌측 CM관절이 우측보다 더 진행한 관절증이다. 우측 무지 MP관절의 아탈구가 보인다(b 화살표). 관절 간격이 축소하고, 골극이 관찰된다. 좌측 중지 DIP관절, 우측 검지 DIP관절의 관절 간격 좁아짐과 관절면의 변형이 관찰된다(a, b 화살머리).

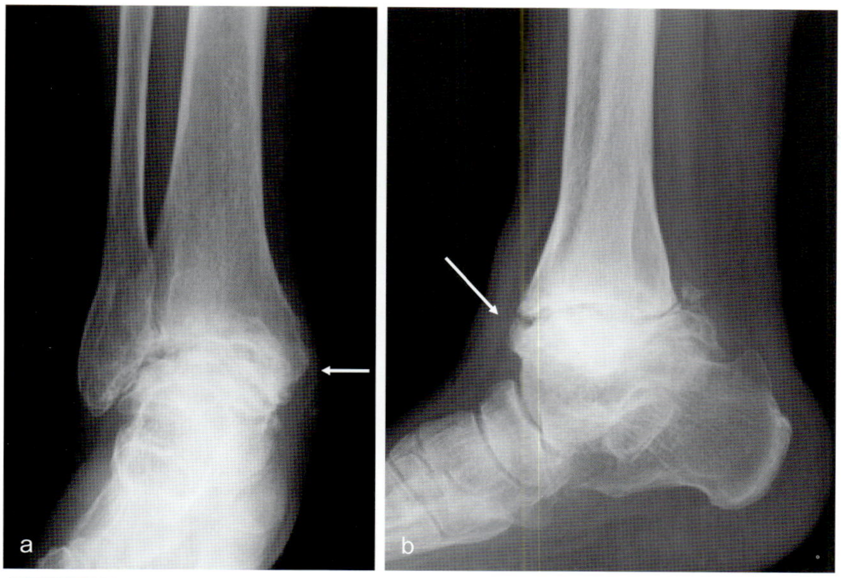

그림 3-14 당뇨병의 말초신경병증으로 인한 족관절 골관절염(79세 여성, 족관절의 관절고정술 전)

족관절 단순 X선 영상. a: 정면상 b: 측면상

거골이 압괴되어 있다. 경골 천개부, 거골 활차의 변형이 심하여 불규칙한 관절면을 형성한 상태이다(a, b 화살표). 관절면을 따라 골 경화성 변화와 골극 형성이 있다. 외과와 거골 외측 관절면의 불규칙성도 보인다. 거골하 관절도 불명확하다. 거골 배측에 관절 유리체도 보인다. 변형성 족관절증과 거골하 관절증이지만, 아마도 말초신경병증이 바탕에 있는 변형으로 판단된다. 샤르코 관절(Charcot joint)이라고도 할 수 있다.

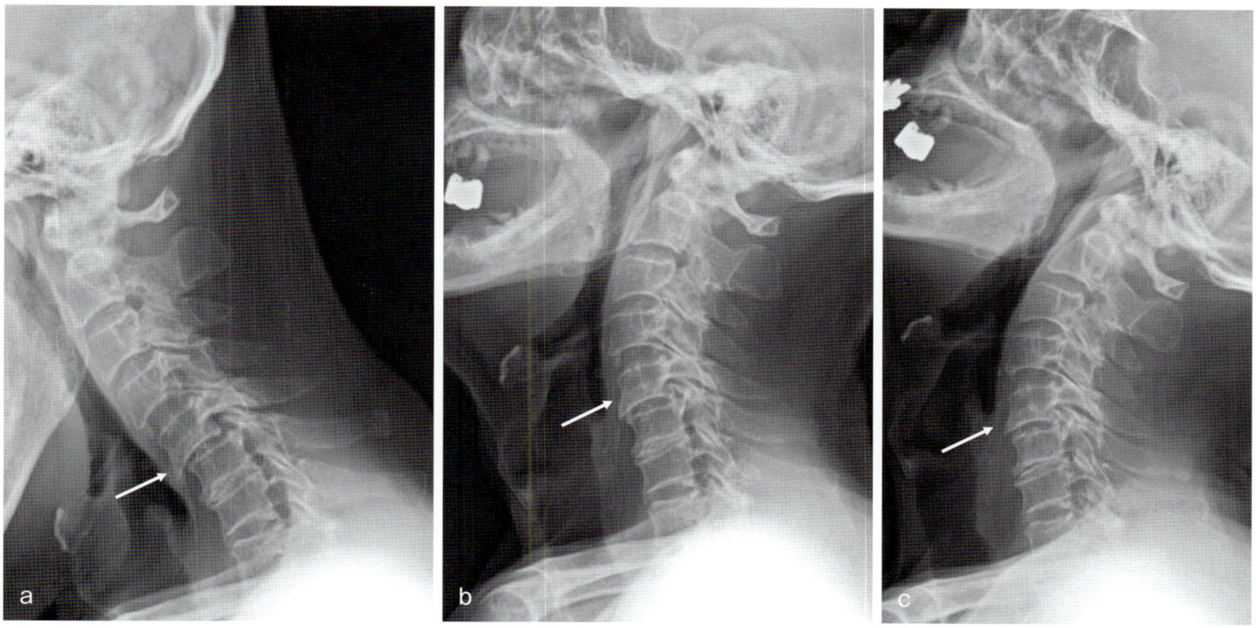

그림 3-15 경추증(87세 남성, 경부 통증)

경추 단순 X선 영상 동태 촬영. a: 전굴위, b: 측면상, c: 후굴위

C5 척추체는 C6 척추체에 대해 약간 전방으로 편위되어 있다(b 화살표). 전후굴하면 C5가 이동한다(a, b, c 화살표). 불안정성이 있다. 경추의 골극 형성과 C5-6, C6-7의 추간판강이 좁아져 있으며, 이는 경추증의 소견이다.

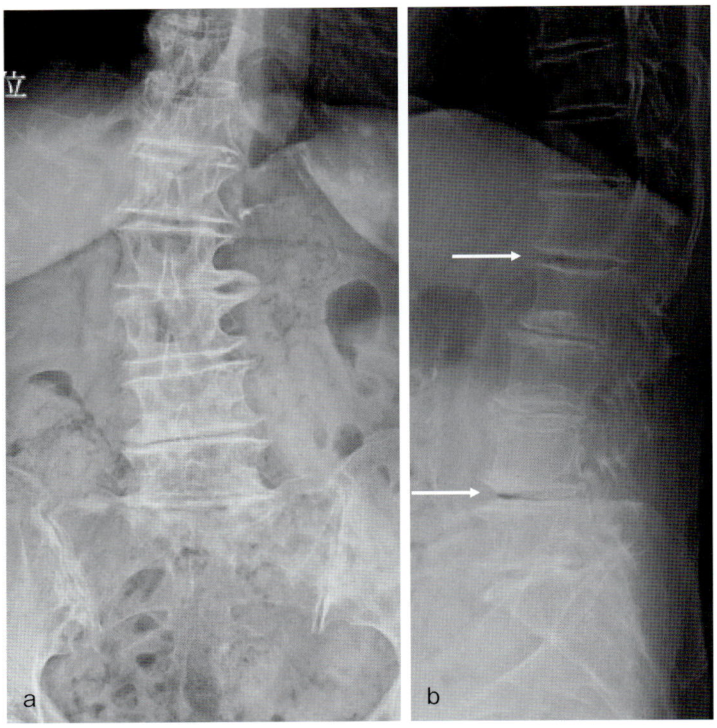

그림 3-16 요추증(85세 남성, 요통)

요추 단순 X선 영상. a: 정면상, b: 측면상

요추는 우측으로 볼록하여 변성 측만 상태이다(a). 요추의 골극 형성, 여러 레벨에서 추간판강 축소가 관찰된다. L4-5, L1-2에서는 추간판강에 vacuum phenomenon이라고 불리는 가스상이 관찰된다(b 화살표). L2-3, L3-4에서는 말단부를 따라 골 경화성 변화가 있다. L4-5에서는 척추관절의 축소가 있다. 이는 요추증의 소견이다.

표 3-3 Kellgren과 Lawrence 분류

- Grade 0(소견 없음): OA의 변화 없음
- Grade 1(의심스러움): 관절 간격 축소와 골극 모양의 돌출 의심
- Grade 2(경도): 골극과 경도의 관절 간격 축소가 있음
- Grade 3(중등도): 중등도 크기의 골극 형성과 관절 간격 축소, 골 경화상 출현, 골단부에 약간의 변형이 있음
- Grade 4(중증): 중증의 골극 형성, 심한 관절 간격의 축소, 광범위한 골 경화성 변화, 골단부의 변형

진단하는 단순 X선 영상 지정은 수관절 · 손가락이라면 정면상, 경추 · 요추라면 측면상, 고관절 · 슬관절 · 족관절은 정면상이다.

결정 침착성 관절염

결정이 관절과 관절 주위, 인대, 관절연골, 건, 반월판 등에 침착되어 수산화인회석 관절염이나 관절 파괴를 나타낸다. 흔히 볼 수 있는 결정 침착으로 요산나트륨 결정, 피로인산칼슘 결정, 수산화인회석 등이 있다.

1. 통풍관절염(gout, gouty arthritis)

요산나트륨 결정이 관절, 인대, 건 등에 침착되어 염증이 유발되면서 발생하는 관절염이다. 혈중에 요산이 대량으로 존재하는 상태(신기능 저하로 인한 요산 배출 장애, 요산의 과도한 생산, 유전적 질환 등)가 바탕에 있으며, 어떠한 계기로 요산이 요산염으로 변하여 조직 및 관절에 침착되면서 발생한다. 환자는 오랜 기간 동안 고요산혈증(7 mg/dL 이상)인 경우가 많다. 특징적인 사항으로 다른 질병과는 달리 뚜렷한 성별 차이가 있다. 통풍관절염의 거의 90% 이상이 남성에게 발생하며, 여성은 에스트로겐이 요산 배출을 촉진하기 때문에 폐경 전의 여성에게는 적다. 급성 통풍관절염으로 인한 급격한 통증을 통풍 발작이라고 부른다. 호발 부위는

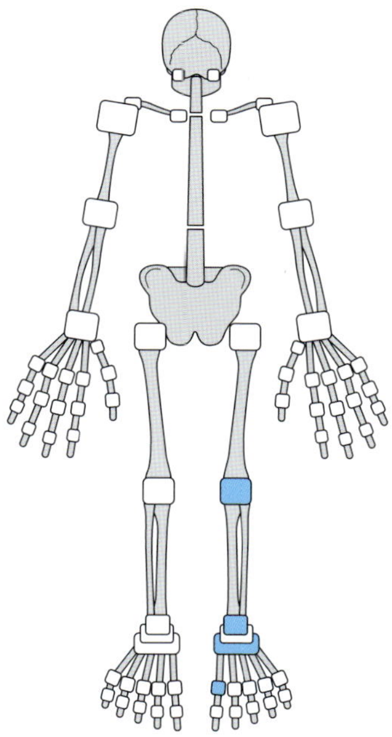

그림 3-17 **통풍의 호발 부위**

기본적으로 단관절염의 형태를 취한다. 무지 MTP관절이 가장 잘 발병하며, 그 다음으로 족관절, 슬관절로 이어진다. 조절되지 않는 통풍 환자의 경우 손가락뿐만 아니라 척추 등 전신의 골관절에 통풍 결절이 침착되어 관절염이 보인다.

그림 3-17에서 보이는 것처럼 MTP관절, 족관절, 슬관절이며 무지 MTP관절에 통증을 호소하는 것이 가장 일반적이다. 보통은 단일 관절염이다. 통풍 발작은 주로 야간에 발생하는 견딜 수 없는 관절의 통증이며, 관절의 종창이나 발적이 관찰된다. 무지 MTP관절의 종창, 통증, 발적은 발통풍(podagra)이라고 하며, 관절을 움직이거나 만지기만 해도 통증이 악화된다. 통풍이 진행되면 발작의 빈도가 증가하고, 지속 시간도 길어진다. 발작이 반복되면 통증은 지속적으로 나타나고 관절 파괴도 진행된다.

관절염 외에도 활막이나 연골, 관절 부근의 뼈, 피하 지방조직 등에 요산 결정이 침착되어 종괴를 형성한다(요산 결절). 요산 결절은 손가락, 발가락, 무릎, 아킬레스건, 주관절 주위 등에서 관찰된다. 결절은 단순 X선에서 연부 농도 종양으로 확인된다. 때때로 석회화 침착이 보이기도 하지만, 나트륨에 의한 결정이므로 고농도의 결절은 잘 나타나지 않는다. 진단은 임상 경과(갑작스러운 통증 발생과 자연 소실 발작, 무지근의 통증 등)와 통증이 있는 관절의 관절액에서 요산 결정을 확인함으로써 이루어진다.

A. 통풍관절염의 영상 소견 그림 3-18~21

① 연부조직의 종창: 관절염으로 인한 주위 조직의 종창, 통풍 결절의 존재 등

② 골 미란: 관절의 가장자리에서 미란이 발생한다. 골 미란의 형태는 독특하며, 원형으로 크고 미란의 가장자리를 깊게 덮는 골극을 형성한다. Punched-out 또는 overhanging edge로 표현된다.

③ 관절면은 골 미란이 있더라도 유지되는 경우가 많다.

④ 관절 주위의 골밀도도 유지된다.

2. 가성통풍, 피로인산칼슘 결정 침착증(CPPD)

피로인산칼슘 결정이 관절연골, 인대, 건, 반월판 등에 침착된다. 급성 관절염의 형태로 나타날 수도 있고, 무증상성의 연골 석회화증으로 나타나 서서히 관절 파괴를 일으키는 만성 파괴성 관절염을 보일 수 있다. 분포는 급성 및 만성에 따라 약간 다르다 그림 3-22. 급성 관절염 시 단관절염 형태를 취하며, 관절통, 열감, 종창, 관절액 축적 등을 동반한다. 통풍관절염과 유사해서 '가성통풍'이라고 불린다. OA가 존재하는 경우가 많으며, 외

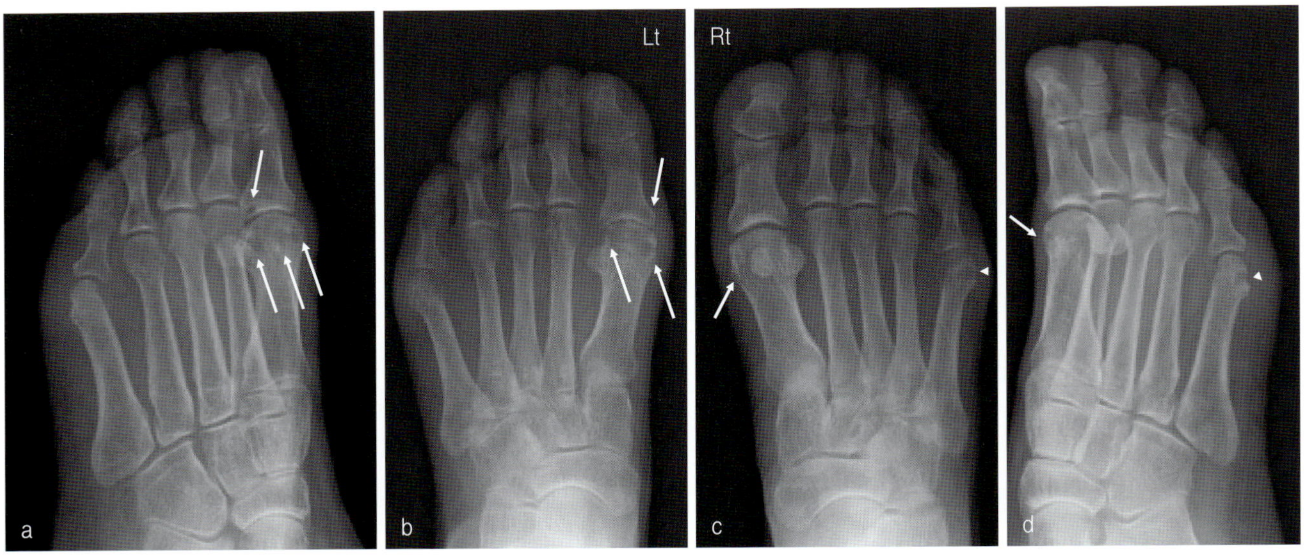

그림 3-18 통풍에 따른 punched-out 및 overhanging edge(75세 남성, 양쪽 무지와 제5지 통증)

좌측 족부 단순 X선 영상. a. 사위상, b. 정면상, 우측 족부 단순 X선 영상: c. 정면상, d. 사위상

좌측 무지 중족골 두부, 무지 기절골 기저부에 원형의 골 투과상이 여러 개 관찰된다(a, b 화살표). 골 피질의 파열은 보이지 않으며, punched-out 병변이다. 요산나트륨 결정의 침착 및 골 침윤이 존재한다고 생각된다. MTP관절은 우측에 비해 약간 좁아져 있다. 우측 무지 중족골 두부에도 골 경화 가장자리가 있는 작은 투과상(c 화살표)이 의심되지만, 좌측에 비해 중족골 두부의 형태는 유지되고 있다. 우측 소지 중족골 두부에도 유사한 작은 투과상이 있다(d 화살머리).

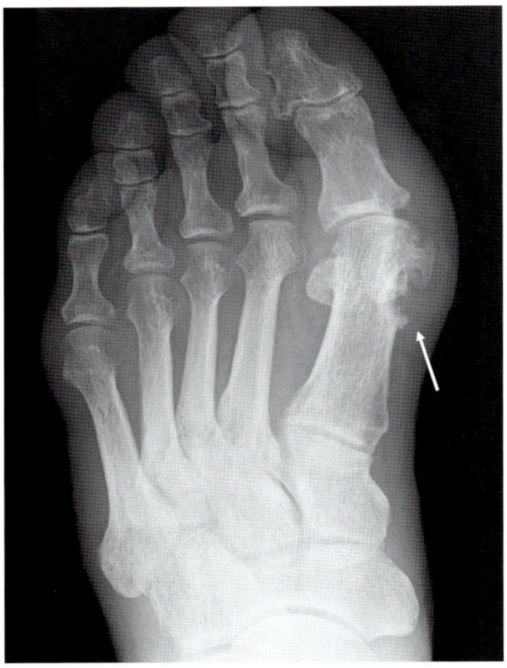

그림 3-19 통풍(70세 남성, 무지 기저부의 통증)

족부 단순 X선 영상 정면상.

무지 중족골 두부에 overhanging edge로 보이는 원형의 골 결손이 관찰된다(화살표). 중족골 두부에 크게 뻗어 있는 골극이 형성되어 있다. 반면, 관절면은 유지되고 있다. 무지 MTP관절을 따라 연부 종괴가 있으며, 이는 통풍 결절이다.

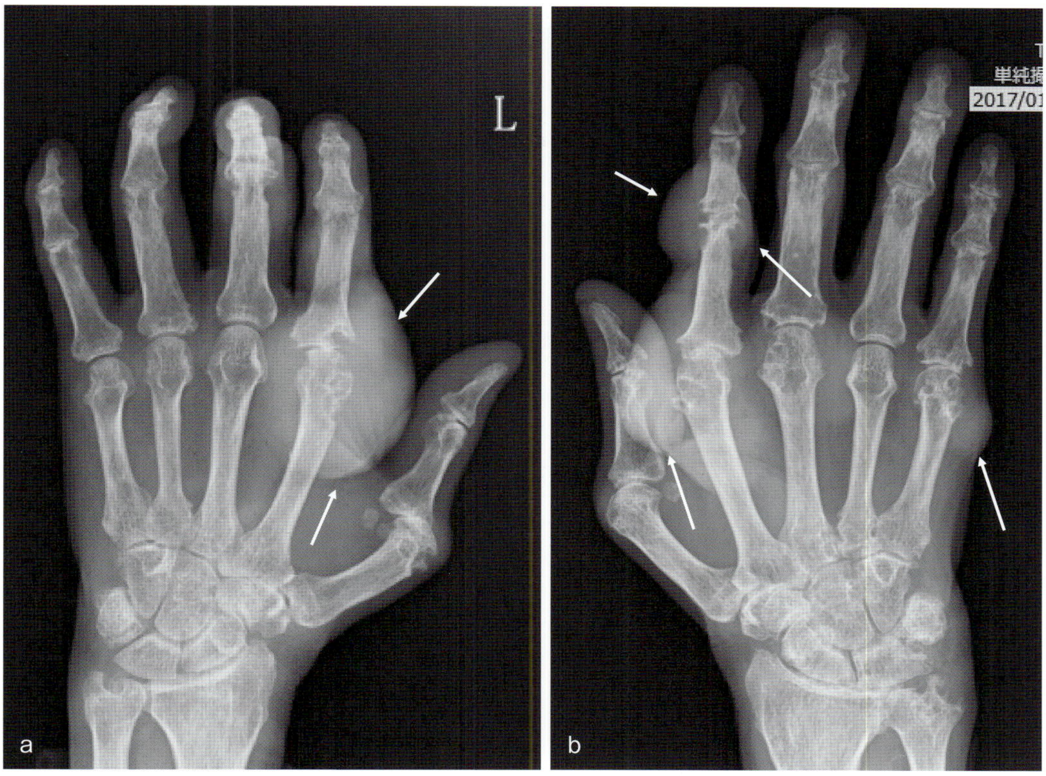

그림 3-20 통풍 결절과 통풍관절염(71세 남성, 양손의 종괴와 손의 통증)

수관절 단순 X선 영상 정면상. a: 왼손, b: 오른손

좌측 검지 MP관절, 우측 검지 MP관절, PIP관절, 우측 소지 MP관절 등 여러 부위에서 연부 종괴가 관찰되며, 이는 통풍 결절이다(a, b 화살표). 이 결절이 존재하는 영역을 중심으로 양손의 CM관절, PIP관절에 무수히 많은 골 미란이 관찰된다. 왼쪽 검지 MP관절과 오른쪽 검지 PIP관절에서는 관절면의 불규칙성도 관찰되며, 이는 통풍관절염이다.

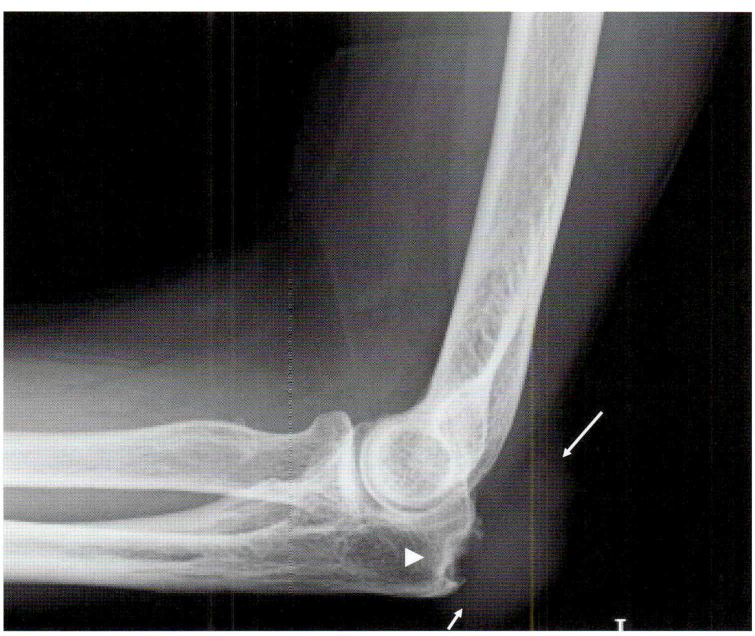

그림 3-21 주관절의 통풍 결절(71세 남성, 팔꿈치에 종괴 있음)

주관절 단순 X선 영상 측면상.

주두에 골 미란이 관찰된다(화살머리). 미란 부위에 일치하는 연부 종괴가 있고 이는 통풍 결절이다(화살표).

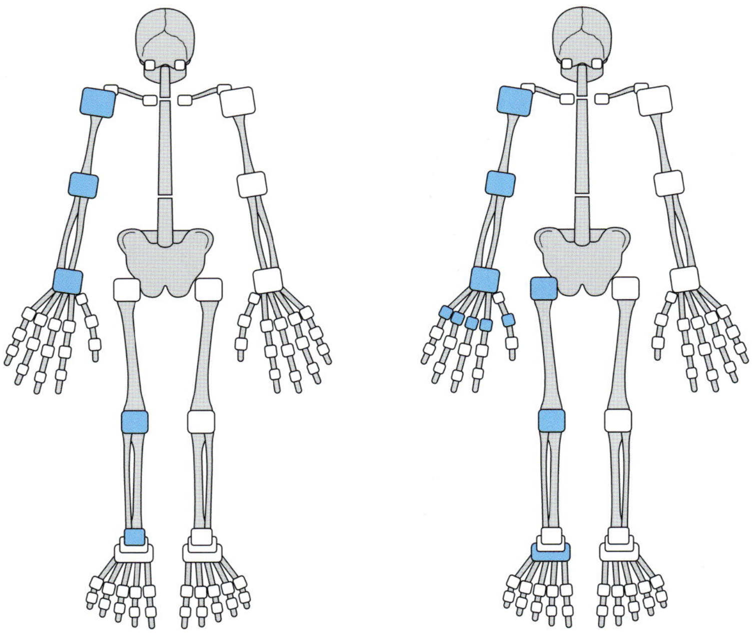

a. 급성 관절염

b. 만성 관절염

그림 3-22 **CPPD의 호발 부위**

a. 급성 관절염. b. 만성 관절염

급성기 관절염의 경우(a)에는 단관절염 형태를 취한다. 견갑상완관절, 주관절, 수관절, 슬관절, 거퇴관절에 많다. 만성관절염(b)에서는 다관절염 형태를 취하며, 고관절, MP관절, 거골하관절 등의 관절로 확산된다. 거퇴관절의 빈도가 낮아지는 점이 흥미롭다.

상 등을 계기로 급성 관절염이 발생할 수 있다. 무증상인 경우 고령일수록 CPPD 결정이 침착되는 빈도가 높아지며, 동시에 중증의 OA가 합병되는 경우가 많다. 또한, 여러 관절에 CPPD 결정의 침착이 관찰된다. 만성 파괴성 관절증이 되면 관절의 경직이나 관절 가동범위 제한이 나타나며, OA와 유사한 증상이 나타난다. OA 소견이 강해지면 연골 결손이나 연골 하골의 골 경화성 변화, 골극 등이 두드러진다. OA로서 전형적인 관절이 아닌 관절의 OA 변화(수관절이나 견관절, 주관절), 슬개대퇴관절의 변형(슬개골이 대퇴골을 감싸는 형태), 일반적인 OA에서 비전형적으로 큰 연골하 낭종, 큰 골극, 천장관절의 연골하 낭종, 추간판의 석회화 등이 있을 때는 CPPD 결정 침착이 있을 가능성이 높다. 진단 기준은 Martel 등이 제안하였으나, 반드시 보정 편광 현미경에서 약한 양의 굴절성을 나타내는 결정의 증명이 필요하다. 치료는 대증요법만 가능하다. 관절 파괴가 중증이면 인공관절 치환술 등이 고려된다.

A. CPPD의 영상 소견 그림 3-23~26

① 연골의 석회화

섬유연골: 반월판, 삼각인대, 치골결합 등

유리연골: 슬관절, 상완견갑관절, 고관절 등의 관절연골

② 연부조직의 석회화

관절낭, 활막: MP관절이나 슬관절 등의 관절낭

건 부착부: 아킬레스건, 상완 삼두근, 폐쇄근건 등

활액낭: 주두, 견봉하, 종골 후부 등

③ 위에 기술한 것 외에도 다양한 정도의 OA를 동반

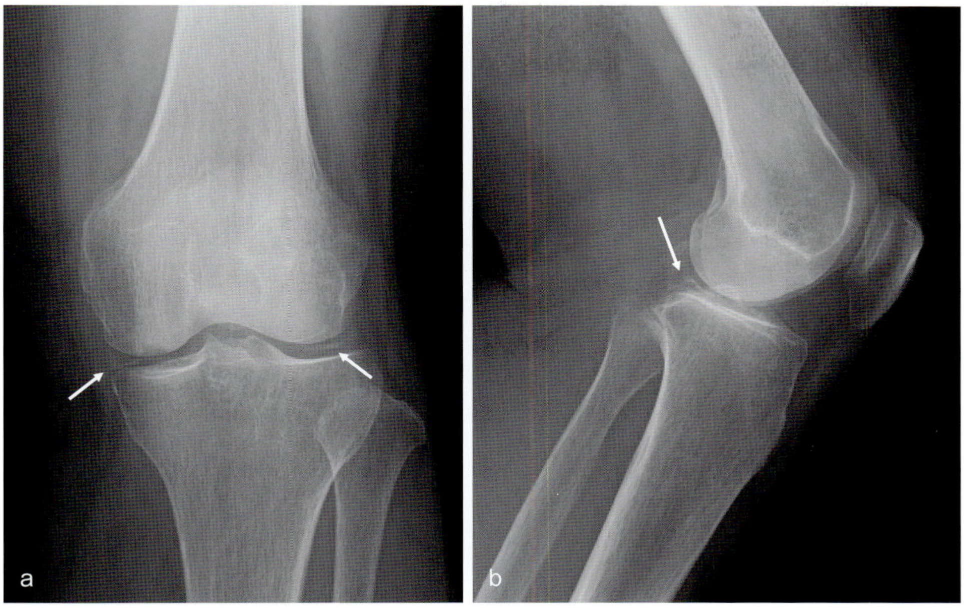

그림 3-23 CPPD(무증상성) (73세 남성, 무증상)

슬관절 단순 X선 영상. a: 정면상, b: 측면상
관절 간격에 석회화가 관찰된다(a, b 화살표). 내측 반월판, 오측 반월판에 CPPD의 침착으로 생각된다. 슬관절 및 슬개대퇴관절에서는 관절 간격의 축소나 골극 형성은 관찰되지 않는다.

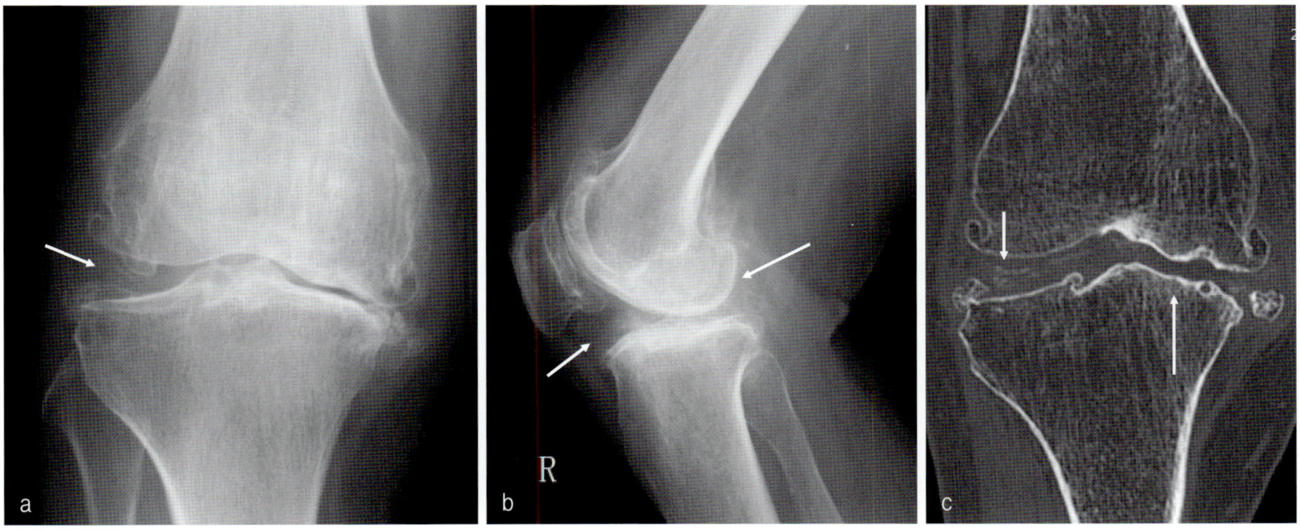

그림 3-24 CPPD: 만성 파괴성 관절증(73세 여성, 슬관절의 통증)

슬관절 단순 X선 영상. a: 정면상, b: 측면상, C: 슬관절 CT 관상면
내측 관절면을 중심으로 관절 간격 축소, 골극 형성이 관찰된다. 관절면을 따라 골 경화성 변화가 있으며, 관절 간격 내에 석회화가 관찰되어(a, b 화살표), CPPD이다. 슬개대퇴관절의 관절면 불규칙과 골극 형성이 있다. 중증의 변형성 슬관절증, 슬개대퇴관절증의 상태이다. CPPD에 동반된 만성 파괴성 관절증이라고 할 수 있다. 슬관절 CT에서는 CPPD의 입상 석회화가 명확히 확인되며(c 화살표). 골극 형성과 관절의 불규칙이 두드러진다.

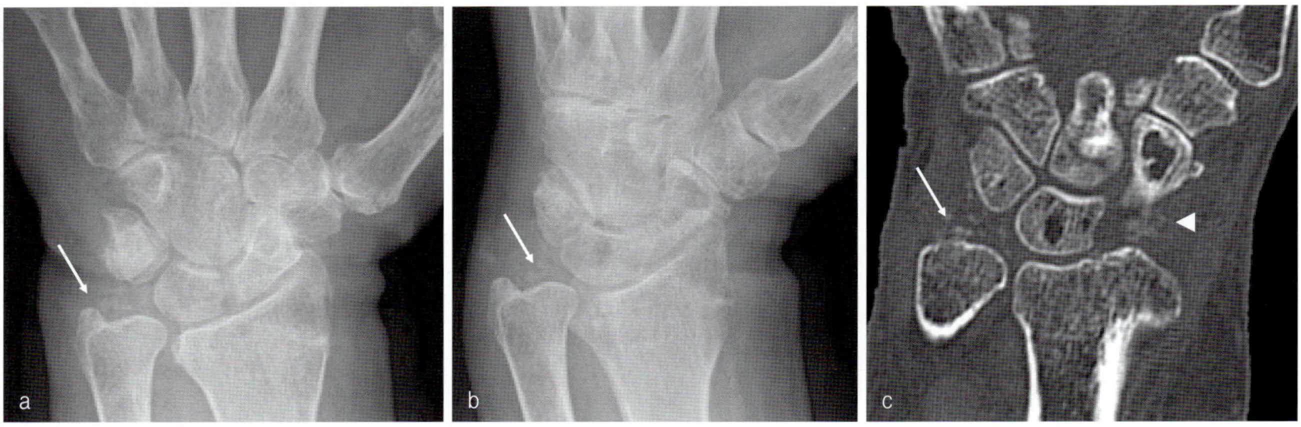

그림 3-25 CPPD(무증상성) (84세 여성, 무증상)

수관절 단순 X선 영상. a: 정면상, b: 사위상, c: 수관절 CT
척골 경상돌기의 위쪽 가장자리에 점상의 석회화가 관찰된다(a, b, c 화살표). 삼각인대에 부착된 CPPD이다. CT에서는 주상골 요부 근처에도 동일한 석회화가 있다(c 화살머리). 월상골, 주상골에는 골낭종이 있다.

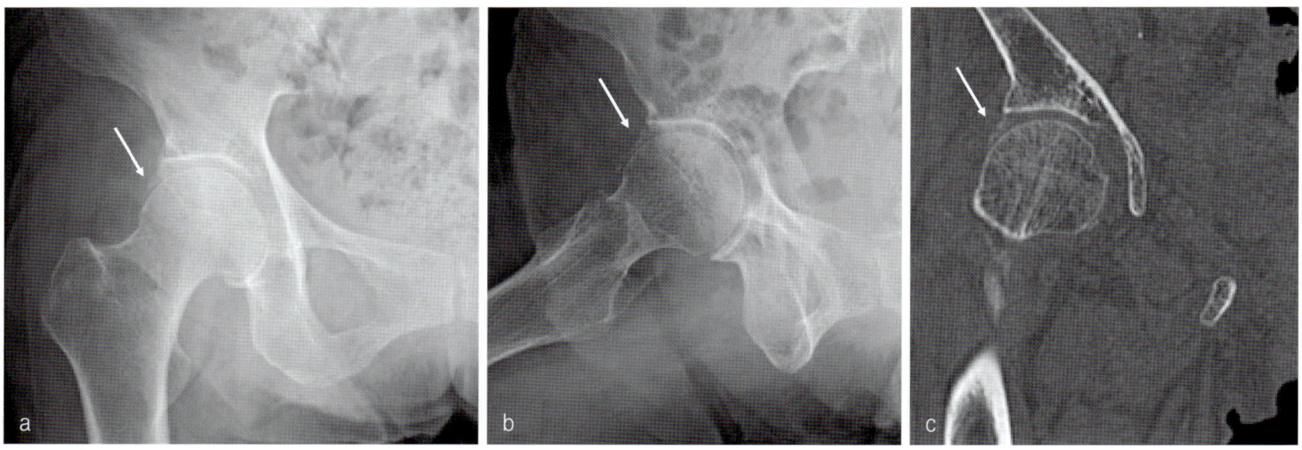

그림 3-26 CPPD(무증상성) (54세 여성, 무증상)

우측 고관절 단순 X선 영상. a: 정면상, b: Lauenstein상, c: 고관절 CT 관상면
비구 근처에 석회화가 관찰된다(a, b, c 화살표). 관절순에 침착한 CPPD로 생각된다. 관절 파괴는 없으며 유지되고 있다.

건선성 관절염(psoriatic arthritis)

염증성 각화증인 건선에 동반되는 만성 염증성 관절염이다. '척추관절염'의 아형이다. 척추 외에 말초 관절에도 침범한다. 척추관절염 자체에는 이밖에 HLA-B27 관련 질환인 강직성 척추염(ankylosing spondylitis), 반응성 관절염, 염증성 장질환 관련 척추염, 분류 불가능 척추관절염 등이 포함된다. 이러한 관절염의 가장 큰 특징은 염증이 건과 인대가 뼈에 부착하는 부위에서 염증이 발생하는 것이다(부착부염). RA 염증의 주된 부위가 활막이기 때문에, 침범되는 관절이나 염증 부위가 다르다. 건선성 관절염의 빈도는 인종에 따라 다르며, 일본에서는 건선 환자의 10~15%로 알려져 있다.[7-9] 관절염의 호발 부위는 그림 3-27과 같이 다섯 가지로 분류된다. 기본적으로 좌우 비대칭의 관절염이다. 환자의 다른 에피소드로는 포도막염, 염증성 장질환(UC나 크론병) 등의 병력이 있을 수 있다.

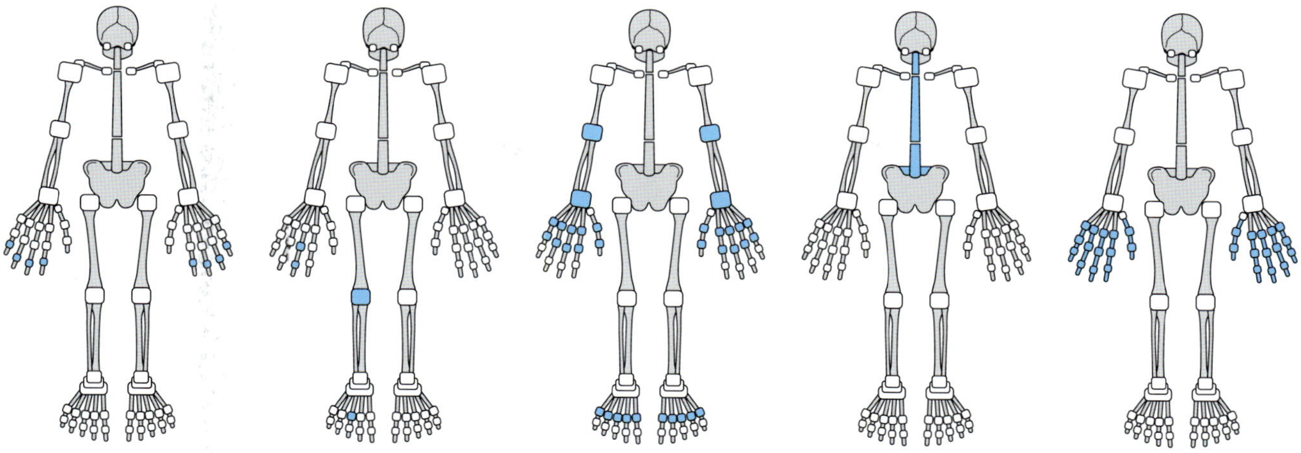

그림 3-27 **건선성 관절염의 분포**

Moll과 Wright가 제안한 5가지 패턴이 있다.[10] 다른 척추관절염과의 중복이 많아 최근에는 사용되지 않는다.

A: 원위 관절형(DIP관절을 주로 침범하는 형태)

B: 비대칭성 소관절염형(4개 이하의 관절)

C: 대칭성 다관절형(좌우대칭으로 5개 이상의 관절이 침범되며, RA와 유사)

D. 척추염형(천장관절, 척추가 주로 장애를 받는다)

E: 심각한 훼손형(arthritis multilans)(수관절의 파괴성 변화로 손가락이 짧아지거나 오페라안경 형태로 변형되는 곳)

A. 건선성 관절염의 영상 소견 그림 3-28~30

① 손가락, 발가락 등의 연부조직의 종창: 건이나 인대가 뼈와 마찰되는 기계적 자극으로 인해 부착부염이 발생하며, 주변의 연브 종창이 발생한다. 남성 환자는 무지의 종창이 있을 때 통풍과 혼동되기 쉽다.

② 골 미란: DIP관절 이외에 나타날 경우 RA와 혼동될 수 있다. RA와 비교했을 때 좌우 비대칭성이 있다는 점과 골 미란 주위에 골신생이 혼재되어 있다는 점이 감별 포인트이다.

③ 골형성의 촉진: 골 미란 주위의 골 피질에 발생한다. 골극처럼 보일 수 있다.

④ 관절 간격 축소: 관절염이 진행되는 것으로 보인다.

⑤ 골막염: 골막 표면의 염증으로 골 피질에 따라 농도 상승 영역으로 보인다.

⑥ 천장관절염: 골 미란과 골 신생이 동시에 발생하는 것이 특징이다. 관절면이 불명확해지며 윤곽을 추적하기 어려워진다.

⑦ 척추염: 추간판과 뼈를 연결하는 영역에 골증식이 발생한다.

⑧ 건 부착부에서의 골 증식: 아킬레스건이나 족저건막 부착부에 골극처럼 발생한다.

⑨ pencil cap 변형: 골파괴와 골 융해로 인해 뼈가 연필처럼 뾰족해지고, 그보다 말초의 뼈에 의해 덮이는 형태로 변형된다.

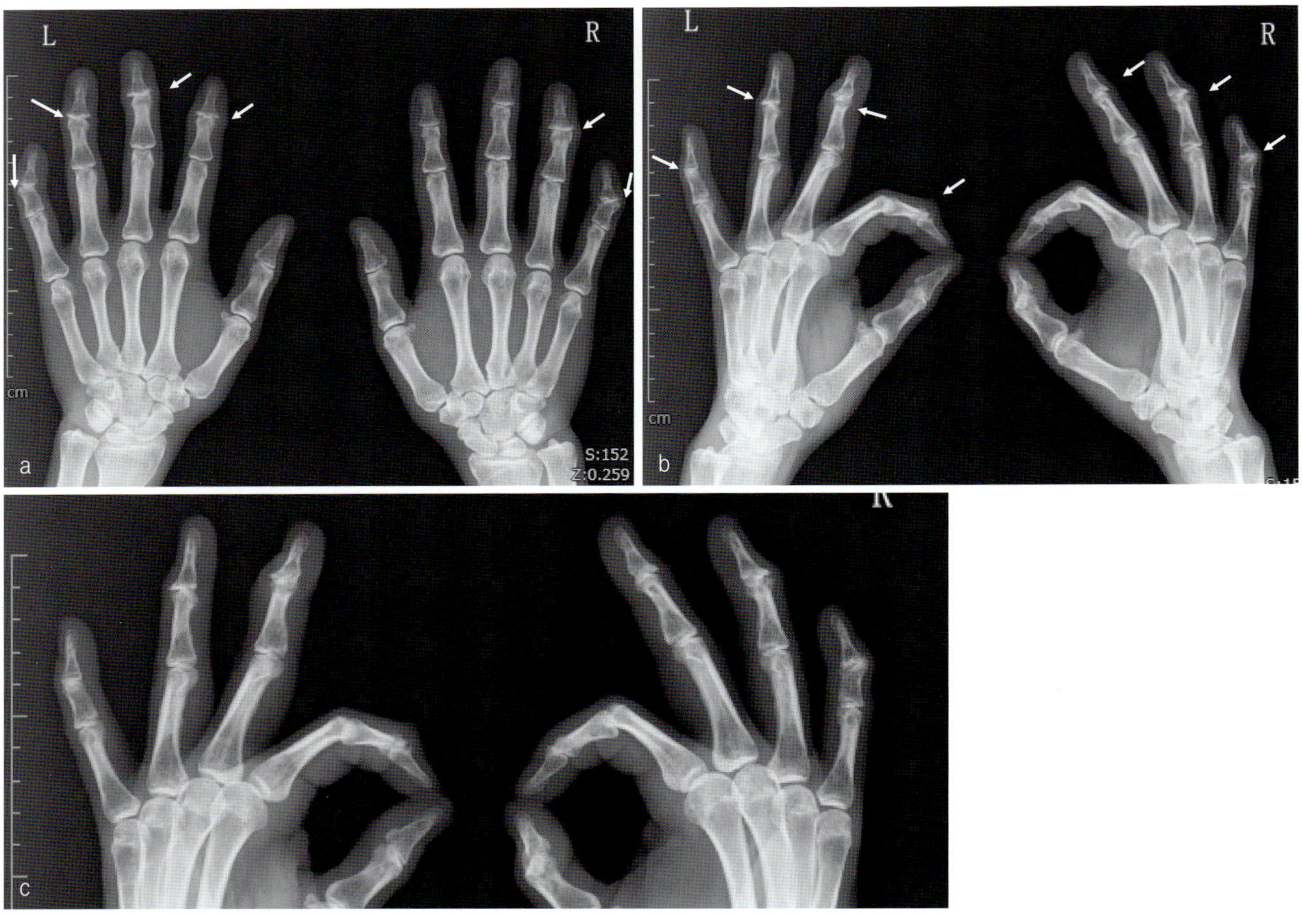

그림 3-28 건선성 관절염(원위 관절형) (53세 여성, 손가락 통증)

양손 단순 X선 영상. a: 정면상, b: 사위상, c: b의 확대상
오른손 제2~5지의 DIP관절, 왼손 제3~5지의 DIP관절에서 관절 간격 축소와 측부인대 부착부의 골극 형성 및 골 경화성 변화가 관찰된다(a, b 화살표). 확대상 c에서 관절면의 불규칙성이 잘 관찰된다.

강직성 척추염(ankylosing arthritis)

강직성 척추염은 '척추관절염'의 하나이며 천장관절과 척추를 침범하는 만성 염증성 질환이다. HLA-B27 유전자와의 관련성이 있다. 강직성 척추염은 주로 체축(천장관절, 척추)에 염증이 발생하고 말초 관절염의 빈도는 약 30%로 높지 않다. 그 외에도 견관절이나 고관절, 슬관절과 같은 비교적 큰 관절에 발생한다 그림 3-31. 어느 쪽이 먼저 발견되는지에 따라 다를 수 있지만, 건선이 동반되는 사례가 20~40%에서 관찰된다. 염증 부위도 건선성 관절염과 마찬가지로 건과 인대가 뼈에 부착되는 부분이다. 증상은 운동으로 완화되는 등 통증이며, 안정으로 완화되지는 않는다. 야간의 척추통을 동반한다. 젊은 나이에 발생(주로 10~20대)하며 서서히 진행되기 때문에, 증상이 있어도 단순한 요통으로 여겨지다가 발견될 때는 이미 진행된 경우가 많다. 진단에는 1984년 개정된 New York criteria 표 3-4[11]가 사용되지만, 단순 X선 영상에서 천장관절에 변화가 나타나지 않으면 진단이 확정되지 않는 단점이 있다(확정 진단까지 약 10년이 걸릴 수 있다). 2009년 작성된 ASAS 분류 기준(Assessment of SpondyloArthritis international Society) 표 3-5[12]에 새롭게 MRI 소견을 추가하여 조기 진단이 가능해졌다(주: ASAS 분류 기준은 AS뿐만 아니라 모든 척추관절염을 포함한다).

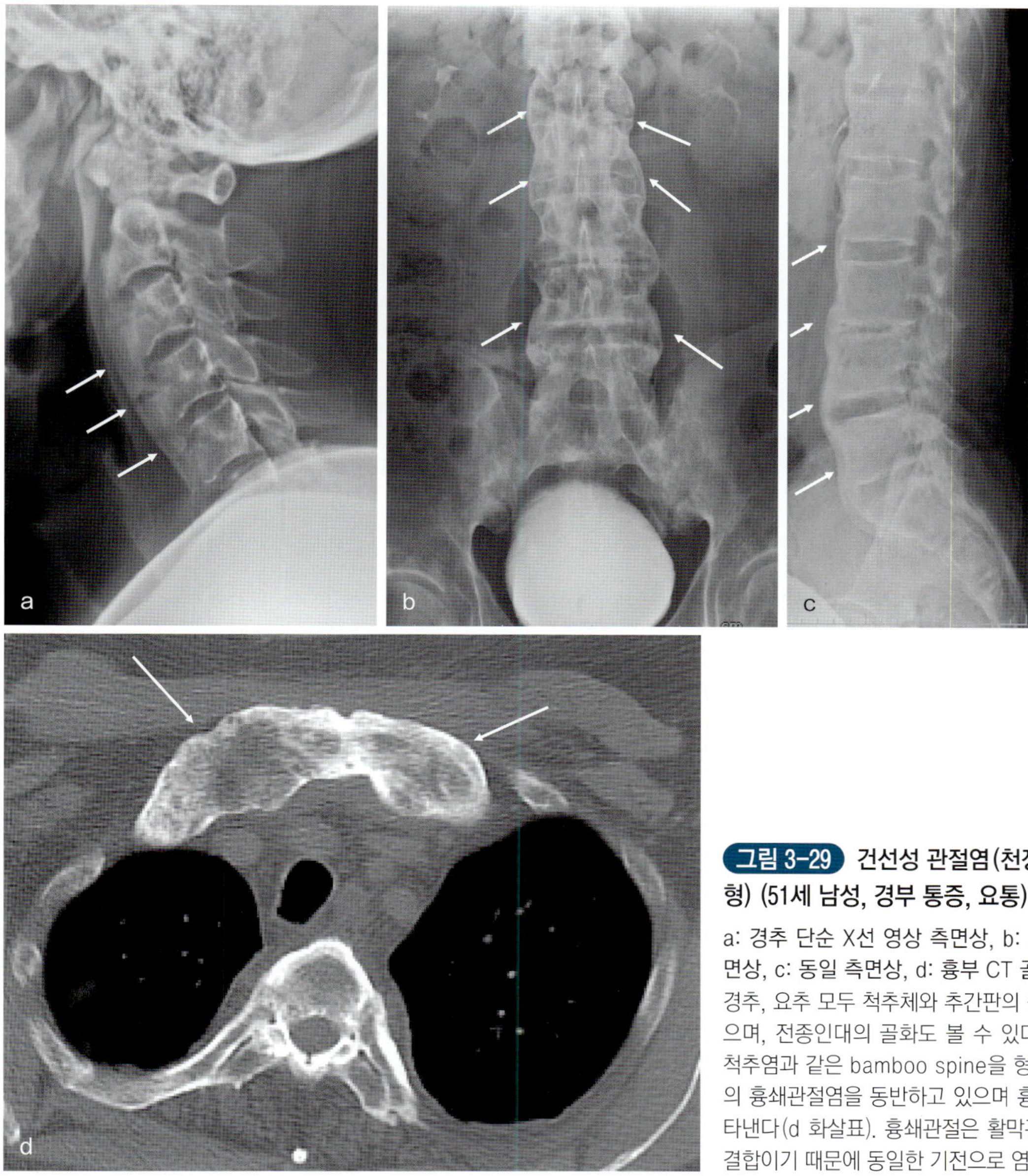

그림 3-29 건선성 관절염(천장관절염, 척추염 유형) (51세 남성, 경부 통증, 요통)

a: 경추 단순 X선 영상 측면상, b: 요추 단순 X선 영상 정면상, c: 동일 측면상, d: 흉부 CT 골 조건(흉쇄관절 레벨)
경추, 요추 모두 척추체와 추간판의 결합부위가 유합되어 있으며, 전종인대의 골화도 볼 수 있다(a~c 화살표). 강직성 척추염과 같은 bamboo spine을 형성한다. 이 환자는 중증의 흉쇄관절염을 동반하고 있으며 흉쇄관절은 골 강직을 나타낸다(d 화살표). 흉쇄관절은 활막관절이 아니라 섬유연골 결합이기 때문에 동일한 기전으로 염증을 일으킨다고 한다.

A. 강직성 척추염의 영상 소견 그림 3-32

건선성 관절염의 천장관절염 및 척추염의 유형과 같은 소견인 그림 3-29, 30 등도 참조할 수 있다.

① 천장관절염: 양측성으로 좌우대칭이다. 천장관절의 아래 1/3(천골 우측 상단면, 장골이 상면)은 활막관절로 유리 연골이며 천골 조면, 장골 조면은 섬유연골로 형성되어 있다(이 부위의 구조는 개인차와 성별 차이가 있다). 염증은 천장관절 아래 1/3의 장골 측에서 발생하는 것으로 알려져 있다. 관절 가장자리가 불명확해지며, 미란이 발생한다. 이후 골 경화성 변화와 뼈의 증식이 일어나며 최종적으로는 골극 또는 관절 간격이 소실된다.

② 척추염: 척추체와 추간판의 경계에서 염증이 시작된다. 골 미란과 골 신생이 동시에 발생한다. 척추체의 사각형화(squaring), 가장자리의 골 경화(shinycorner) 전융인대나 후종인대를 따라 척추체 가장자리의 골극 형성(인대 골극: syndesmophyte, 최종적으로 골극끼리 연결되어 대나무 모양의 척추(bamboo spine) 및 골 강직으로 진행된다.

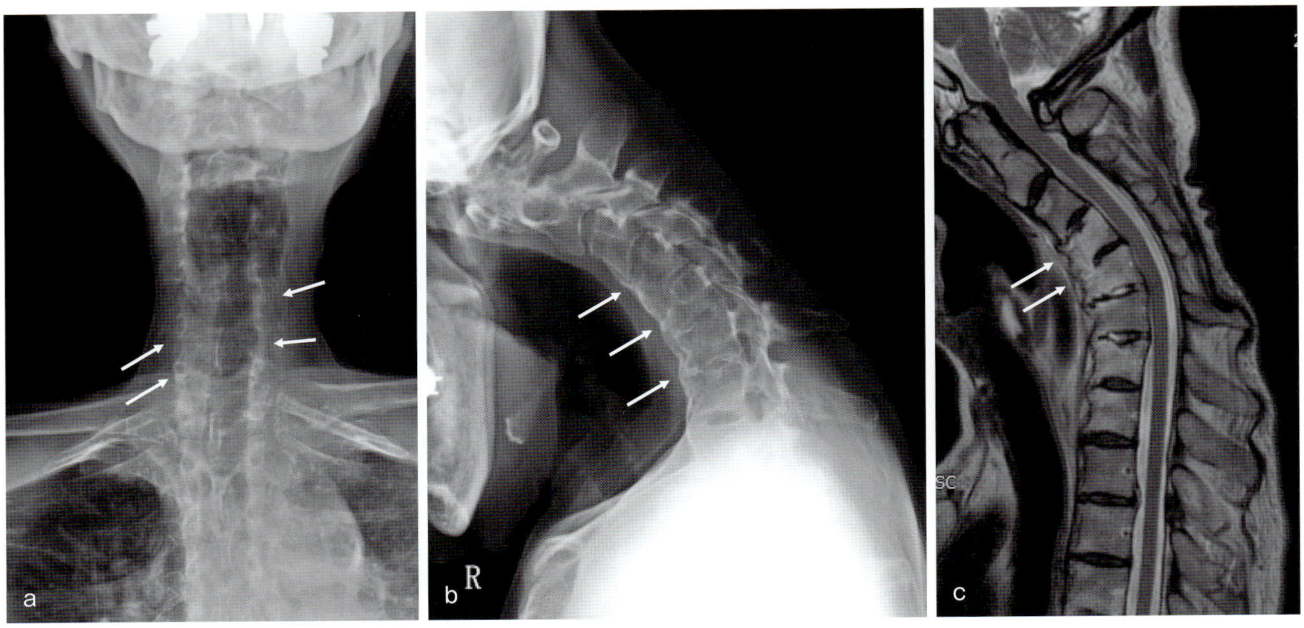

그림 3-30 건선성 관절염(천장관절염, 척추염 유형) (63세 여성, 목 하강)

a: 경추 단순 X선 영상 정면상, b: 동일 측면상, c: 경추 MRI T2 강조 시상면
척추체를 둘러싸는 듯한 골화가 관찰된다. 추간판과 척추체의 부착부 염증이 광범위하게 존재함을 시사한다(a, b 화살표). MRI에서는 C4-7, 특히 C4, 5 척추체의 앞 가장자리가 연속적으로 보인다(c 화살표). 골수 신호의 상승이 있으며, 만성 염증으로 인한 지방 척수화로 보인다.

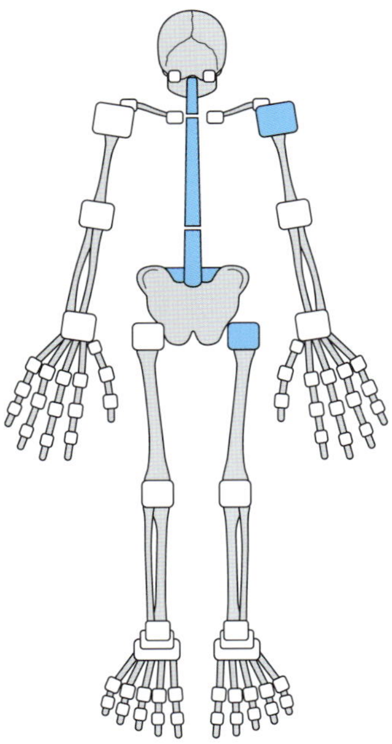

그림 3-31 강직성 척추염의 호발 부위

주로 체축을 형성하는 천장관절, 척추에 염증이 발생한다.
그 외에도 대관절인 견관절이나 고관절 등.

③ 연부조직의 석회화: 인대의 석회화 발생.

④ 뼈의 농도: 최종적으로는 저하된다.

표 3-4 개정된 New York 기준

1) 임상 기준
   a) 운동으로 호전되며, 안정에 의해 호전되지 않는 3개월 이상 지속되는 요통
   b) 전굴 방향 · 측굴 방향 두에서의 요추 가동범위 제한
   c) 연령, 성별에 맞게 보정된 정상값과 비교한 흉곽 확장 제한

2) X선 기준
양측에 grade 2 이상의 천장관절염 또는 한쪽에 grade 3~4의 천장관절염
   (1) 확실 예: X선 기준과 1항목 이상의 임상 기준을 만족하는 경우
   (2) 의심 예: a) X선 기준을 만족하지 않지만, 임상 기준 3가지를 모두 만족하는 경우
   b) X선 기준을 만족하지만, 임상 기준이 하나도 나타나지 않는 경우

X선 기준의 등급
grade 0: 정상
grade 1: 의심스러운 변화
grade 2: 경도의 천장관절염(관절 간격의 변화 없이 국소적인 뼈 침식이나 경화)
grade 3: 중등도의 천장관절염(뼈 침식, 경화, 간격의 확장이나 축소, 부분적인 강직을 동반)
grade 4: 완전한 강직

단순 X선 영상이 기준이기 때문에, 초기 염증에 대해서는 진단이 어렵다.

표 3-5 ASAS 분류 기준

45세 이하에서 3개월 이상 지속되는 요통이 있고

천장관절의 영상 소견(a) 과 1개 이상의 척추관절염의 특징(b)	또는	HLA-B27 양성 과 2개 이상의 다른 척추관절염의 특징(b)

영상 소견(a)
- MRI에서 척추관절염으로 인한 천장관절염의 활동성(급성) 염증 소견이 강하게 의심되는 경우
- 개정된 뉴욕 기준에 따른 천장관절의 X선 소견

척추관절염의 특징(b)
- 염증성 요배부 통증
- 관절염
- 부착부염(발뒤꿈치)
- 요도염
- 손가락염증
- 건선
- 크론병/장염
- NSAIDs에 대한 양호한 반응
- 척추관절염의 가족력
- HLA-B27 양성
- CRP 상승

건선성 척추염과 강직성 척추염을 포함한 척추관절염의 모든 분류 기준이다. MRI를 이용한다는 점에서 조기 진단이 가능해졌다.

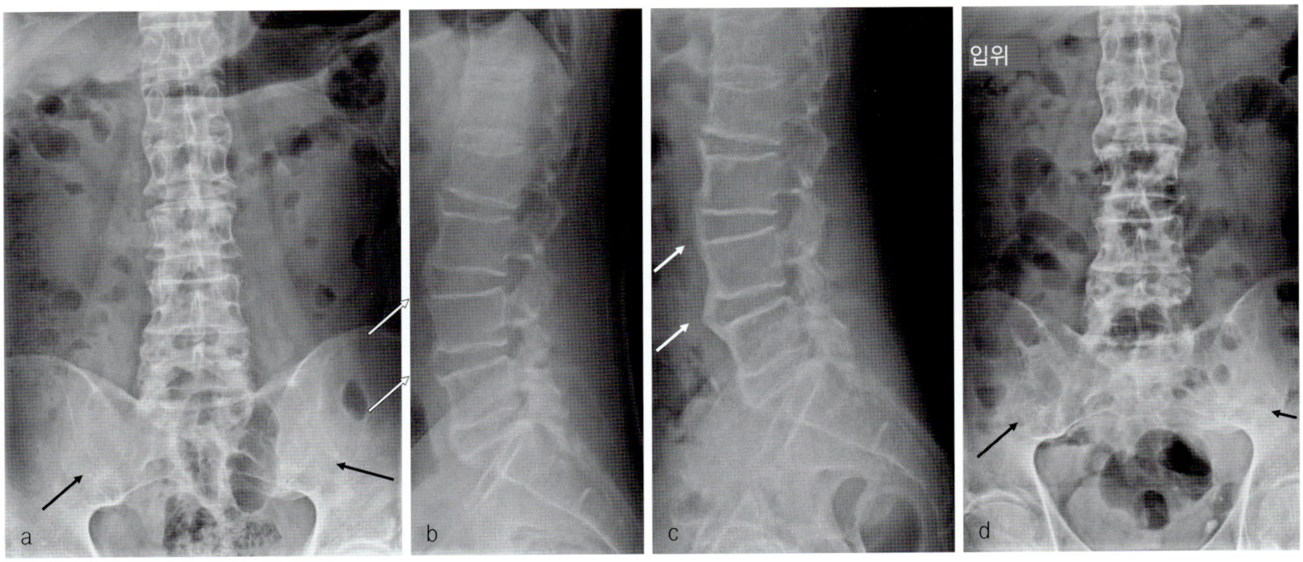

그림 3-32 **강직성 척추염(57세 남성, 허리가 굽혀지지 않음)**

a, b: 요추 단순 X선 영상 정면상(a), 측면상(b), c, d: 2년 후의 요추 단순 X선 영상 측면상(c), 정면상(d)
천장관절의 관절 간격은 이미 보이지 않으며, 골 강직이 나타나고 있다(a, d 화살표). 전융인대를 따라 인대 골극이 관찰되며, 2년 후에는 연속된 것이 확인된다(b, c 화살표). 병변의 진행을 시사한다.

●문헌

1) Brown AK, King DG. 小橋由紋子, 訳. 第3章 関節炎. カラーで分かる！ 骨軟部単純X線写真の見かた. 東京:メディカル・サイエンス・インターナショナル; 2018. p.83-107.
2) Steinbrocker O, Traeger CH, Batterman RC. Therapeutic criteria in rheumatoid arthritis. JAMA. 1949;140:659-62.
3) Larsen A, Dale K, Eek M. Radiographic evaluation of rheumatoid arthritis and related conditions by standard reference films. Acta Radiol Diagn. 1977;18:481-91.
4) Neogi T. The epidemiology and impact of pain in osteoarthritis. Osteoarthritis Cartilage. 2013;21:1145-53.
5) 岡田憲太郎, 北原聡太. 膝ロッキングで発症した滑膜骨軟骨腫症の1例. 日職災医誌. 2013;61:268-72.
6) Kellgren J, Lawrence J. Radiological assessment of osteo-arthrosis. Ann Rheum Dis. 1957;16:494-502.
7) Ohara Y, Kishimoto M, Takizawa N, et al. Prevalence and clinical characteristics of psoriatic arthritis in Japan. J Rheumatol. 2015;42:1439-42.
8) Yamamoto T, Ohtsuki M, Sano S, et al. Prevalence and current therapies of psoriatic arthritis in Japan:A survey by the Japanese Society of Psoriasis Research in 2016. J Dermatol. 2017;44:e121.
9) Yamamoto T, Ohtsuki M, Sano S, et al:Epidemiological analysis of psoriatic arthritis patients in Japan. J Dermatol. 2016;43:1193-6.
10) Moll JM, Wright V. Psoriatic arthritis. Semin Arthritis Rheum. 1973;3:55-78.
11) van der Linden S, Valkenburg HA, Cats A. Evaluation of diagnostic criteria for ankylosing spondylitis. A proposal for modification of the New York criteria. Arthritis Rheum. 1984;27:361-8.
12) Rudwaleit M, Landewé R, van der Heijde D, et al. The development of Assessment of Spondyloarthritis International Society classification criteria for axial spondyloarthritis(part I): classification of paper patients by expert opinion including uncertainty appraisal. Ann Rheum. 2009;68:770-6.

Chapter

4 종양 및 종양 유사 질환

들어가며

골종양의 진단은 CT나 MRI가 아무리 발달하더라도 단순 X선 영상을 능가할 수 없다. 종양의 발생 부위, 종양에 수반되는 석회화의 형태, 골막반응 등 단순 X선 영상이 제공하는 정보는 매우 많다. MRI나 CT는 단순 X선 영상으로 의심되는 종양을 뒷받침하는 선택지라고 할 수 있다. 골종양을 배우려면 단순 X선 영상을 통해 섬세한 판독 능력을 기르는 것이 권장된다.

골종양의 정의

골종양은 간엽계 세프 유래 종양, 조혈계 유래 종양, 전이성 골종양으로 크게 나뉜다. 간엽계 세포 유래 종양은 골육종, 연골육종과 같은 원발성 골종양을 의미한다. 이외에도 양성 골연골종이나 내연골종 등이 포함된다. 조혈계 유래 종양은 백혈병이나 악성 림프종, 다발성 골수종 등 골수 줄기세포에서 유래한 것이다. 전이성 골종양은 뼈 이외의 암종이나 육종이 뼈에 전이된 것이다. 그 외에 염증이나 순환장애 등으로 인한 종양인지 확실하지 않은 질환도 종양 유사 질환으로 취급한다.

골종양의 빈도

원발성 골종양은 양성, 악성 모두 빈도가 낮다. 원발성 악성 골종양은 전체 골종양의 0.2%를 차지하며, 가장 많은 것이 다발성 골수종이다. 간엽계 골종양에서는 골육종, 연골육종, 유잉육종 순으로 많다. 원발성 양성 골종양은 악성종양보다 빈도가 높다. 골연골종이 높은 빈도로 관찰된다. 전이성 골종양은 원발성 골종양보다 50~100배 더 자주 발생한다. 폐암, 유방암, 전립선암의 골 전이가 많다.

골종양의 발생 부위

장골은 발생학적으로 골단, 골간단, 골간으로 나뉜다. 성장기에는 골형성과 골흡수가 활발한 골간단에 종양이 잘 발생한다. 골단에 발생하는 종양은 드물다(연골모세포종 등). 골간 발생도 드문 편이다. 골간의 골수 내에 발생하는 것으로는 섬유형성이상이나 조혈계 종양(다발성 골수종 등), 골간부 피질에 발생하는 것으로는 유골골종 등이 있다. 성장이 느린 종양은 골간단에 발생한 후 뼈의 성장과 함께 골간으로 이동하는 경우도 있다(비골화섬유종 등). 뼈의 중심에 발생하는지(중심성 발생: 골거대세포종이나 섬유형성이상 등), 뼈의 가장자리에 발생하는지(편심성 발생: 유골골종, 섬유성 피질 결손 등)에 따라 골종양의 특징이 나타난다 그림 4-1.

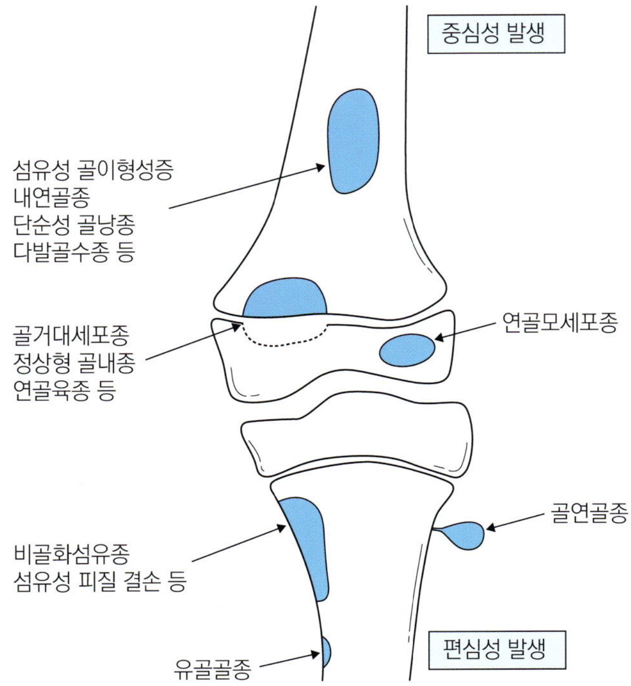

그림 4-1 **골 병변의 발생 위치**

골 병변은 뼈의 중심 부분에 발생하는 종양과 편심성으로 발생하는 종양이 있다. 중심성 발생은 골수강에 나타나는 경우, 골단 영역에 나타나는 경우, 골간단에 나타나 골간과 골단에 퍼지는 경우가 있다. 편심성 발생은 골간단에서 뼈 밖으로 돌출하는 형태로 나타나는 골연골종, 뼈의 피질에 국한되어 있는 경우가 많은 유골골종, 골 피질부터 골수강 내로 존재하는 비골화섬유종 등 특징적인 종양이 많다.

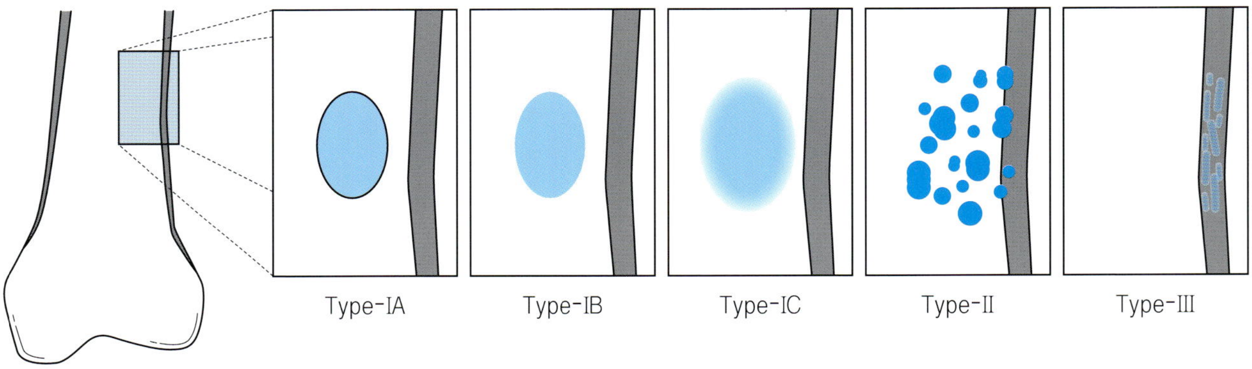

그림 4-2 **골파괴 패턴**

골수종 내에 있는 해면골은 구조상 밀도가 낮아 골 용해를 인식하기 위해서는 골소주의 30~50%가 파괴되어야 한다. 골 피질의 경우 뼈의 밀도가 높기 때문에 골파괴를 조기에 인식하기 쉽다. 종양과 정상 뼈 사이의 경계가 불명확하면 악성 병변일 가능성이 높아진다.

골종양 발생과 연령과의 관계

골종양은 나이에 따라 감별할 수 있는 경우도 있다. 간엽계 골종양은 뼈의 성장이 활발한 소아나 젊은 성인 등에서 호발한다(골연골종, 골육종, 유잉육종 등). 전이성 골종양은 원발성 골종양에 따라 차이가 있지만, 간엽계 골종양보다는 연령대가 높다.

골파괴 패턴

골의 파괴성 변화를 단순 X선 사진에서 평가하려면, 골파괴가 30~50% 진행되어야 가시화할 수 있다. 특히, 골다공증 등으로 골밀도가 저하된 환자들은 발견이 늦어지기 쉽다. 골파괴 패턴은 종양의 증가 속도에 따라 세 가지로 크게 나눌 수 있다 그림 4-2. 각각이 혼재할 수도 있다.

Type I(지도 모양의 골파괴: geographic)은 지도 모양으로 퍼지는 골파괴이다. 종양의 진행 부위는 병변 부위의 가장자리에 일치한다. 이 유형은 가장자리 상태에 따라 3가지로 분류된다.

Type I-A: 골 경화 가장자리를 갖고 있는 경우, Type I-B: 골 경화 가장자리가 없는 경우, Type I-C: 경계 불명확한 경우. Type I-A는 성장 속도가 느린 종양으로, 대개 양성 병변(단순성 골낭종, 내연골종) 등이 해당된다. Brodie 농양과 같이 시간이 지난 골수염에서도 이러한 유형을 보인다. Type I-B는 punched-out 병변으로, 다발성 골수종이나 골거대세포종이 이에 해당한다. Type I-A보다는 성장 속도가 빠르다. Type I-C는 더 빠른 성장 속도를 보이는 종양을 시사한다. 경계가 불명확한 영역에서는 골소주 사이를 파괴하는 진행을 보인다. Type I-B보다 이행대가 넓으며, 단순 X선 영상에서 관찰되는 범위보다 더 큰 종양인 경우가 많다. 골 피질에 접해 있는 종양이라면 골 피질의 얇아짐이나 파열이 있을 수 있다. 골육종이나 연골육종, 활동성이 높은 악성종양을 시사한다.

Type II(충식상 골파괴: moth-eaten)는 5 mm 정도 크기의 투과성 영역이 나타나 유합 경향을 보이는 골파괴 패턴이다. 골 피질에도 골수에도 동일한 소견을 보인다. 병변 사이에 정상적인 골소주(또는 재형성으로 인해 비후된 경우도 있음)이 존재할 수 있지만, 골소주 사이에도 종양이 존재하는 경우가 많다. 실제 종양의 크기는 단순 X선 영상에서 확인할 수 있는 투과상보다 크다. 활동성이 높은 악성 병변(골육종, 연골육종, 유잉육종과 같은 작은 원형세포 종양)이나 급성 골수염에서도 나타난다.

Type III(침투상 골파괴: permeative)는 경계가 불명확하고 투과성이 높으며, 모든 방향으로 침윤성으로 퍼지는 패턴이다. 침윤의 분포가 골 피질의 Havers관이나 Volkmann관을 따라 확산되며, 골 외부로 확장된다. 이에 따라(골수 내에 존재할 수 있지만) 피질에서 잘 관찰된다. 이 소견은 Type II와 마찬가지로 골육종이나 유잉육종 등 활동성이 높은 악성 병변에서 나타난다. 이러한 분류는 종양의 활동성을 판단하기 위해 편의상 나누어진 것으로, 종양에 따라 Type I~III가 혼재되어 있을 수 있다. 대부분 Type I 형태라도 부분적으로 벌레 먹은 듯한 소견이 있다면, 같은 부위에서 악성 변환이 일어나거나 국소 증가가 있을 가능성이 있다.

골막반응

골막이란 뼈 표면을 덮고 있는 결합조직이다. 골막반응은 골막이 어떤 원인으로 파열되면서 뼈의 신생이 일어나는 것을 의미하며, 이 반응 자체는 비특이적 변화이다. 보통 골막은 단순 X선 영상에서 확인되지 않지만, 골막반응이 일어나면 뼈가 형성되므로 단순 X선 영상에서 확인할 수 있다. 다양한 질환에서 골막반응이 나타난다. 또한, 골막반응의 형태로 병변 활동성이나 양·악성 여부를 파악할 수 있다(종양 감별은 불가능). 표 4-1에 골막반응을 일으키는 질환을, 표 4-2에 골막반응의 종류를 나타냈다. 골막반응을 보이는 것은 골종

표 4-1 골막반응을 일으키는 질환

종양	골육종, 유잉육종, 백혈병, 악성림프종 등
외상	골절, 스트레스 골절, 골막하 혈종
감염	골수염
기타	대사성, 선천성, 약제성, 이차성

종양뿐만 아니라 외상이나 감염에서도 발생한다. 원래 뼈를 회복하기 위한 생리적 반응이다.

표 4-2 골막반응의 종류

저활동성	Thin, solid, thick irregular(피질에 따라 다양한 두께로 나타나는 단단한 골막반응)	유골골종, 만성골수염, 피로골절 등
고활동성	Laminated, onion skin(층상으로 양파 껍질 같은 형태)	급성 골수염, 골육종 등
	Spiculated, perpendicular(스파이크상, 극상)	두개골 혈관종, 활동성이 높은 육종
	Sunburst appearance(방사상)	활동성이 높은 육종
	Codman 삼각(병변에 의해 밀려 올라간 골막이 삼각형 모양으로 나타나는 것)	활동성이 높은 육종, 급성 골수염

종양의 활동성을 나타낸다. 저활동성일 경우 골 피질에 평행한 골막반응이지만, 고활동성일 경우 골피질에 수직으로 나타난다. Codman 삼각은 종양의 급격한 성장에 대한 반응으로 볼 수 있다.

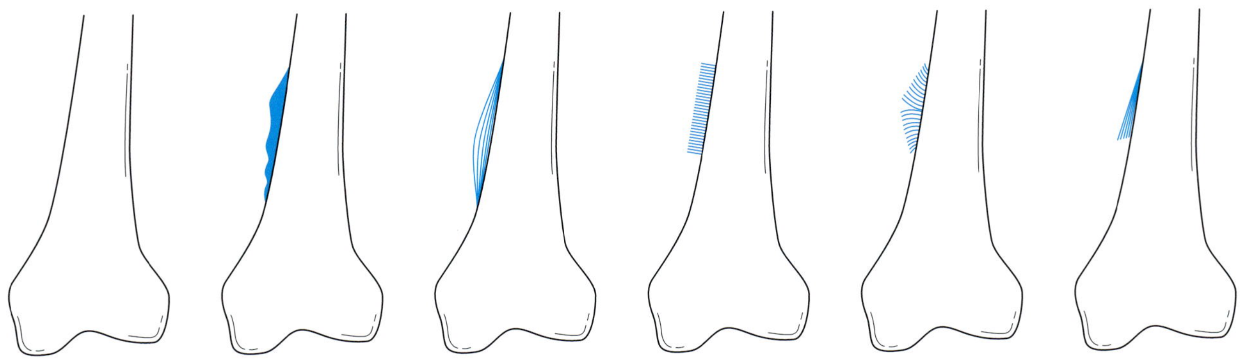

그림 4-3 골막반응

a. 정상
b. 충실성(solid type): 골 피질의 비후로 관찰된다. 가장자리는 매끄럽거나 물결 모양이다. 1 mm 이하일 경우 양성 병변일 가능성이 높다.
c. 층상(laminated type, onion skin type): 한 층 또는 여러 층으로 나타나며, 양성 또는 악성 모두에서 나타날 수 있다. 골수염에서도 이 패턴이 나타날 수 있다.
d. 극상(perpendicular type, spiculated type): 골 피질에 수직으로 배열되어 보이는 형태로, 두개골에서 관찰될 경우 hair-on-end appearance라고 부른다.
e. 방사상(sunburst appearance type): 골피질에서 방사형으로 퍼지는 형태로, 병변의 활동성이 매우 높다.
f. Codman 삼각(Codman triangle): 병변에 의해 밀려 올라간 골막이 삼각형 모양으로 반복 생성되는 형태로, 삼각형 영역에는 종양이 존재한다. 병변의 활동성이 매우 높다.

양뿐만 아니라 골절 등의 회복에서도 나타난다. 스트레스 골절에서는 골절선이 명확하게 확인되지 않더라도, 이후에 나타나는 골막반응으로 골절의 존재를 알 수 있다. 골수염과 같은 감염, 대사성 질환(바세도우병 등)이나 약물성 질환에서도 골막반응이 나타난다. 종양에서도 다발성 골수종이나 신장암의 골 전이에서는 골막반응을 보이지 않는 경우도 있지만, 활동성이 높은 원발성 악성 골종양에서는 전형적인 골막반응을 관찰할 수 있다 그림 4-3.

골파괴상이나 골막반응의 구체적인 예를 그림 4-4에 나타냈다.

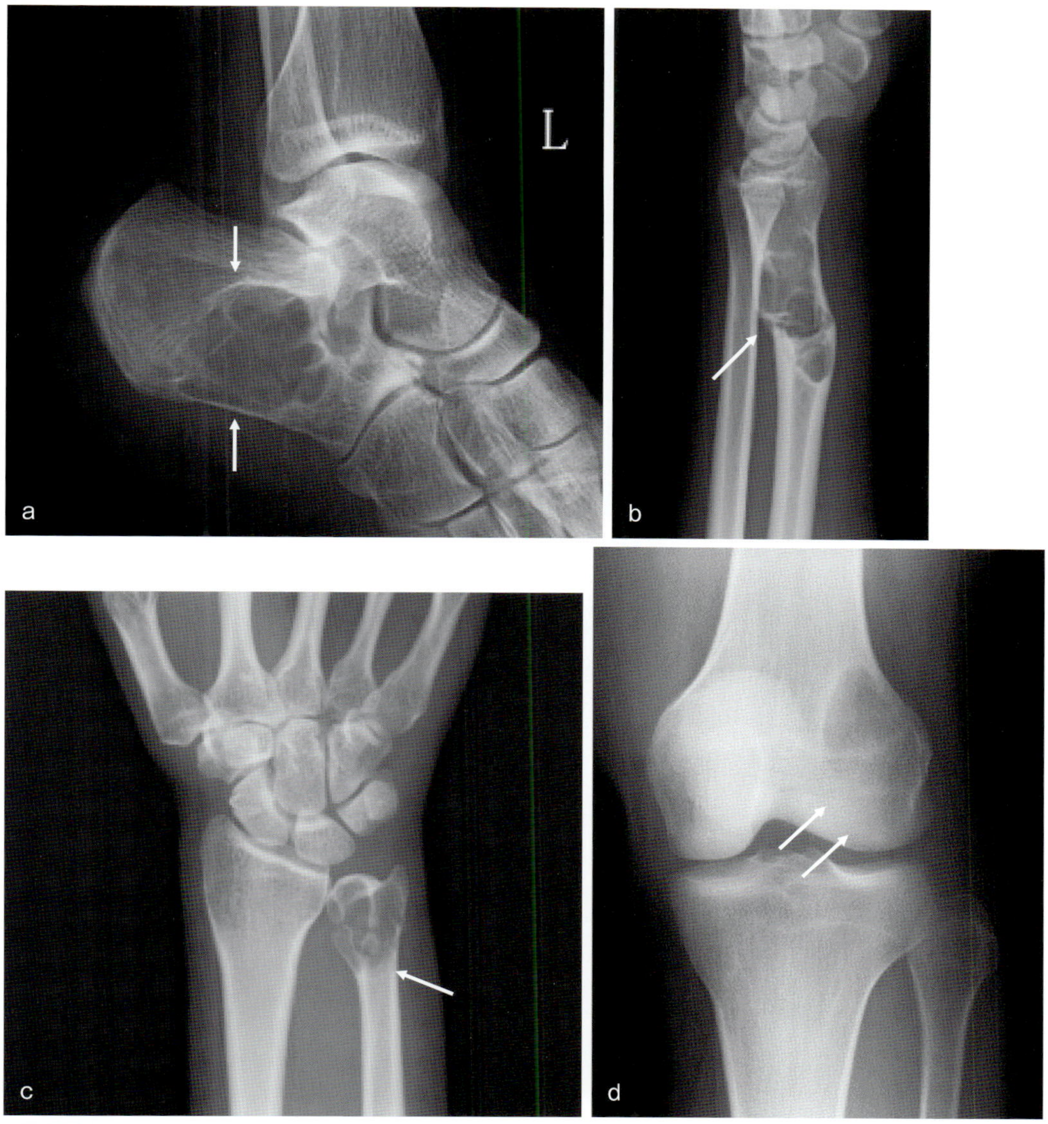

그림 4-4 **다양한 종양의 골파괴와 골막반응**

a. **지도상 골파괴(Type I-A): 25세 여성. 단순성 골낭종**
종골 체부에 분엽상의 투과상이 관찰된다. 경계는 명확하고 골 경화 변연을 동반하고 있다(화살표). 내부에 격벽이 관찰된다.

b. **지도상 골파괴(Type I-A): 16세 여성. 섬유형성이상(FD), 병적 골절 있음**
요골 원위 골간부에서 팽창성 성장을 보이는 간유리 농도의 종괴성 병변이 관찰된다. 정상 뼈와의 경계는 명확하며 내부에 격벽이 있다. 병적 골절이 있고(화살표), 요골의 변형을 동반하고 있다.

c. **지도상 골파괴(Type I-B) : 40세 여성. 골거대세포종(GCT)**
척골 원위 골간단에서 골단으로 팽창성 성장을 보이는 비누 거품 형태의 투과상이 관찰된다. 원위부의 가장자리는 확인 가능하지만, 골간단 측의 골 경화 경계는 보이지 않는다(화살표). 병적 골절이 관찰된다.

d. **지도상 골파괴(Type I-C) : 27세 남성. GCT**
대퇴골 원위 골간단에서 골단으로 투과상이 관찰된다. 골단 측 경계는 불명확하며 종양이 어디까지 진행된 것인지 분명하지 않다(화살표). 골간단 측은 경계가 명확하다. 부분적으로 활동성이 높은 종양으로 추정된다.

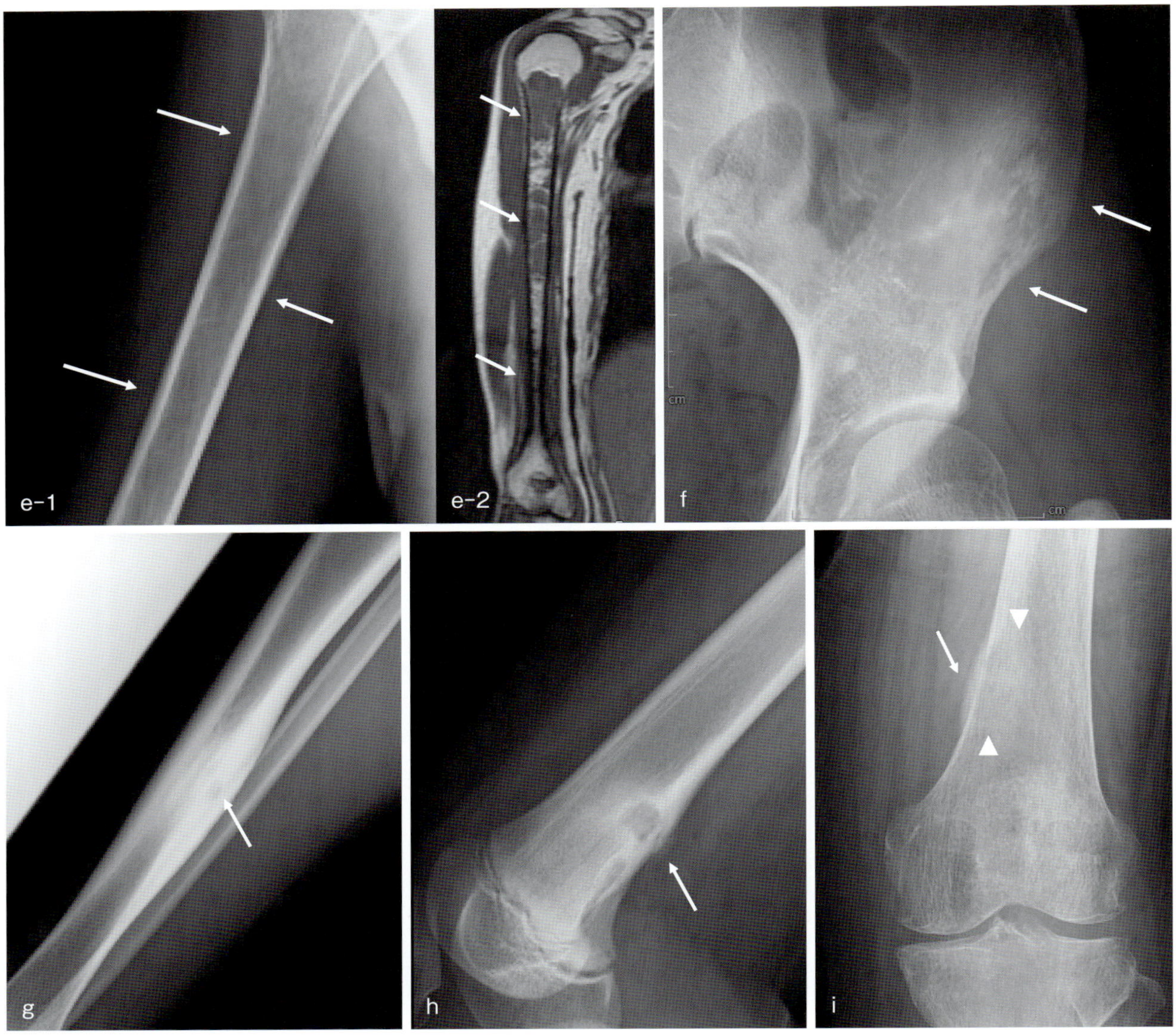

그림 4-4 다양한 종양의 골파괴와 골막반응 (계속)

e. 벌레 먹은 것 같은 골파괴(Type II): 62세 여성. 다발성 골수종
상완골의 골수강(해면골) 내에 경계가 불명확한 투과상이 관찰된다(e-1 화살표). 농도 차이가 크지 않아 알아보기 어렵다. MRI(e-2)에서는 상완골의 골간단에서 거의 연속적으로 종양성 병변이 나타나며(화살표), 단순 X선 영상에서 보이는 것보다 더 넓은 범위에 종양의 침윤이 있음을 알 수 있다.

f. 침윤상 골파괴(Type III): 23세 여성, 유잉육종
장골에 경계가 불명확한 투과상이 관찰된다(화살표). 경계가 불명확하며 골 피질에도 침윤이 미치고 있다. 벌레 먹은 것 같은 골파괴와 침윤상 골파괴가 모두 존재하는 것으로 보인다.

g. 충실성 골막반응(solid type): 14세 남아. 유골골종
경골의 골 피질 내 원형의 투과상이 관찰되며 병터(nidus)에 해당한다(화살표). 주위에 두꺼운 골형성이 관찰되며, 종양으로 인한 층상 골막반응이다. 골수강 내 해면골에서도 골형성이 관찰된다.

h. 충실성 골막반응(soild type): 13세 남아. 비골화섬유종(NOF)의 병적 골절 후
대퇴골의 원위 골간단에서 골간의 골 피질 내에 원형의 투과상이 관찰되며, NOF이다. 주변의 골 피질이 손상되어 골절이 동반되어 있다(화살표). 골절선을 덮는 것처럼 띠 모양의 농도 증이 부위가 있으며, 골절에 따른 골막반응이다.

I. 충실성 골막반응(solid type): 46세 여성. 폐암의 골전이
대퇴골의 원위 골간 골피질에 두꺼운 골 피질의 비후가 관찰되며 골막반응이 있다(화살표). 농도는 높고 비교적 천천히 형성된 것으로 보인다. 같은 부위에 경계가 불명확한 투과상이 관찰되며, 전이성 골종양으로 확인된다(화살머리). 이 환자는 폐암의 항암제 치료 중이며 전이 부위에도 일정한 치료 효과가 나타난 것으로 추정된다.

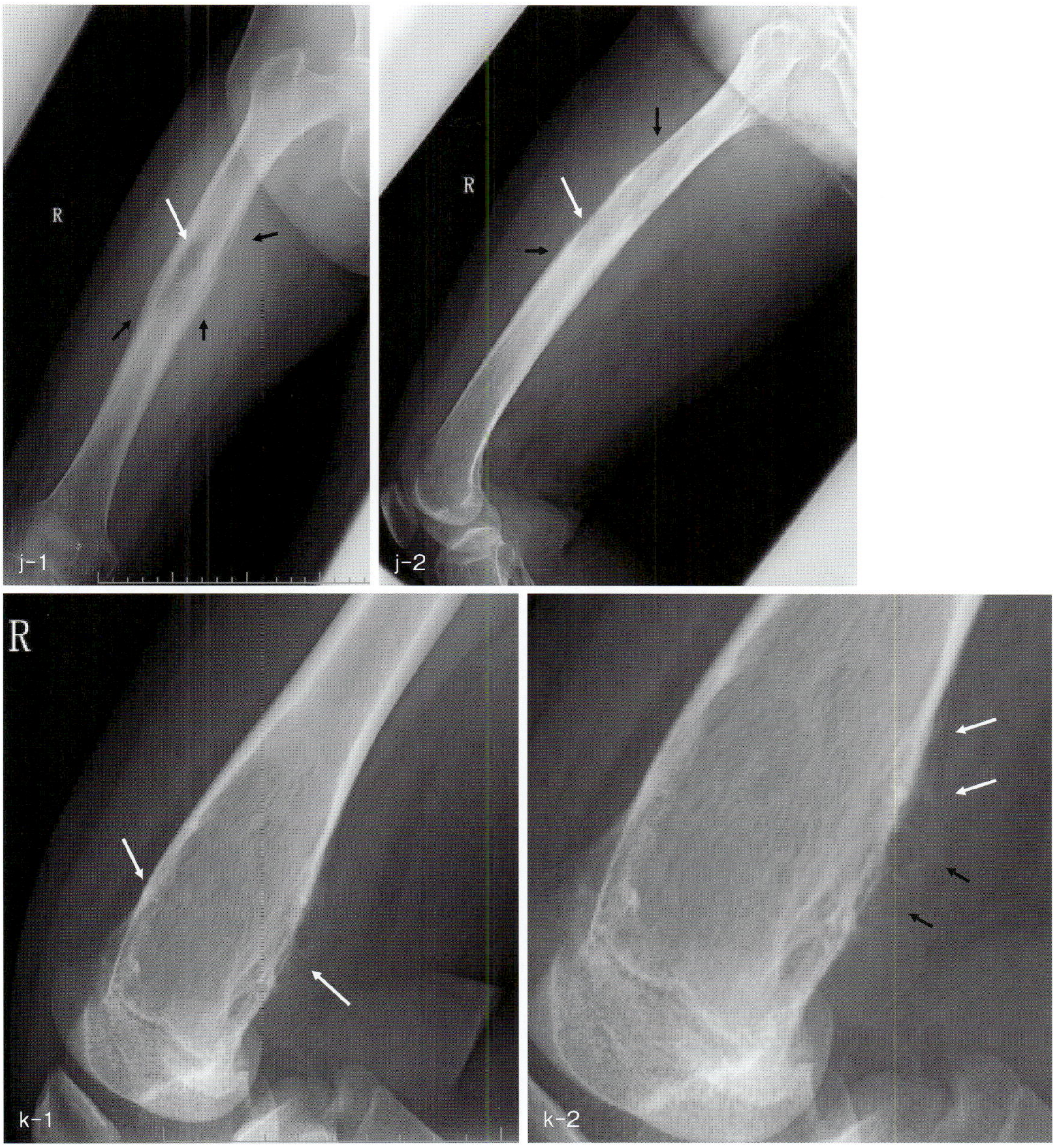

그림 4-4 **다양한 종양의 골파괴와 골막반응 (계속)**

j. 층상골막반응(onion skin type): 80세 여성. 미만성 거대세포형 B세포 림프종(악성 림프종)의 골수 침윤
대퇴골 골간부에 경계가 불명확한 투과상이 있으며, 이는 기존의 악성 림프종의 골수 침윤이다(j-1 흰 화살표). 골 피질에는 층상의 골막반응이 나타나고 있다(j-1, 2 검은 화살표). 활동성이 높은 종양임을 알 수 있다. 또한, 골 피질이 종양으로 인해 얇아졌으며, 침투상 골파괴가 관찰된다(j-2 흰 화살표).

k. sunburst type과 Codman 삼각:15세 여아. 혈관확장형 골육종
대퇴골 원위 골간단에 경계가 불명확한 투과상이 관찰된다. 골 피질은 울퉁불퉁하며 침투상 골파괴가 확인된다(k-1 화살표). 골막반응이 보이고 골 피질에 대해 수직이고 늪이가 제각각인 선상의 석회화가 있어 고활동성의 sunburst type(k-2 검은 화살표)이다. 또한, 두측에는 Codman 삼각도 보인다(k-2 흰 화살표).

기질

기질이란 종양 세포에 의해 만들어지는 세포 외 물질이다. 간엽계 종양에서 자주 생성된다. 기질에는 유골 기질(뼈를 형성함), 연골 기질(연골을 형성함), 콜라겐 섬유 등이 있다. 유골 기질이나 연골 기질은 특징적인 석회화나 골화를 나타내 진단에 도움이 된다. 기질을 형성하지 않는 종양으로는 골거대세포종, 낭종, 유잉육종 등이 있다.

유골 기질의 석회화는 유골골종이나 골육종에서 나타난다. 석회화는 농도에 따라 다양하게 나타난다. 간유리 모양, 구름 같은 모양(cloud-like), 상아 같은 모양(ivory-like) 등으로 불린다. 유골 형성 단계에서 석회화가 적으면 단순 X선 영상에서는 기질이 보이지 않는다(투과상으로 나타남). 연골 기질의 석회화는 내연골종, 연골모세포종 또는 연골육종에서 관찰된다. 모양이 독특하며 고리 모양이나 점 모양, 호 모양의 석회화를 보인다. 이는 연골을 형성하는 종양이 분엽상 성장을 보이기 때문이다.

양성 골종양 및 종양 유사 질환

① 골연골종(osteochondroma)

외골종이라고도 불리며 고빈도로 관찰되는 골종양이다. 20세 이하의 젊은 사람에게 발생한다. 정상 골수와 연결된 줄기 부분과 종양의 끝부분에 연골 모자가 있다. 성장판 연골의 이소성 성장으로 생각된다. 성장과 함께 발육하며, 성장판(골단선)이 닫히면 종양의 성장도 멈춘다. 연골 모자는 골간 방향으로 성장한다고 알려져 있으나 그림 4-5a 예외도 많다. 또한, 줄기가 짧거나 넓은 sessile type도 존재한다 그림 4-5b. 보통 무증상이지만 종양 압박으로 인한 뼈의 변형 그림 4-5b, c 이나 근육통이 발생할 수 있다. 증상이 있는 경우 절제가 고려된다.

② 유골골종(osteoid osteoma)

소아부터 젊은 성인에게 발생한다. 경골, 대퇴골의 골 피질에 발생한다. 종양의 본체는 원형의 투과상(nidus)으로 관찰되며 주위에 반응성 골형성을 동반한다. 밤에 통증이 있으며 NSAIDs로 완화되는 것이 유명하다. Nidus는 보통 1 cm 정도이다 그림 4-6a~c. 드물게 관절면에 나타날 수 있으며 그림 4-6c 골수염이나 관절염과 유사한 증상을 보여 주의해야 한다. MRI에서는 nidus 주위에 부종성 변화가 관찰된다.

③ 단순성 골낭종(simple bone cyst)

골간단에 나타난다. 말초 순환 장애로 발생한다고 여겨지는 액 저류를 가리킨다. 벽에는 섬유성 피막이 있다. 상완골 근위가 50%, 대퇴골 근위가 25% 그림 4-7a, b 로 고빈도로 발생한다. 무증상이며 병적 골절로 발견되는 경우가 많다 그림 4-7c.

④ 동맥류뼈낭종(aneurysmal bone cyst, ABC)

원발성 종양의 약 1%에서 발생하며, 10~20대의 젊은 층, 특히 20세 이하에서 80%를 차지한다. 장골의 골간단, 척추 등에서 관찰된다. 다방성 낭종성 종괴 그림 4-8a-1, b-1, 2 로 관찰되며 MRI에서는 액면형성을 특징적으로 관찰된다 그림 4-8a-2 그림 4-8b. 다른 종양(대표적으로 골거대세포종이나 연골모세포종)의 변성 등으로 이차적으로 ABC가 나타나는 경우도 있다. 확실하게 절제하지 않으면 재발하기 쉽다.

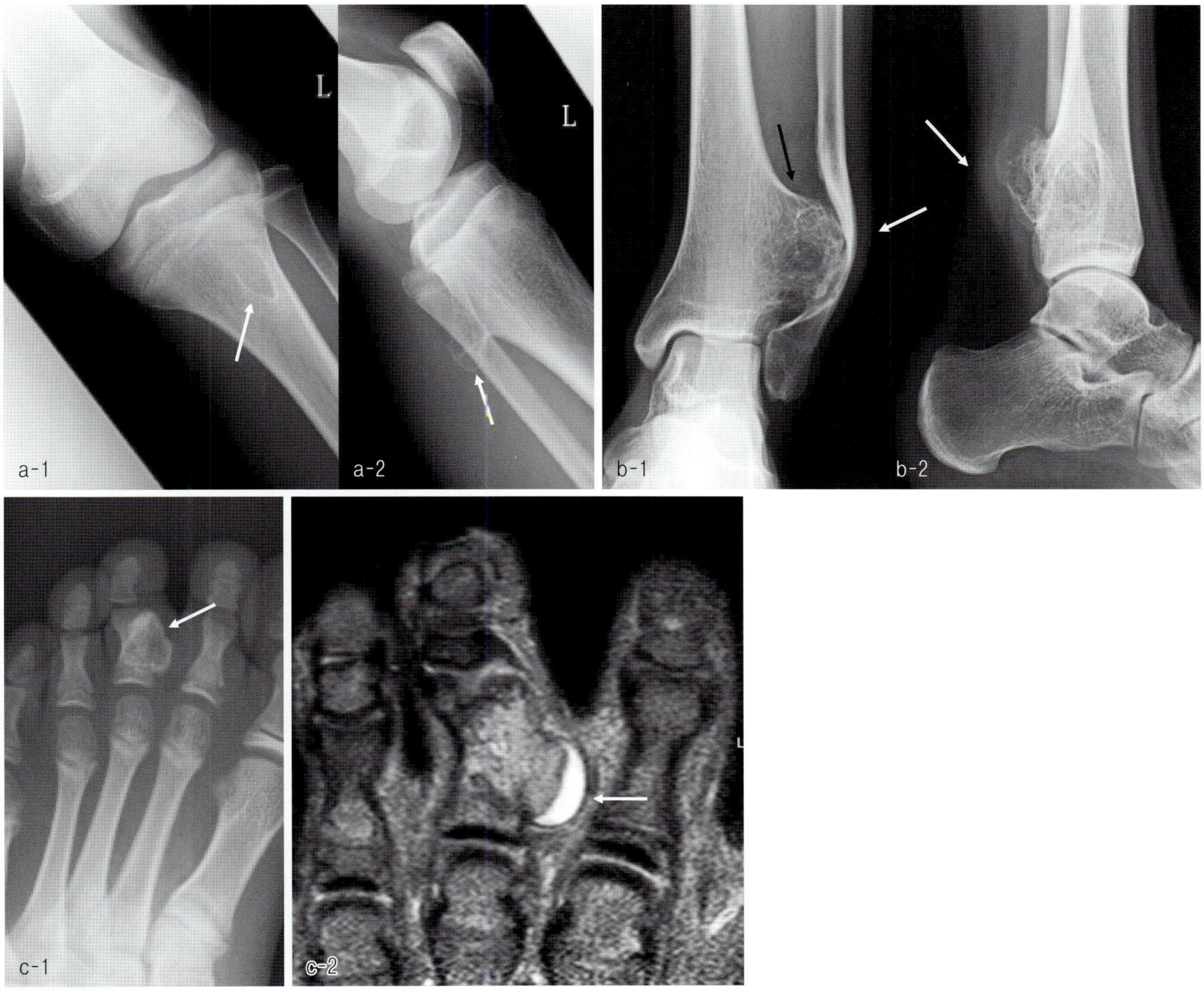

그림 4-5 **골연골종**

a. 15세 남아. 1. 슬관절 단순 X선 영상 정면상, 2. 동일 측면상
b. 17세 남아. 1. 족관절 단순 X선 영상 정면상, 2. 동일 측면상
c. 11세 남아. 1. 족부 단순 X선 영상 정면상, 2. 족부 MRI STIR 횡단상

a. 경골 근위 골간단에 타원형의 골 경화 가장자리가 있으며, 측면상에서는 뼈의 돌출이 관찰된다(a-1, 2 화살표). 줄기 부위는 골간단과 연속되어 있다.
b. 경골 원위 골간단에 넓은 줄기를 가진 뼈의 돌출(b-1 검은 화살표)이 있으며 Sessile type의 골연골종이다. 비골이나 근육을 압박하고 있다(b-1, 2 흰 화살표).
c. 제3기절골에 겹쳐서 뼈가 관찰된다(c-1 화살표). 근위 골간부와 접촉하여 연속성이 있다. 제2지와 제3지 사이의 간격이 벌어져 있다. MRI에서는 골수와 연속된 종양의 선단에 연골 모자(cartilage cap)로 보이는 고신호 영역이 관찰된다(c-2 화살표).

⑤ 내연골종(enchondroma)

다양한 연령층에서 나타나는 골종양으로 주로 단관골에 호발한다 그림 4-9a-1. 골수강 내에서 팽창성으로 성장하는 종양이며, 골 피질의 얇아짐이나 병적 골절을 일으킬 수 있다. 내부에 거친 석회화를 동반하는 경우가 많으며, 팝콘 모양이나 고리 모양을 보인다. 이는 종양 내부의 연골 기질의 석회화로 여겨진다. MRI에서는 연골 기질을 반영하여 T2 강조상이나 지방 억제 영상에서 고신호를 보인다 그림 4-9a-2, 4-9b-2. 대퇴골이나 상완골 같은 장골에도 발생할 수 있지만 그림 4-9b-1, 이 경우 골경색과의 감별이 필요하다. 또한, 장골 발생의 내연골종은 육종화될 가능성도 있으므로 주의가 필요하다(단관골에서 발생한 내연골종의 육종화는 매우 드묾). 다발하는 경우 Ollier병, 혈관종을 동반한 경우 Maffucci 증후군이라고 하며, 육종화할 확률은 40%이다.

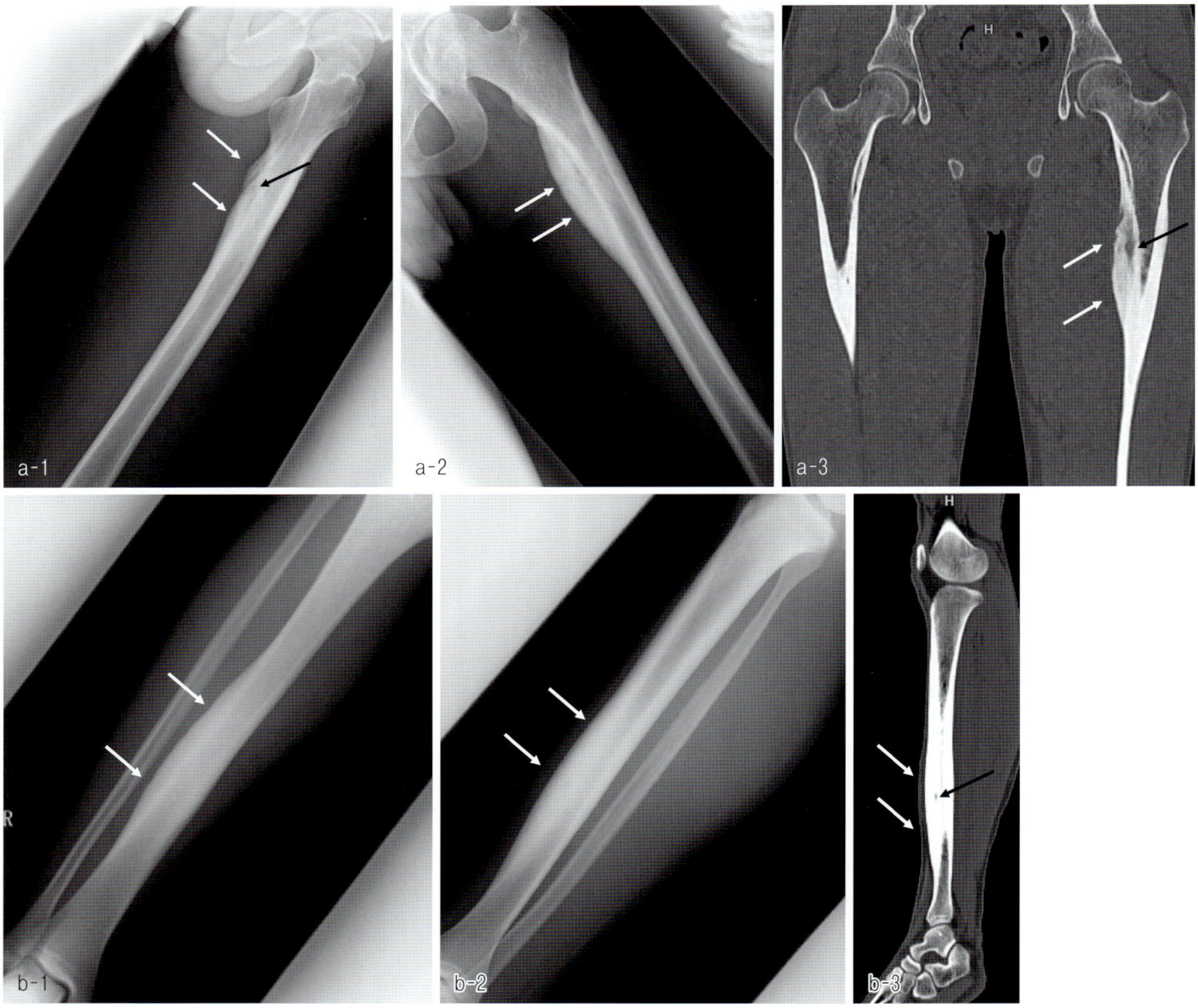

그림 4-6 유골골종

a: 22세 남성. 1. 대퇴골 단순 X선 영상 사위상, 2. 동일 측면상, 3. 동일 대퇴골 CT 관상면

b: 17세 남성. 하퇴 단순 X선 영상 정면상, 2. 동일 측면상, 3. 동일 하퇴 CT 시상면

a: 대퇴골 전자 아래에서 근위 골간부까지 골 피질의 비후가 관찰된다(a1-3 흰 화살표). 균일한 농도의 두꺼운 골형성으로 양성 골막반응으로 볼 수 있다. 비후된 골 피질 내에 원형의 투과상이 있으며(a1, 3 검은 화살표), 병터(nidus)이다. CT에서는 병터를 쉽게 확인할 수 있다.

b: 경골 골간부의 골 피질 비후가 관찰된다(b1-3 흰 화살표). 단순 X선 영상에서는 병터인지 명확하지 않지만, CT에서는 비후된 내부에 원형의 저흡수 영역이 관찰되며, 병터이다(b3 검은 화살표).

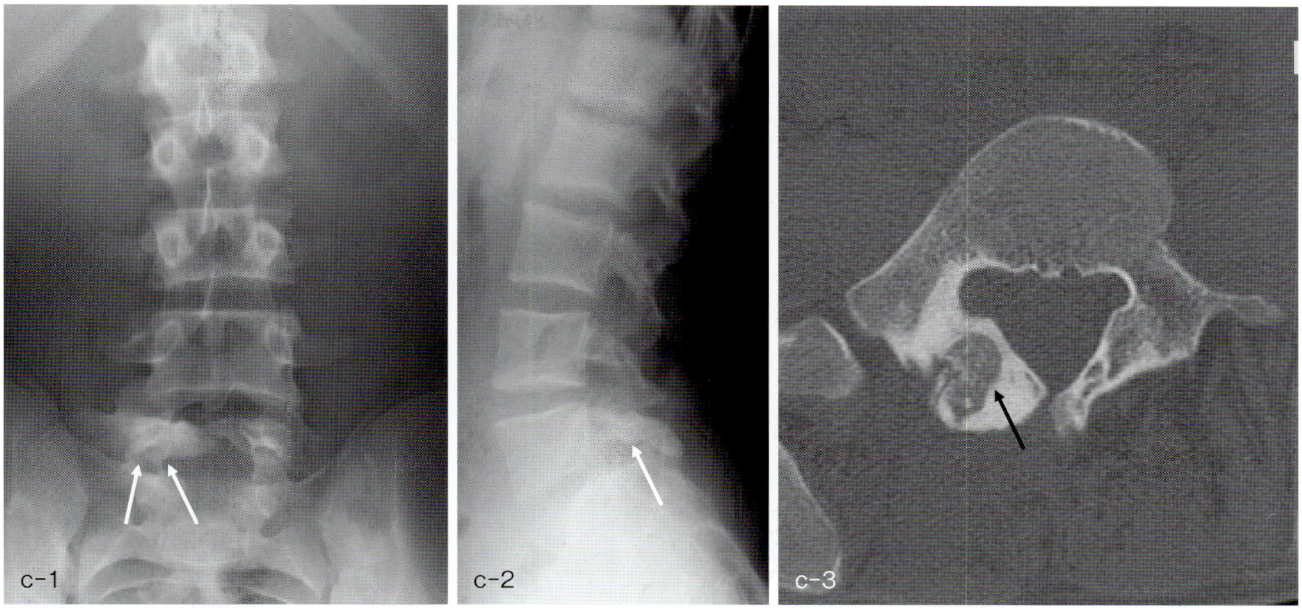

그림 4-6 유골골종(계속)

c: 15세 남성. 1. 요추 단순 X선 영상 정면상, 2. 동일 측면상, 3. 동일 요추 CT횡단상

c: 제5요추의 우측 추궁에 골밀도의 상승된 부분이 관찰된다(c1, 2 흰 화살표). 제5요추는 추궁 형성이 불완전하며, 잠재성 이분 척추 상태이다. 단순 X선 영상에서는 확인되지 않지만, CT에서 골밀도가 상승한 내부에 원형의 투과상이 관찰되며, 병터로 확인할 수 있다(검은 화살표).

⑥ 연골모세포종(chondroblastoma)

비교적 드문 양성 종양으로 75%는 소아에서 젊은 성인에게 발생한다. 장골의 골단 영역, 편평골에서도 골단에 해당하는 영역에서 발생한다 그림 4-10a, b. 또한, 슬개골도 골단과 동일한 발생기전으로 인해 발생한다. 종양은 원형·분엽상 형태를 보이며, 내부에 연골 기질의 석회화를 동반한다 그림 4-10a-3, 10b-1, 2. 내연골종과 유사한 거친 석회화이다. MRI에서는 연골 기질을 반영하여 T2 강조상이나 지방 억제 영상에서 고신호를 보인다 그림 4-10b-3. 이 종양은 ABC화하기 쉬우며 액면 형성(fluid-fluid level, 격막으로 나뉘어진 덩어리)을 보일 수도 있다.

⑦ 비골화섬유종(non-ossifying fibroma, NOF)

소아의 장골 골간단에서 관찰되는 골종양 유사 질환이다. 대퇴골 원위 골간단, 경골 근위 및 원위 골간단에 호발한다. 남녀 비는 2:1로 남아에게 더 많다. 무증상이며, 대부분은 우연히 촬영된 단순 X선 영상에서 발견된다. 병변은 편심성의 골흡수상으로, 가장자리에 골 경화연을 동반한다 그림 4-11. 성장과 함께 골간부로 이동하며 결국 소실되지만 그림 4-11b, d, 크기가 크면 병적골절의 위험이 있다. 골 피질에 국한된 경우 fibrous cortical defect라고 부른다. 이러한 병태는 반응성 병변으로 여겨졌으나, RAS-MAPK 경로의 활성화를 동반한 유전자 변이가 발견되었다.[1]

⑧ 섬유형성이상(fibrous dysplasia, FD)

골종양 유사 질환으로 GNAS 유전자의 체세포 돌연변이에 따라 발생한다. 단골성과 다골성 그림 4-12c이 있으며, 다골성의 경우 2~3%에서 내분비 이상을 동반한다. 다골성 섬유형성이상에 내분비 이상, 피부 색소침착을 동반하는 경우를 McCune-Albright 증후군이라고 부른다. 단골성일 때는 늑골, 대퇴골, 경골, 두개골, 상완골 등에서 나타난다. FD는 뼈의 변형을 초래하기 쉽다. 특히 대퇴골 근위에 FD가 발생하면 뚜렷한 변형이 일

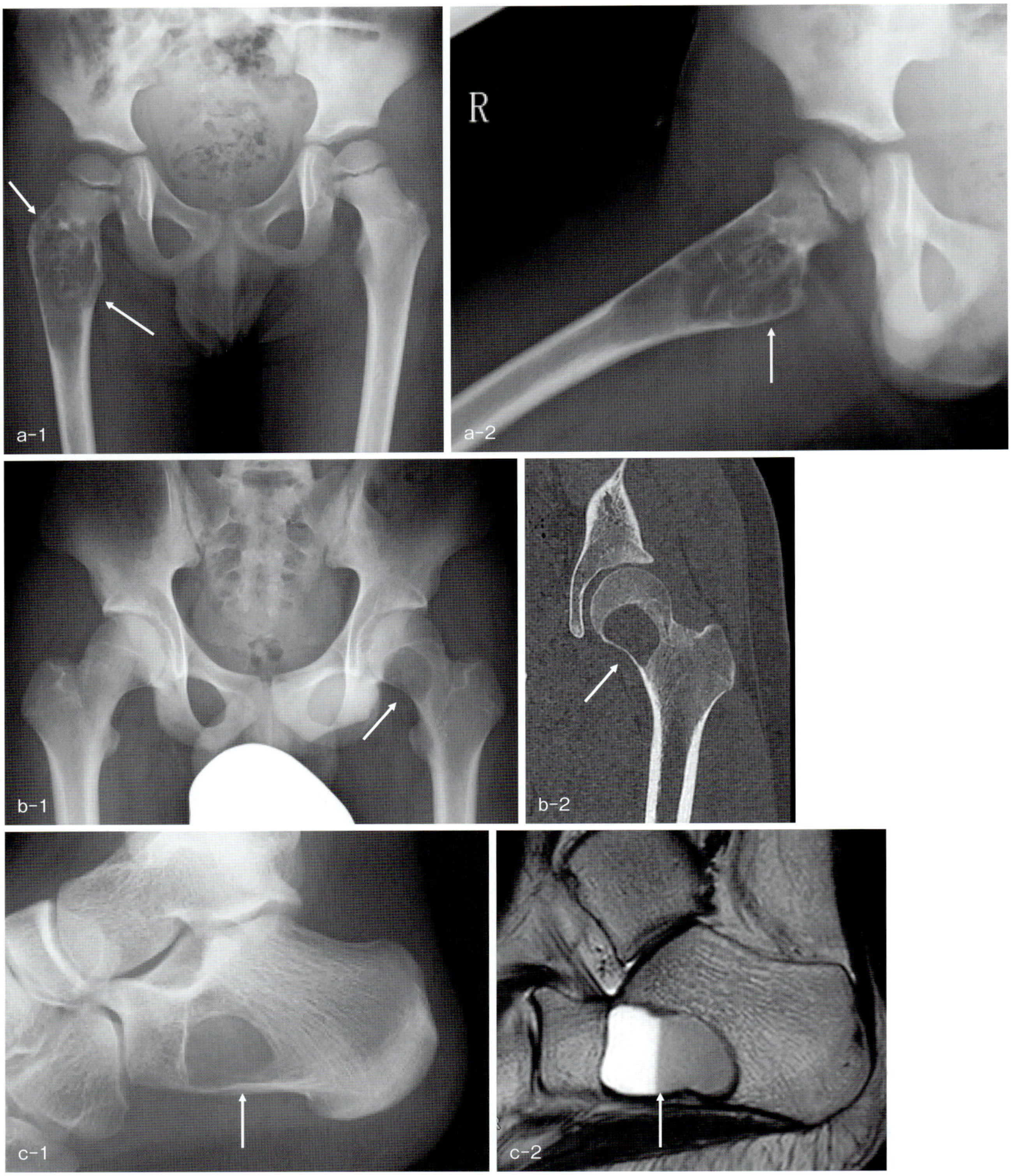

그림 4-7 **단순성 골낭종**

a: 5세 남아. 1. 고관절 단순 X선 영상 정면상, 2. 동일 Lauenstein 상

b: 14세 남아. 1. 고관절 단순 X선 영상 정면상, 2. 동일 고관절 CT 관상면

c: 13세 여아. 1. 족관절 단순 X선 영상 측면상, 2. 동일 족관절 MRI T2 강조 시상면

a: 우측 대퇴골의 전자 사이에 투과상이 관찰된다(a1, 2 화살표). 팽창성이며 두측은 경부, 미측은 전자 아래로 퍼져 있으며 경계는 비교적 명확하다. 부에 격벽이 있으며, 농염이 불규칙한 영역도 있다. 병적 골절의 우려가 있어 긁어낸 후 단순성 골 낭종으로 병리 진단되었다.

b: 좌측 대퇴골 경부에 원형의 투과상이 관찰된다(b1, 2 화살표). 가장자리는 명확하나 골 경화연은 관찰되지 않는다. 내부에 석회화는 없다. 병적 골절 예방을 위해 수술 후 단순성 골 낭종으로 진단되었다.

c: 종골 체부에 타원형의 투과상이 관찰된다(c1 화살표). 경계는 명확하고 격벽은 관찰되지 않는다. MRI에서는 출혈을 시사하는 액면 형성이 관찰된다(c2 화살표). 단순 X선 영상에서는 명확하지 않았지만, MRI에서 병적 골절이 관찰되었다.

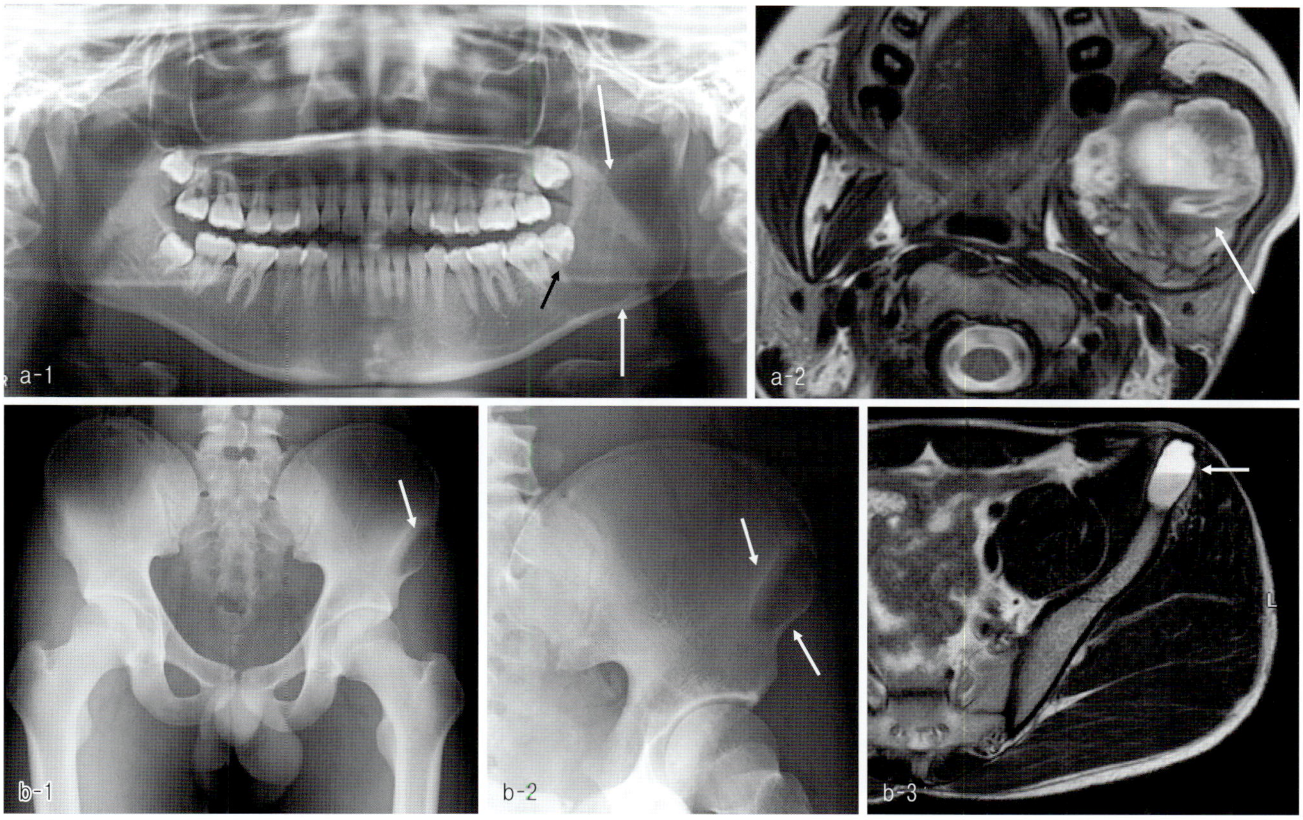

그림 4-8 동맥류양 골낭종(ABC)

a: 18세 여성. 1. 하악골 파노라마 촬영, 2. 경부 MRI T2 강조 횡단상

b: 16세 남아. 1. 골반 단순 X선 영상 정면상, 2. 동일 사위상 3. 골반 MRI T2 강조 횡단상

a: 좌측 하악각부에 타원형의 투과상이 관찰된다(a-1 흰 화살표). 경계는 약간 불명확하며 좌측 하악의 사랑니의 치근부(a-1 검은 화살표)가 흡수되고 있다. MRI에서는 다방성 낭종성 종괴로 확인되었으며, 출혈을 동반한 액면 형성이 다수 관찰된다(a-2 흰 화살표). 영상에서는 ABC가 의심되었다. 절제 후 명백한 종양 성분은 없었고, 원발성 ABC로 진단되었다.

b: 상전장골극에 팽창성의 성장을 보이는 투과상이 관찰된다(b-1, 2 화살표). 내부의 격벽은 명확하지 않다. 경계는 명료하며 골 경화연을 동반한 MRI에서는 액면 형성이 관찰된다(b-3 화살표). 충실 성분은 명확하지 않으나 발생 부위를 고려할 때, 연골모세포종의 ABC화를 의심한다.

어나 '양치기 지팡이: shepherd's crook deformity'라고 불린다. 단순 X선 영상에서는 중심성이나 편심성 유리 음영으로 묘출된다 그림 4-12. 비골과 같은 가는 뼈에 발생하는 경우 팽창성 성장을 보인다. 내부에 석회화를 동반할 수도 있다 그림 4-12a, b. 또한, 가장자리에 골 경화 가장자리를 동반할 수도 있다. MRI에서는 T1 강조상에서는 저신호에서 중간 신호를, T2 강조상에서는 낭성 변성이나 석회화 등 내부 성질에 따라 다양한 신호를 보인다. 매우 드물게 악성화될 수 있다. 다골성의 경우 전신 뼈스캔으로 FD의 위치를 확인하는 것이 좋다 그림 4-12c-5.

⑨ 골내지방종(intraosseous lipoma)

전체 골종양의 0.1% 정도로 드문 종양으르 대퇴골, 경골, 비골, 종골, 장골, 상완골에서 관찰된다 그림 4-13. 경도의 통증을 동반할 수 있다. 단순 X선 영상에서는 비교적 원형의 투과상을 보이며, 종양의 가장자리는 비교적 명확하다 그림 4-13a-1, b-1, 2. 내부에 석회화를 동반할 수 있으며, 이는 지방의 변성을 반영한다. Milgram에 의한 병기 분류에서 Stage I은 순수한 골 융해 병변(지방세포만으로 구성), Stage I에서는 지방 괴사로 인한 석회화 침착이 관찰되며, Stage III에서는 지방괴사가 더 심해져 석회화 침착이나 낭성 변화를 동반하며, 병소의 가장자리와 중심 모두에서 골 경화를 동반한다. MRI에서는 지방 신호를 반영하여 T2 · T1 강조상에서 모두 고신호를 보인다 그림 4-13a-2, 3, b-3, 4.

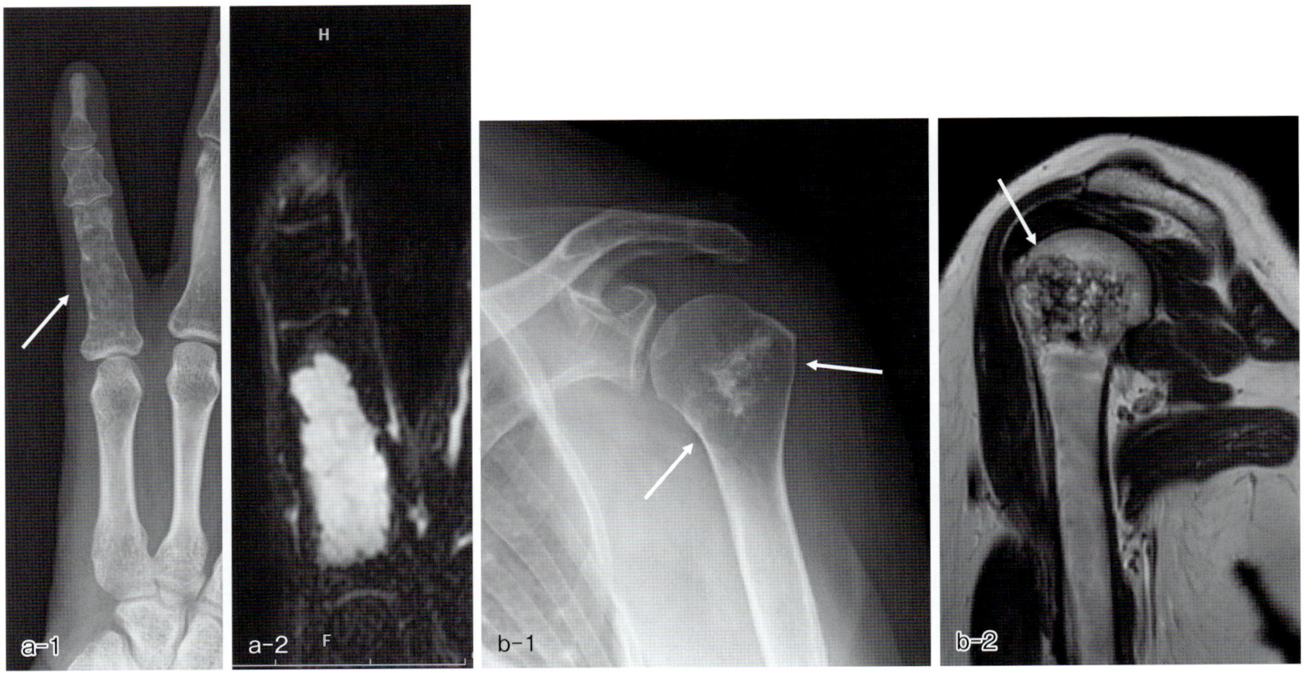

그림 4-9 내연골종

a: 33세 여성. 1. 소지 단순 X선 영상 정면상, 2. 동일 MRI STIR 관상면

b: 72세 여성. 1. 견관절 단순 X선 영상 정면상, 2. 동일 MRI T2 강조 시상면

a: 소지 기절골에 팽창성 성장을 나타내는 투과상이 있으며 골 피질의 얇아짐을 보인다(a-1 화살표). 병적 골절은 확인할 수 없다. 내부에 점상 석회화가 있다. MRI에서는 강한 고신호 영역을 보이는 분엽상 종양으로 확인된다(a-2). 내연골종이다.

b: 상완골 경부에 분엽상 형태를 나타내는 투과상이 관찰된다(b-1 화살표). 내부에 거친 석회화가 관찰된다(b-1 화살표). 팝콘 모양으로 연골 기질의 석회화처럼 보인다. MRI에서는 석회화가 없는 부위는 고신호를 보인다(b-2 화살표). 가장자리는 분엽상으로 경계가 명료하다. 주변에 골수 부종은 관찰되지 않는다.

⑩ 골거대세포종(giant cell tumor of bone)

슬관절과 천골에 호발하는 종양으로, 골간단에서 골단으로 성장하는 골용해 병변이다. 가장자리는 얇은 골 경화 가장자리가 비누 거품처럼 분엽상을 보여 비누거품모양(soap bubble appearance)으로 불린다(CT에서 더 명확히 보임). 단순 X선 영상에서 명확한 골 경화 가장자리를 보이지 않을 때가 많다 **그림 4-14a-1, 2, b-1, 2**. 편심성 성장이 많지만, 커지면 그 경향이 사라진다 **그림 4-14b**. ABC화하기 쉬운 종양으로, 출혈을 동반한 낭종성 종괴가 종양 내부에 존재하는 경우가 많다 **그림 4-14a-3, 4, b-3, 4**. T2 강조상에서 원래는 신호가 낮은 종양이다. 조영에서는 불균일한 증강 효과를 보인다 **그림 4-14b-5**.

악성 골종양

A. 골육종(osteosarcoma)

종양이 유골(osteoid) 또는 뼈를 형성하는 원발성 악성 골종양이다. 주로 10~20대에 발생하며, 발생 부위는 장골의 골간단으로, 슬관절 주위(약 50%)와 상완골 근위부 등에 나타난다. WHO 골종양 분류에 따르면 골육종은 골내 골육종과 표재성 골육종으로 크게 구분되며, 발생 부위와 분화 정도에 따라 더 세분된다. 골내 골육종 중에는 골내 일반형 골육종, 혈관확장골육종, 골내 고분화 골육종, 원형세포 골육종이 포함된다. 또한, 표재성 골육종에 방골골육종, 골막골육종, 표재성 저분화 골육종이 존재한다. 상세한 내용은 전문 서적에 맡기겠지

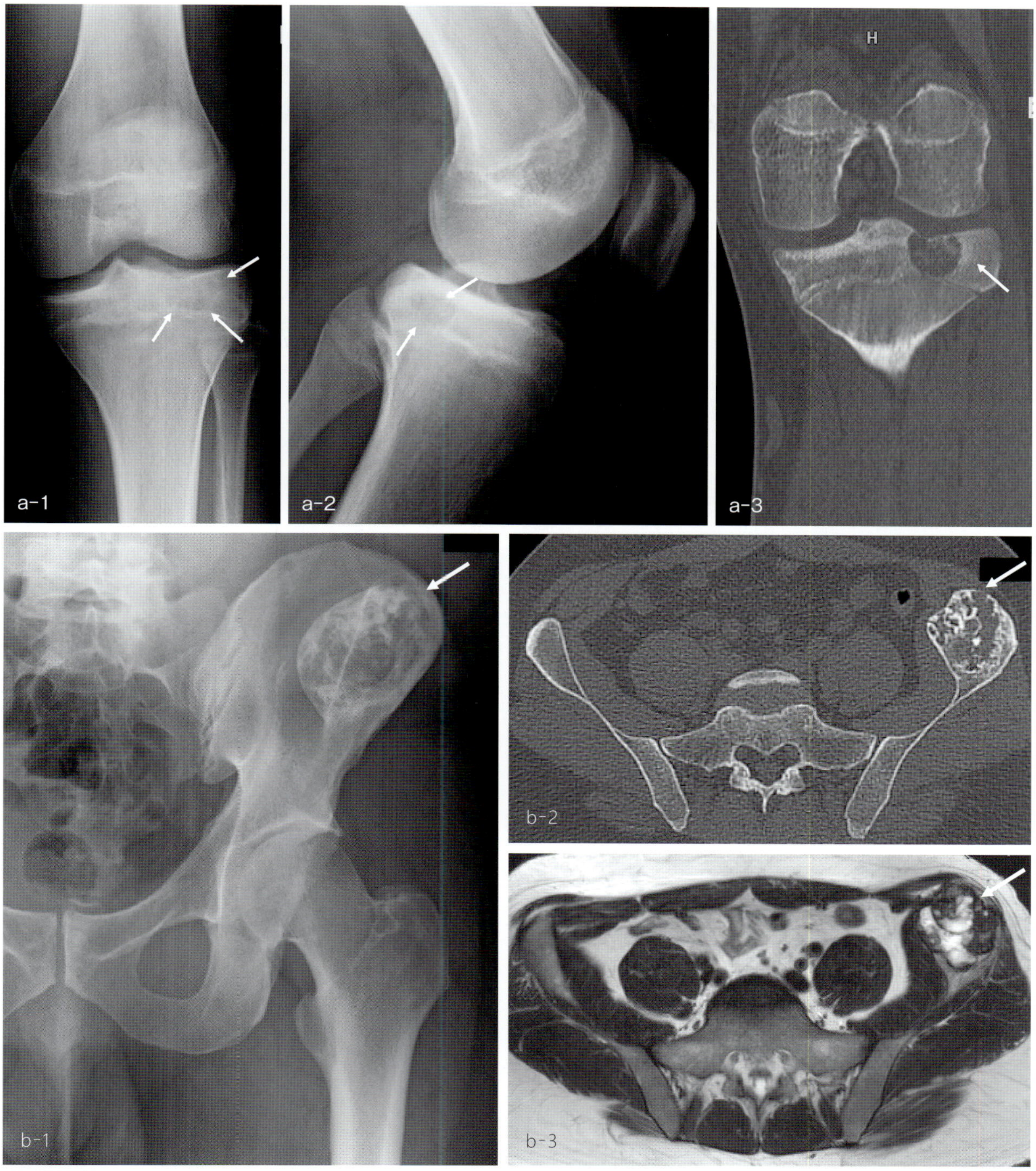

그림 4-10 **연골모세포종**

a: 15세 남아. 1. 슬관절 단순 X선 영상 정면상 2. 동일 측면상, 3. 슬관절 CT 관상면

b: 35세 남성. 1. 고관절 단순 X선 영상 정면상 2. 골반 CT 횡단상(골 조건) 3. 골반 MRI T2 강조 횡단상

a: 경골 외측과에 타원형의 투과상이 관찰된다(a-1 화살표). 내부에 희미한 격벽이 관찰된다. 골단에 국한되어 있다. 측면상에서 투과상의 경계를 더 쉽게 추적할 수 있다(a-2 화살표). CT에서는 내부에 희미한 석회화를 동반한 종양으로 확인된다(a-3 화살표). 골단선에는 미치지 않는다. 연골모세포종이 의심된다.

b: 좌상전장골극에 타원형의 종양이 관찰된다(b-1 화살표). 내부에 거친 석회화를 동반하고 있다. CT에서도 동일하게 관찰되며(b-2 화살표), 연골모세포종이다. MRI에서는 종양 내에 고신호 영역과 무신호 영역이 혼재되어 있다(b-3 화살표). 연골모세포종이다.

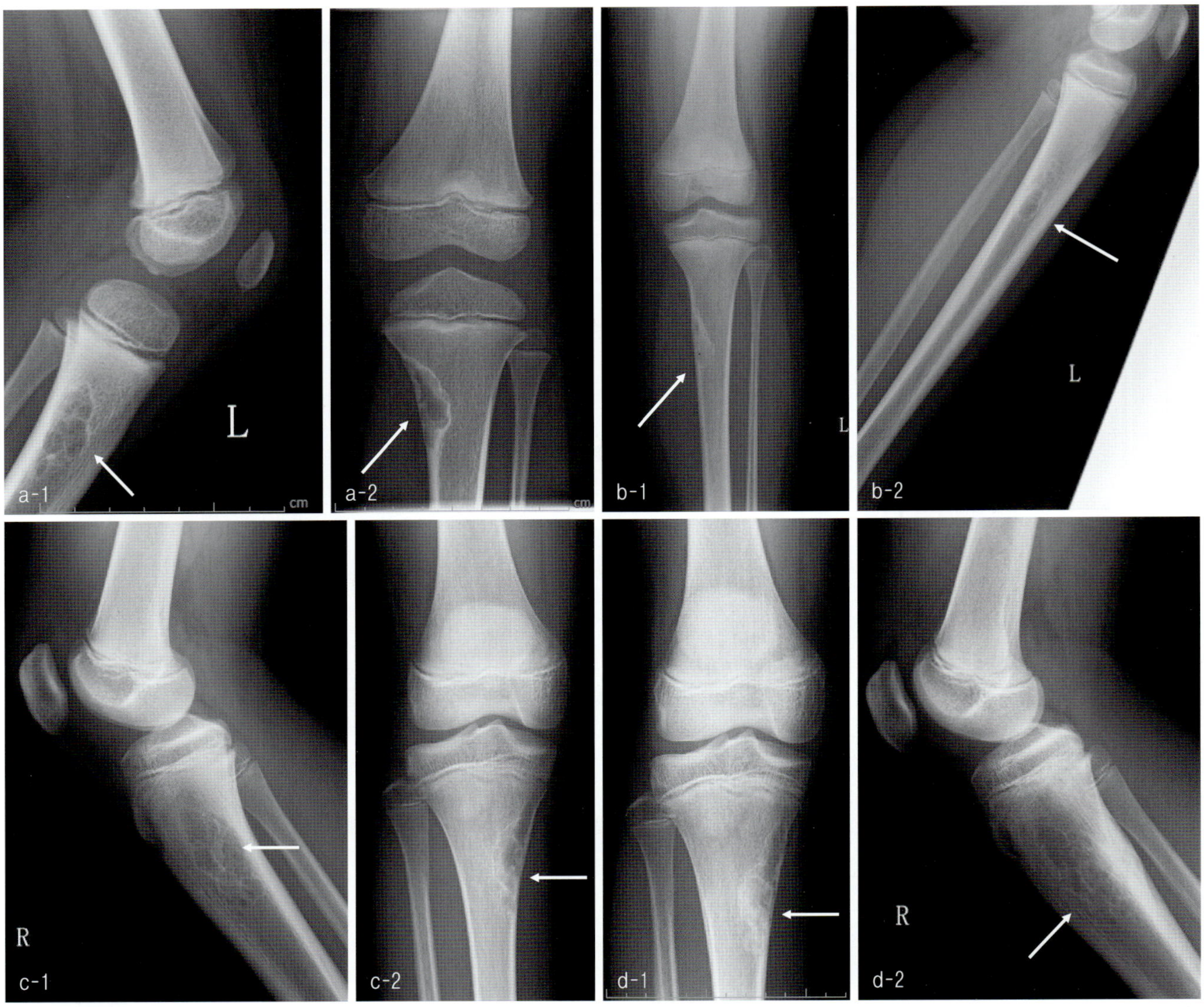

그림 4-11 비골화섬유종

a: 6세 여아. 1. 슬관절 단순 X선 영상 측면상, 2. 동일 정면상

b: 동일 여아의 3년 후, 9세 여아. 1. 슬관절 단순 X선 영상 정면상, 2. 동일 측면상

c: 13세 남아. 1. 슬관절 단순 X선 영상 측면상, 2. 동일 정면상

d: 동일 남아의 1년 후, 14세 남아. 1. 슬관절 단순 X선 영상 정면상, 2. 동일 측면상

a: 경골 골간단에서 골 피질 내 중심에 팽창성 성장을 나타내는 투과상이 관찰된다(a-1, 2 화살표). 분엽상 형태로, 가장자리는 명확하고 골 경화연이 있는 독특한 부위와 형태로 인해 NOF이다.

b: 3년 후, 병변은 경골의 골간부에게 이동했으며, 골화도 진행되고 있다(b-1, 2 화살표).

c: 경골 근위 골간단의 골 피질 내에 분엽상의 투과상이 관찰된다(c-1, 2 화살표). 내부에 격벽이 있으며, 가장자리에 골 경화연이 있다. NOF에 일치하는 소견이다.

d: 1년 후, 골화가 진행되어 밀도 증가가 관찰된다(d-1, 2 화살표).

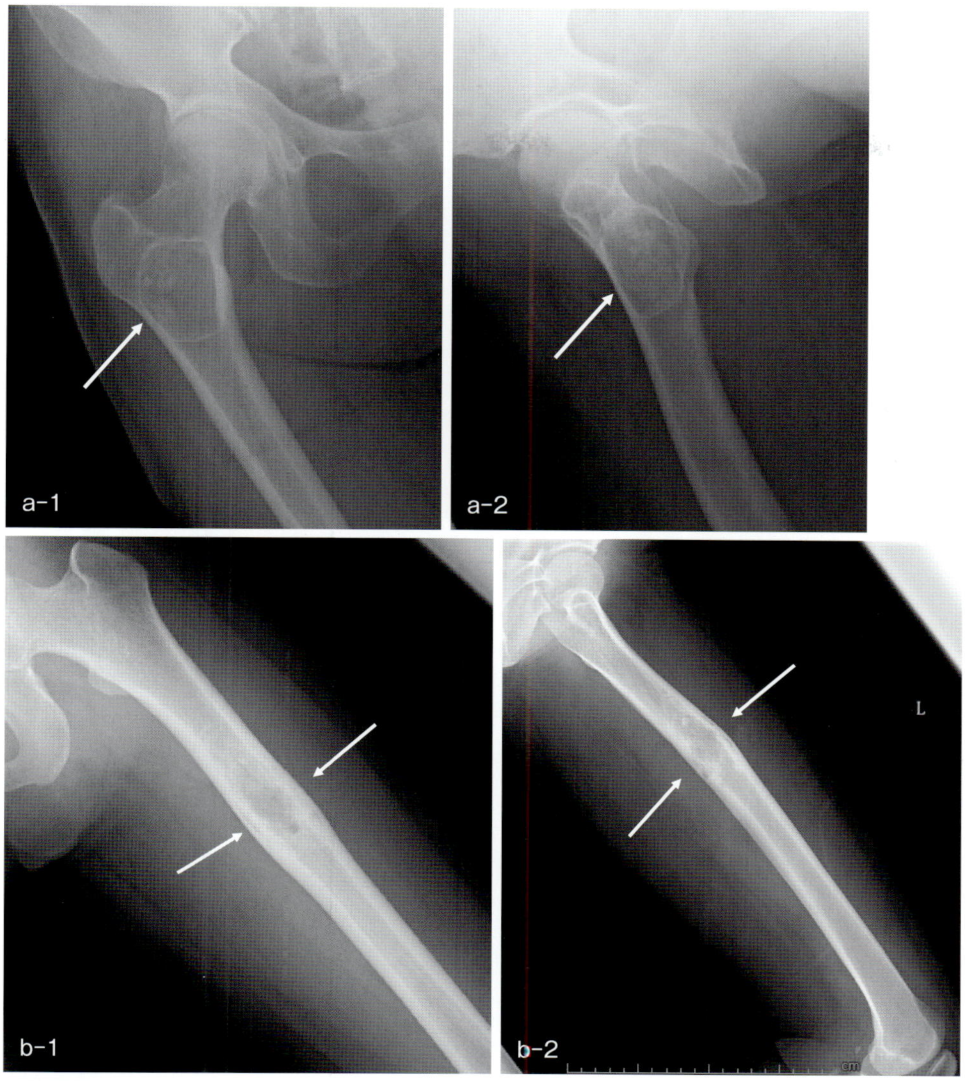

그림 4-12 **섬유 이형성증(Fibrous dysplasia)**

a: 68세 여성. 1. 우측 고관절 단순 X선 영상 정면상, 2. 동일 사위상
b: 47세 여성. 1. 좌측 대퇴골 단순 X선 영상 정면상, 2. 동일 측면상

a: 우측 대퇴골 전자 사이에 원형의 투과상이 관찰된다(a-1, 2 화살표). 경계는 명확하며 골 경화연이 있다. 내부에는 드문드문 석회화가 동반되어 있다. 병적 골절은 관찰되지 않는다. 긁힘에 의해 FD로 진단되었다.
b: 좌측 대퇴골의 골간부 골수강 내에 가장자리가 불규칙한 종괴가 관찰된다(b-1, 2 화살표). 골 피질을 밀어내는 성장이 보이지만 피질의 파열은 없다. 측면상에서 대퇴골의 변형이 동반된다. 종괴의 내부는 투과상과 유리 음영이 혼재되어 있다. 긁힘에 의해 FD로 진단되었다.

만, 몇 가지 골육종을 제시한다. 골육종의 영상 소견의 특징은 단순 X선 영상에서 구름 모양이나 상아질 모양으로 골형성이 관찰되는 것이지만, 그림 4-15a 와 같이 혈관확장형 골육종의 경우는 골형성이 뚜렷하게 보이지 않는 경우도 있다. 골막반응은 진행성이 높은 종양을 반영하며, Codman 삼각이나 spiculation 등을 동반한다 그림 4-15a-3 . 골육종 중에서도 골내 고분화 골육종이나 방골골육종 등은 비교적 진행이 완만하여 골막반응이 뚜렷하지 않을 수도 있다.

하악골의 골육종 그림 4-15b 은 골육종 전체의 6~10%로 비교적 드물다. 젊은 층의 장골에 발생하는 골육종과 비교하여 발병 연령이 높고, 30~40대에서 나타나며,[2] 다른 부위에서 발생한 골육종보다 예후가 양호하다(고령 발병일 경우 예후가 불량). 상악에 발생 시 외과적 절제가 완전히 이루어지지 않아 종양이 남아 있을 수 있다. 하악에 발생 시 외과적 근치가 기대될 수 있다.

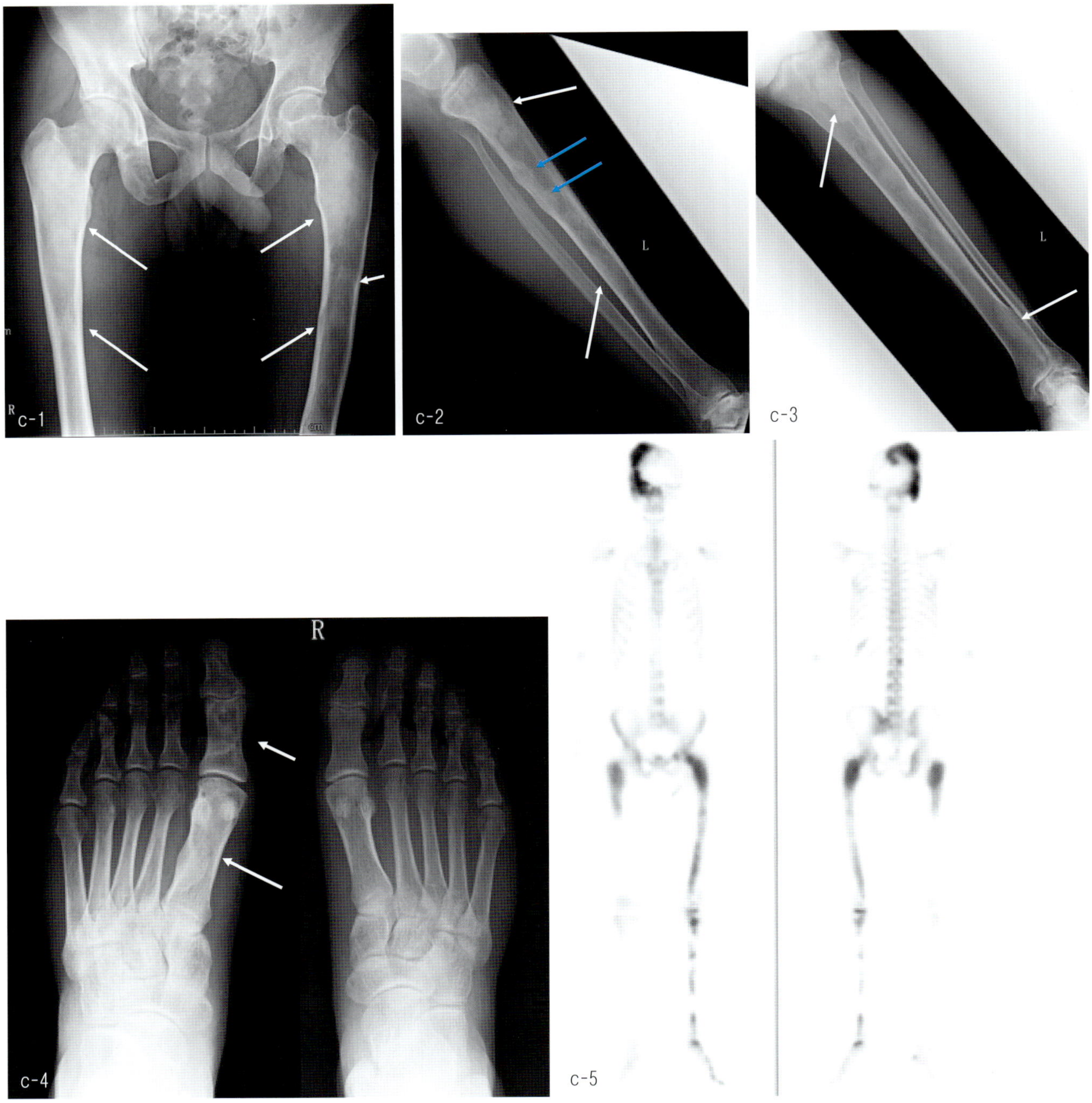

그림 4-12 **섬유 이형성증(Fibrous dysplasia) (계속)**

c: 30세 남성. 1. 고관절 단순 X선 영상 정면상, 2. 좌측 하퇴 단순 X선 영상 측면상, 3. 동일 정면상, 4. 양측 족부 단순 X선 영상 정면상, 5. 전신 뼈스캔

c: 양측 대퇴골, 좌측 경골, 비골, 좌측 족부의 무지열 등에 구름 모양의 간유리음영이 관찰된다(c-1, 2, 3, 4 화살표). 경계는 불명확하고, 좌우 비대칭적인 분포를 보인다. 골 피질에 접촉한 종괴는 골 피질을 압박하며 뼈의 변형이 관찰된다(c-2 파란 화살표). 좌측 발의 무지의 중족골과 기절골은 전반적으로 간유리음영 농도를 보이며 일부 변형이 있다(c-4 화살표). 이상의 소견으로 다발성 FD를 의심한다. 전신 뼈스캔(c-5)에서는 다발성 FD의 분포를 알 수 있다. 우측 두정골, 우측 안와 주위, 양측 대퇴골, 좌측 경골, 좌측 족부 등에 집적이 관찰되며 FD의 존재가 고려된다.

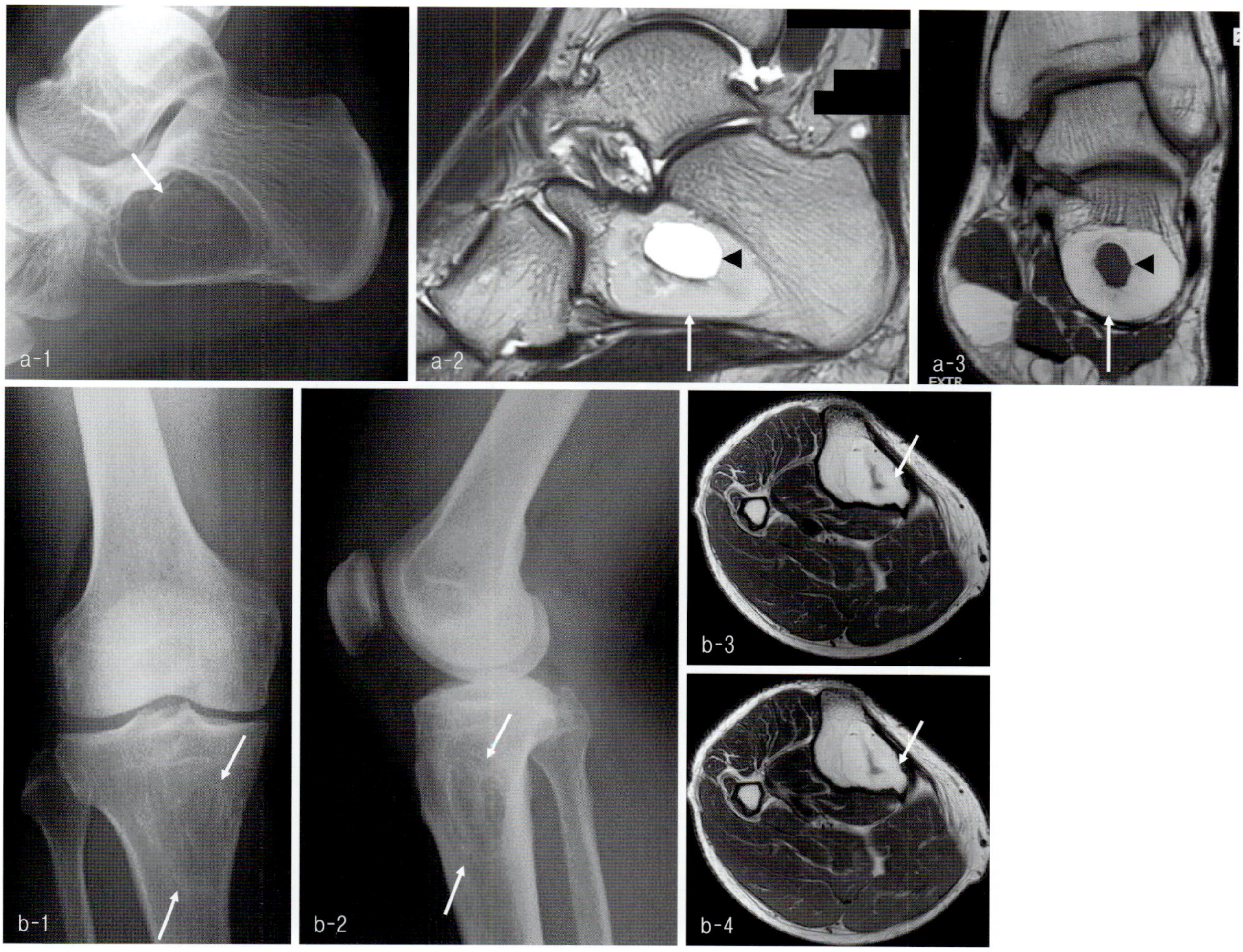

그림 4-13 골내 지방종(intraosseous lipoma)

a: 53세 남성. 무증상. 1. 족관절 단순 X선 영상 측면상, 2. 족관절 MRI T2 강조 시상면, 3. 동일 T1 강조 관상면

b: 57세 남성. 무증상. 1. 슬관절 단순 X선 영상 정면상, 2. 동일 측면상, 3. 하퇴 MRI T1 강조 횡단상, 4. 동일 T2 강조 횡단상

a: 단순 X선 영상에서 종골 체부에 경계가 명확한 투과상이 관찰된다(a-1). 내부에 얇은 골 경화연을 가진 결절상 구조물이 동반되어 있다(a-1 화살표). MRI에서 종양은 T1 강조상, T2 강조상 모두 고신호를 보이며 지방을 동반한 종양이다(a-2, 3 화살머리). 골내 지방종이다. 내부에 T2 강조상에서 고신호, T1 강조상에서 저신호를 나타내는 낭종성 병변이 포함되어 있으며, 이는 지방종의 일부가 변성된 것으로 생각된다(a-2, 3 화살머리).

b: 경골 근위 골간단에 경계가 다소 불명확한 투과상이 관찰된다(b-1, 2 화살표). 내부에 석회화가 있을 것으로 보이나, 농도 차이는 미미하다. MRI에서는 지방 성분을 반영하여 T1, T2 강조상에서 고신호를 보이며 골내 지방종이다(b-3, 4 화살표). 내부에 slit 모양의 무신호 영역이 있으며 석회화로 생각된다.

골외성 골육종 **그림 4-15c** 은 연부조직에서 발생하는 골형성을 동반한 악성 연부 종양으로, 매우 드물며 뼈와의 연속성이 없다. 고령의 성인(평균 50세 정도)에게 많이 발생하며 예후가 불량하다. 초기 발생 부위는 대퇴, 후복막, 종격 등이 있으며, 외상이나 방사선 조사 등이 유발 요인이 될 수 있다. 대체로 크기가 크며(10 cm 전후). 발견 시 폐 전이를 동반하고 있을 수 있다.

B. 연골육종(chondrosarcoma)

연골육종은 종양이 연골을 형성하는 악성 골종양이다. 40세 이상의 중장년층에서 발생하며 비교적 서서히 성장한다. 호발 부위는 대퇴골, 상완골, 골반 등이며(손가락이나 발가락에 호발하는 내연골종과는 발생 부위가 다르다), 초기 증상은 통증이다. Olier병, Maffucci 증후군, 다발성 골연골종에서는 이차성 연골육종이 발생한다

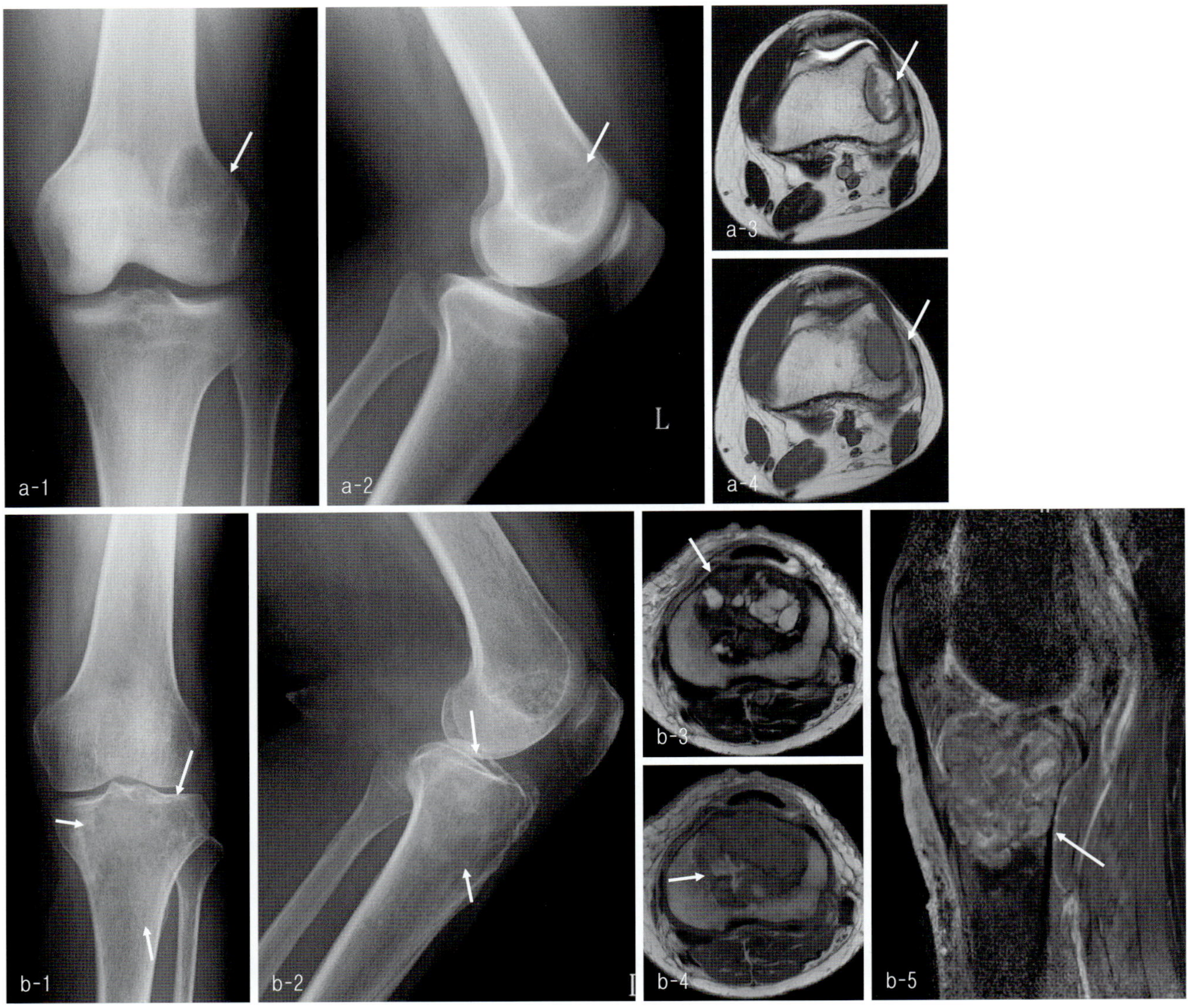

그림 4-14 **골거대세포종(bone giant cell tumor, GCT)**

a: 27세 남성. 무릎 통증. 1. 슬관절 단순 X선 영상 정면상, 2. 동일 측면상, 3. 슬관절 MRI T2 강조 횡단상, 4. 동일 T1 강조 횡단상

b: 68세 남성. 무릎 통증. 1. 슬관절 단순 X선 영상 정면상, 2. 동일 측면상, 3. 슬관절 MRI T2 강조 횡단상, 4. 동일 T1 강조 횡단상, 5. 동일 조영 후 지방 억제 T1 강조 시상면

a: 대퇴골 원위 골간단의 외측에 타원형의 골 투과상이 관찰된다(a1-2 화살표). 골용해 골병변이며 편심성의 성장을 보이고, 가장자리는 골단 쪽에서 불명확하다. 내부에 격벽 모양의 구조가 약간 관찰된다. 석회화 침착은 관찰되지 않는다. MRI T2 강조 횡단상에서는 병변 대부분이 고신호를 보이며, 벽을 따라 중간 신호를 보인다(a-3 화살표). 종양 내부는 변성되었다고 생각된다. T1 강조상에서는 중간 신호를 보인다. 주위에 경도의 부종이 있다. 이들 소견으로 보아 변성이 있는 GCT로 생각된다.

b: 경골 근위 골간단에 경계가 불명확한 골용해 병변이 있으며 골소주 구조가 소실되어 있다(b-1, 2 화살표). 중심성 성장을 보이며 골단까지 진행되고 있다. 종양과 정상 골수의 경계는 불명확하다. MRI에서 종양은 T2 강조상에서 저신호를 보이며, 내부에 낭종 변성이 관찰된다(b-3 화살표). T1 강조상에서는 일부 고신호 영역(b-4)이 시사된다. 조영(b-5)에서는 불균형한 증강 효과가 관찰된다. 슬개건과의 경계가 불명확하며, 골외 진행이 의심된다.

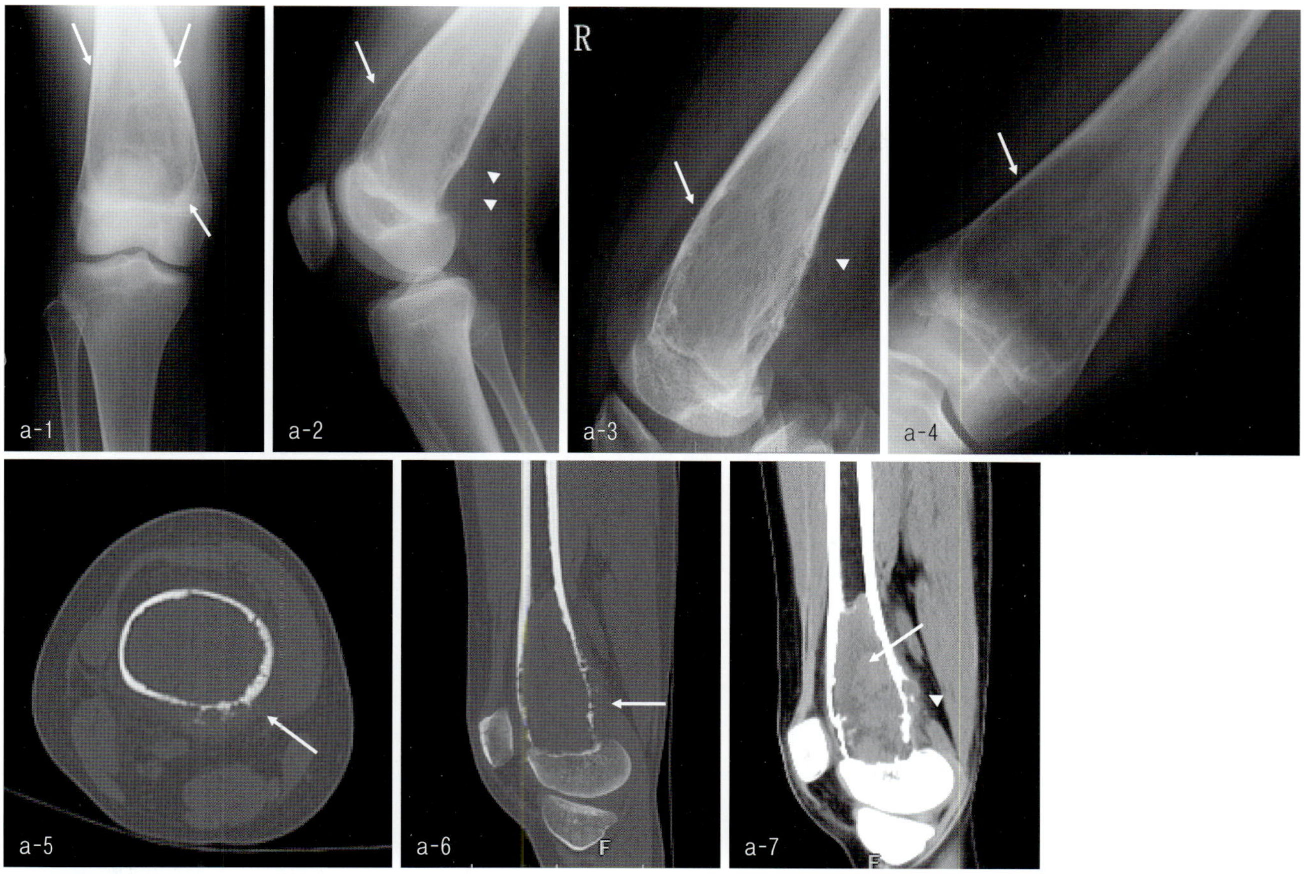

그림 4-15 골육종(osteosarcoma, OS)

a: 15세 여아. 무릎이 아프다. 1. 슬관절 단순 X선 영상 정면상, 2. 동일 측면상, 3. 1개월 후의 측면상 4. 1개월 후의 정면상, 5. 무릎 CT 골 조건, 6. 동일 시상면, 7. 동일 시상면(연부 조건)

a: 대퇴골 원위 골간단에 골용해 골병변이 관찰된다(a-1, 2 화살표). 내부에 격벽 구조가 있을 가능성이 있지만 명확하지 않다. 경계는 병변의 두측에서 불명확하다. 기질의 석회화는 명확하지 않다. 측면상에서 슬와 영역에 연부 농도가 관찰된다(a-2 화살머리). 같은 부위의 골 피질은 약간 조밀하지만, 골막반응을 확인할 수 없다. 이 시점에서는 세부 사항이 불명확하지만, 경과 관찰하고 1개월 후, 골용해 골병변이 증가했다(a-3, 4 화살표). 슬와 영역에는 Codman 삼각(a-3 화살머리)이나 spicula라고 불리는 골막반응이 관찰되어 종양의 골외 진행은 확실하다. 1개월 전에 관찰된 슬와 연부 농도도 증가했으므로 종양의 골외 진행은 확실하다. CT는 이러한 골막반응과 종양 진행의 평가에 적합하며, 종양의 침투와 골 피질의 얇아짐, 골막반응의 상태를 관찰할 수 있다(a-5, 6 화살표). 연부 조건에서는 종양에 농염이 있어 출혈을 시사한다(a-7 화살표). 골막반응을 따라 종양 확장이 있다(a-7 화살머리). 혈관확장성 골육종이었다.

그림 4-16d. 연골육종도 다양한 악성도와 유형으로 분류된다. 장간골에서 발생한 연골육종은 주로 골간단에서 발생하기 쉽고, 단순 X선 영상에서는 경계가 비교적 불명확한 골용해 병변으로 포착될 수 있다 그림 4-16a, b. 연골 기질을 반영한 석회화가 보일 수도 있다 그림 4-16c, d. 성장 속도가 느린 연골육종의 경우, 장골 발생의 내연골종과 감별이 어려울 수 있다. 그러나 연골육종은 층상의 골막반응이 관찰되는 경우가 많아 그림 4-16a 화살머리 감별의 열쇠가 된다. MRI에서는 연골 기질을 반영하여 T2 강조상이나 지방 억제 영상에서 고신호를 보인다. 조영에서는 가장자리와 격벽에 증강 효과가 동반된다.

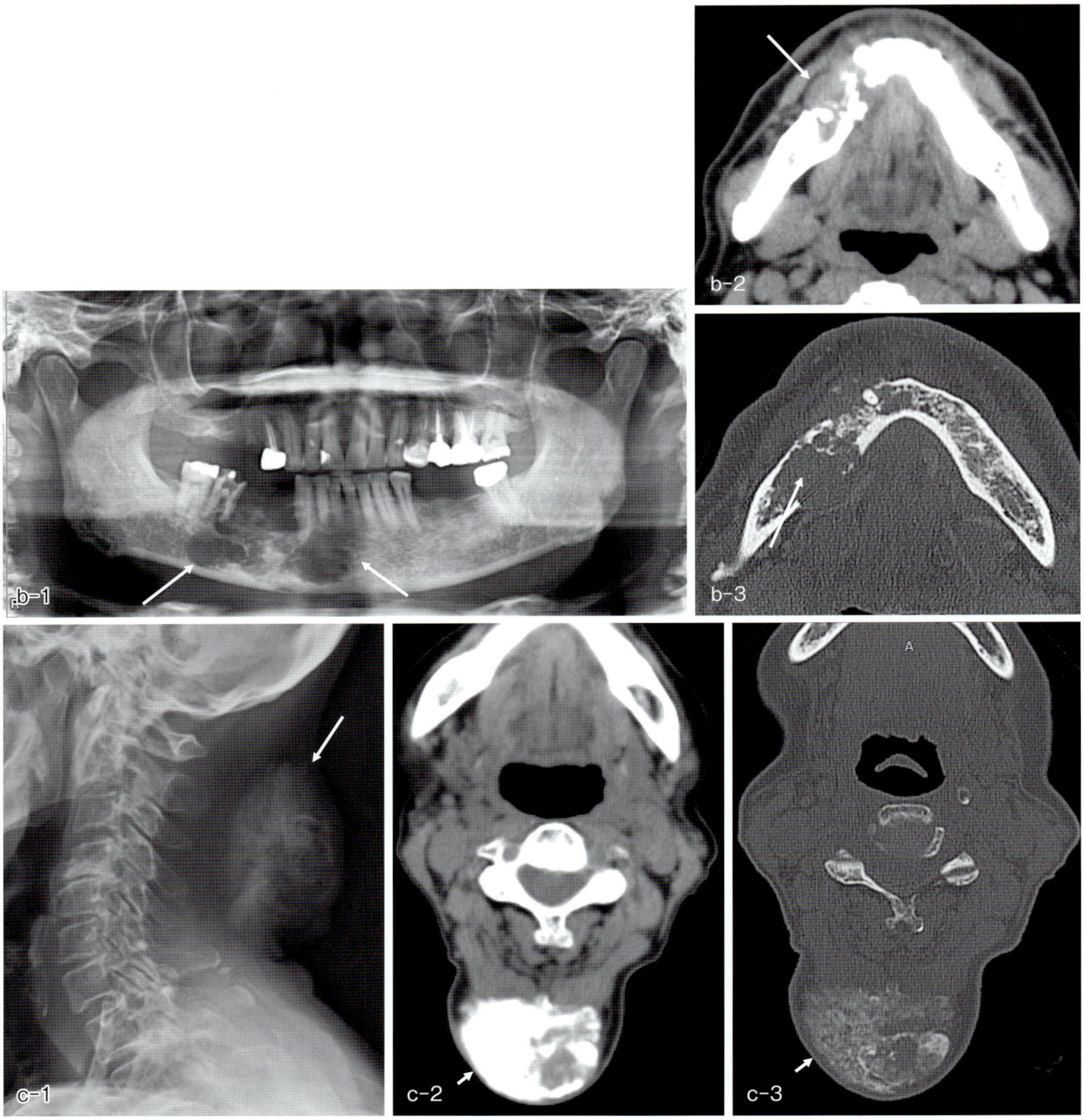

그림 4-15 **골육종(osteosarcoma, OS)** (계속)

b: 71세 남성. 치통. 1. 하악골 파노라마 촬영, 2. 하악골 CT 연부 조건, 3. 동일 골 조건

c: 90세 여성. 후경부의 종괴, 최근 급속히 증가하고 있다. 1. 경추 단순 X선 영상 측면상, 2. 경추 CT 연부 조건, 3. 동일 골 조건

b: 하악 정중앙에서 우측에 타원형의 골 투과상이 관찰된다(b-1 화살표). 하악 우측 치근부 주변까지 미치고 있다. 투과상은 간헐적으로 존재하며 하악골의 골소주는 벌레 먹은 듯한 파괴를 나타낸다. 치근부 병변으로는 범위가 넓어 종양성 병변을 고려하는 소견이다. CT에서는 하악골 우측에 골 파괴상이 있으며 내부에 연부 농도 종양이 관찰된다(b-2 화살표). 골 조건에서는 종양으로 인해 골소주 구조가 소실되었다(b-3 화살표). 종양은 입술 쪽과 혀 쪽 모두로 퍼져 있으며, 종양에 석회화는 관찰되지 않는다. 절제 후 골육종으로 진단되었다.

c: 후경부 피하지방 조직 내에 거친 석회화가 관찰된다(c-1 화살표). 경추와는 거리가 있으며, 연속성은 관찰되지 않는다. 이소성 골화로 보인다. 경추의 노화성 변화가 있다. 경추 CT에서는 농염의 불규칙한 석회화로 관찰된다(c-2, 3 화살표). 석회화 내부에 연부 농도 영역도 관찰된다. 양쪽 승모근에 접해 있지만, CT상에서 침윤은 명확하지 않다. 절제술이 시행되었으며, 골외성 골육종으로 진단되었다.

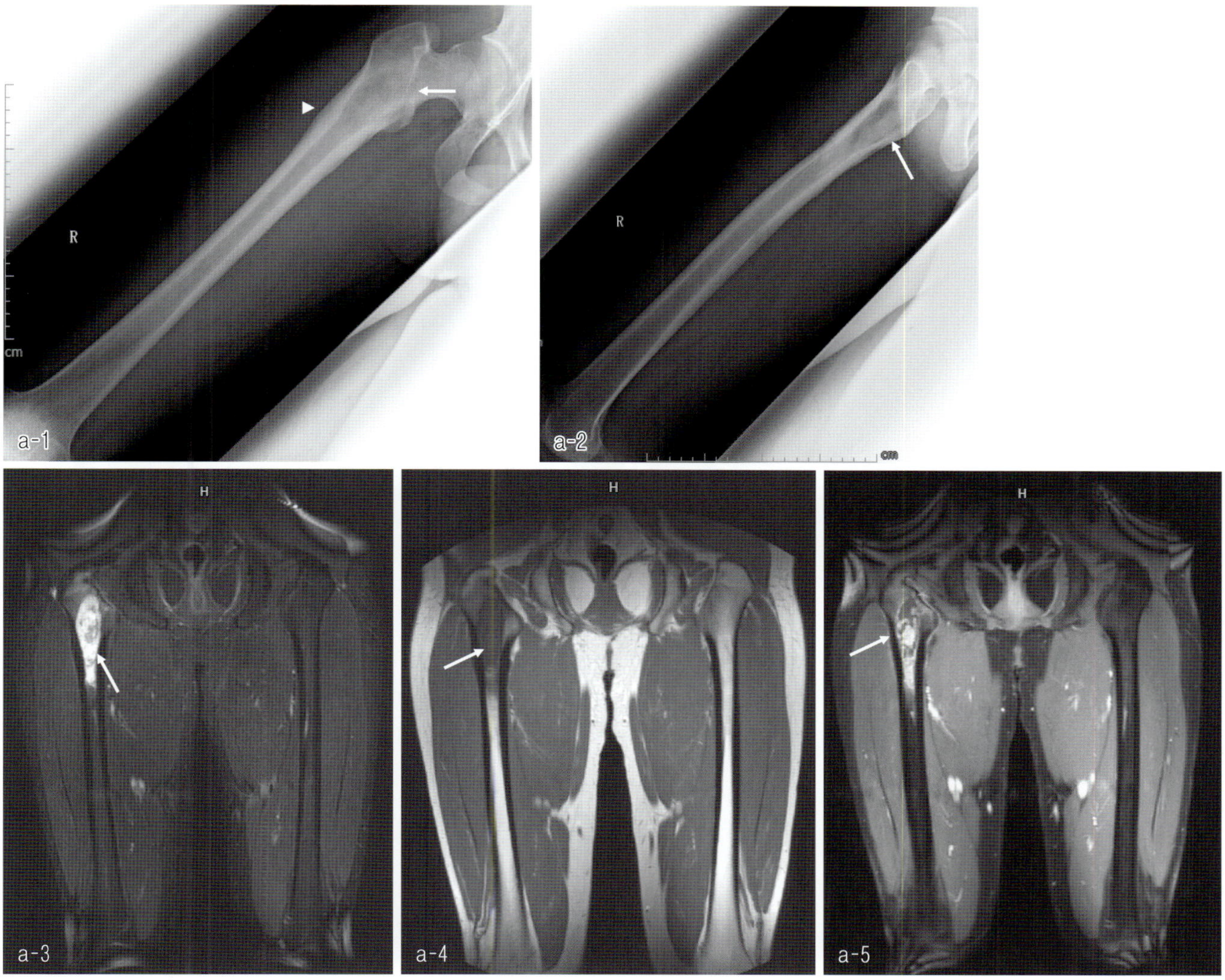

그림 4-16 연골육종(chondrosarcoma)

a: 22세 남성. 우대퇴의 통증. 1. 대퇴골 단순 X선 영상 정면상, 2. 동일 측면상, 3. 대퇴 MRI STIR 관상면, 4. 동 T1 강조 관상면, 5. 조영 후 지방억제 T1 강조 관상면 대퇴골의 전자부에서 전자하에 걸쳐 타원형 용골병변이 관찰된다(a-1, 2 화살표). 가장자리는 불명확하고 골수강보다 농도가 높은 부분이 있기는 하지만 전형적인 색질 석회화는 확인할 수 없다. 전자하 수준에서 골 피질이 층상으로 비후하다(solid type의 골막반응으로 보임). 이보다 성장 속도가 느린 종양임을 알 수 있다. 내연골종의 육종화가 감별에 들 수 있다. MRI STIR 관상면에서 종양성 병변은 강한 고신호를 보인다(a-3 화살표). 내부에 저신호 영역이 있는데, T1 강조상에서는 고신호(a-4 화살표)이며 출혈을 시사한다(아마도 생검 후 출혈일 것이다). 조영에서는 종양의 가장자리를 중심으로 증강 효과가 보인다(a-5 화살표). 술 후 병리 검색 과정에서 내연골종이 육종화된 것으로 추정되는 고분화도의 연골육종이 발견되었다.

C. 전이성 골종양(bone metastasis)

원발 종양(뼈 이외)으로부터 혈행성 전이에 의해 발생한다. 원발성 골종양보다 16~42배의 높은 빈도로 발생하므로, 중장년층의 골종양 감별에서 반드시 고려해야 할 종양이다. 폐암, 유방암, 전립선암 등으로부터 전이가 많지만, 어떤 암에서도 발생할 수 있다. 척추, 골반, 늑골, 근위 사지 뼈 등에 전이되기 쉽다. 손가락이나 발가락은 드물다. 증상은 통증, 병적 골절, 신경 압박 증상 등이 있다. 전이성 종양은 골용해 병변으로 나타나는 경우 그림 4-17a, c, d 와 조골성 병변으로 나타나는 경우 그림 4-17b, 그 양쪽 모두가 있는 경우로 크게 나눌 수 있다. 원발 병소에 따라 경향이 있는데, 전립선암이나 위암의 일부, 신경모세포종 등은 조골형 골전이, 신장암이나 간세포암에서는 용골형 전이, 유방암 등은 혼합형 골전이가 많다. 또한, 폐암이나 신장암은 드물게 말단골에 전이

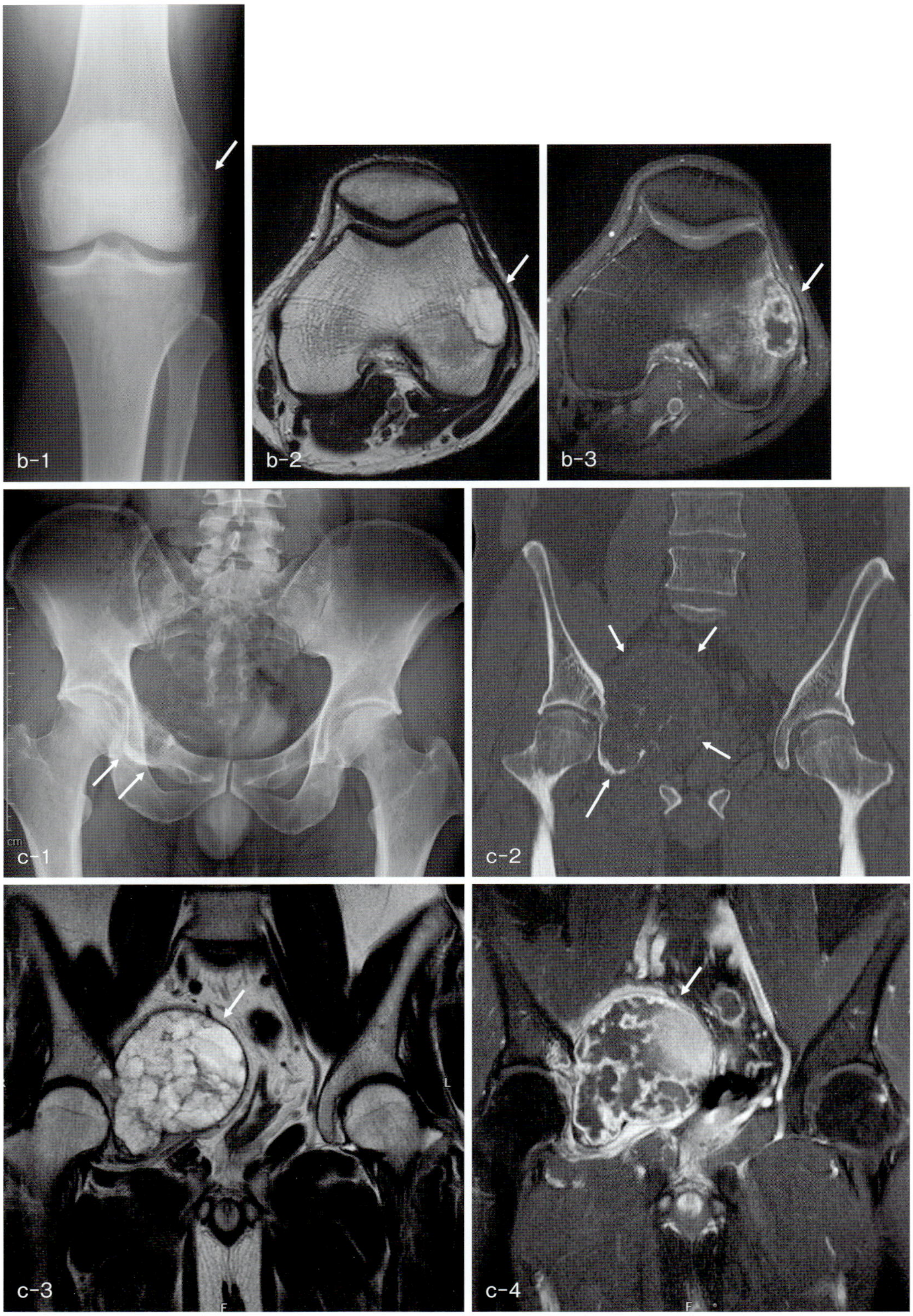

그림 4-16 연골육종(chondrosarcoma) (계속)

b: **40대 남성.** 대퇴골 외측과의 골간단에서 골단 일부에 걸쳐 둥근 용골 병변이 있다. 가장자리는 불규칙하고 약간 분엽 형태로 보인다(b-1 화살표). 내부에 격벽이 관찰된다. 기질의 석회화는 명확하지 않다. 골막반응도 관찰되지 않는다. MRI T2 강조 횡단상에서 병변은 균일한 고신호를 보인다(b-2 화살표). 조영증강 MRI에서는 가장자리와 종양 내부 격벽의 증강 효과가 관찰된다(b-3 화살표). 주위에 골수 부종이 관찰된다. 연골육종으로 진단되었다.

c: **30대 남성.** 우측 비구 내 아래 가장자리는 좌측과 비교할 때 우측 대퇴골두 방향으로 압박되어 있고 관절면이 좁아진 상태이다(c-1 화살표). 골반강의 오른쪽에서는 불명확하지만 선형의 석회화가 관찰되어 비구에서 발생한 종양성 병변이 의심된다. CT에서는 우측 비구의 얇아짐 및 압박과 둥근 종양성 병변이 해당 부위에서 나타나는 것처럼 보인다(c-2 화살표). MRI에서 종양은 T2 강조 영상에서 연골 기질을 시사하는 고신호를 보이며, 내부에 격벽을 동반하고 있다(c-3 화살표). 경화된 가장자리를 동반하며, 조영증강 시 종양 가장자리와 격벽에 강한 증강 효과가 있다(c-4 화살표). 종양의 크기와 위치를 고려할 때 연골육종이 의심된다. 절제술을 통해 연골육종으로 진단되었다.

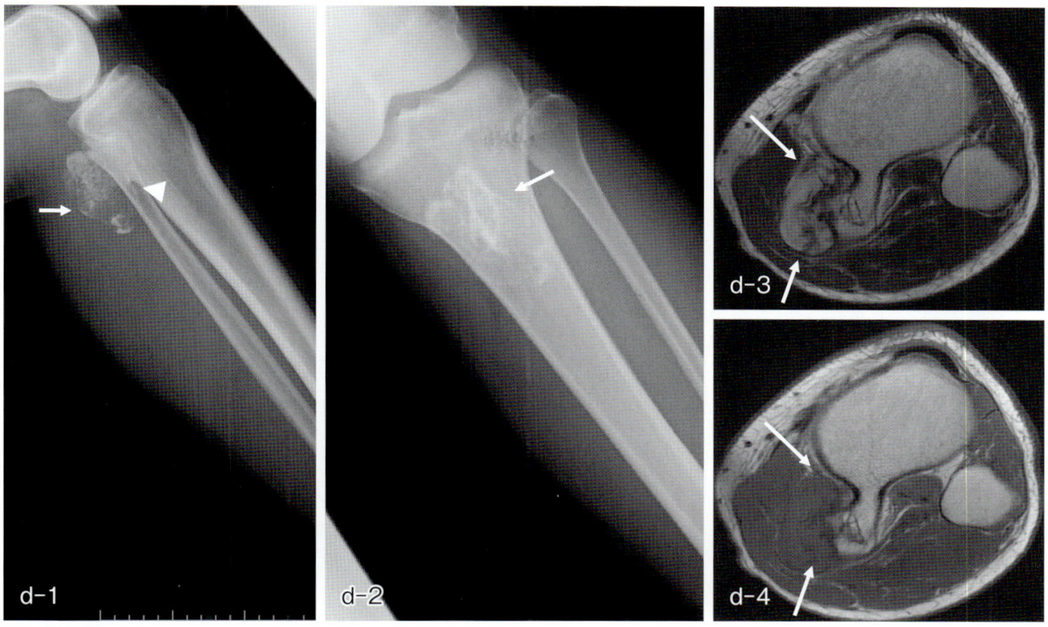

그림 4-16 연골육종(chondrosarcoma) (계속)

d: 20대 여성. 경골 근위 골간단 영역에 석회화를 동반한 타원형의 종양성 병변이 관찰된다(d-1, 2 화살표). 경골에 줄기가 있고, 뼈 밖으로 돌출되어 있다(d-1 화살표). 석회화는 거칠며 점상(dot) 모양을 띠고 있어 연골 기질의 석회화로 생각된다. MRI에서는 골수강과 연속성이 있는 종양으로, 분엽상의 T2 강조 영상에서 고신호, T1 강조 영상에서 중간 신호를 보이는 연골 성분을 동반하고 있다(d-3, 4 화살표). 연골 모자(cartilage cap)로 생각되지만, 환자의 나이에 비해 매우 두꺼워 골연골종의 육종화를 의심한다.

되기도 한다. 전이성 골종양에서는 골막반응이 형성되지 않는 경우가 많다. 골파괴가 급속히 진행되어 골막반응이 나타날 시간적 여유가 없거나, 골막반응이 잘 나타나는 부위로의 전이가 적기 때문이라고 한다. 용골형 골전이의 경우, 피질골에서는 골 결손이 뚜렷이 보이지만 그림 4-17a, 해면골에서는 불명확하다 그림 4-17c, d. 조골형 골전이의 경우, 골밀도가 어느 정도 높아지지 않으면 전이를 파악하기 어렵다 그림 4-17b. 골도(bone island)와의 감별이 문제가 되지만, 골도는 해면골 내에 침입한 피질골로, 골밀도가 높고 가장자리에서 기존의 골기둥이 연속되어 있다.

D. 형질세포종(plasmacytoma), 다발성 골수종(multiple myeloma)

고령자에게 나타나는 종양이다. 형질세포종, 다발성 골수종은 형질세포성 종양으로 분류된다. 둘 다 이상 형질세포(B림프구)가 증식하여 종양을 형성하는 질환이다. 병변의 주된 부위가 국한된 상태를 형질세포종이라 하며, 다발성일 경우 다발성 골수종이라 한다. 형질세포종의 70%는 최종적으로 다발성 골수종에 이르게 된다. 형질세포종은 골 외에서 발생하는 경우도 있으며, 비강 · 부비동, 소화관, 폐 등에 발생하는 골수외 형질세포종과 뼈나 골수에서 발생하는 고립성 형질세포종으로 나눌 수 있다. 발생 부위에 따라 증상이 다르지만, 뼈에 병변이 있는 경우 증상은 뼈의 통증이다. 다발성 골수종도 형질세포(B림프구)의 이상으로, M단백(단클론항체)이라 불리는 이상 단백을 생성하는 것이 특징이다. 이 과도한 M단백으로 인해 조혈 장애나 감염에 대한 취약성, 신장 손상 등이 발생할 수 있다. 형질세포종, 다발성 골수종 모두 병변이 뼈에 있을 경우 골밀도 감소(다발성 골수종의 경우 뼈 전체에 골밀도 감소가 있음)를 관찰할 수 있다. 다발성 골수종에서는 전형적으로 punched-out lesion(뼈의 천공상)이나 벌레 먹은 모양의 골용해 골파괴상을 볼 수 있다 그림 4-19. 형질세포종, 다발성 골수종 모두 주위에 골막반응은 보이지 않는다 그림 4-18, 19.

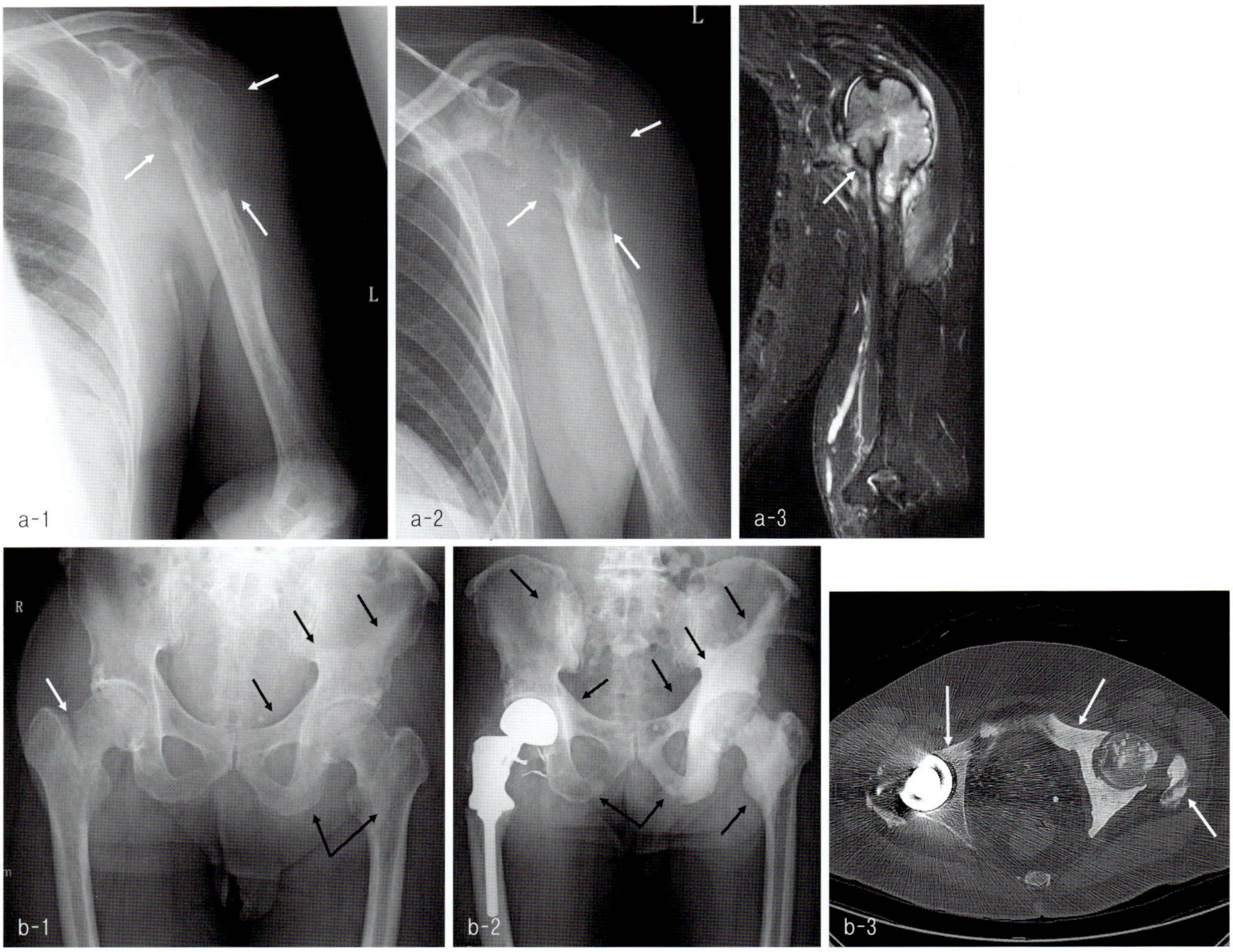

그림 4-17 전이성 골종양

a: 62세 남성. 전립선암의 상완골 전이 1. 상완골 단순 X선 영상 정면상, 2. 동일 사위상, 3. 상완 MRI STIR 관상면

b: 67세 남성. 전립선암의 다발 골 전이 1. 고관절 단순 X선 영상 정면상, 2. 동일 부위의 1년 후, 3. 1년 후의 고관절 CT 횡단상(골 조건)

a: 상완골두에서 상부 골간부에 걸쳐 골파괴가 관찰된다(a-1, 2 화살표). 골두의 형태가 유지되지 않은 상태이며, 골막반응은 관찰되지 않는다. MRI에서 약간 고신호를 보이는 종양성 병변이 관찰되며, 골 외로 진행하고 있다(a-3 화살표). 주위 근육의 부종과 액체 저류를 동반한다. 전립선암의 병력을 통해 골 전이로 생각된다.

b: 우측 대퇴골 경부에 선형의 투과상이 있으며, 경부 골절이 관찰된다(b-1 흰색 화살표). 원래는 이 골절 치료를 위해 내원한 것이다. 이 단계에서 자세히 보면 좌측 고관절의 절구와 좌골, 장골, 좌측 대퇴골 전자부에 골밀도가 상승한 영역이 있다(b-1 검은색 화살표). 1년 후의 단순 X선 영상에서는 골밀도의 상승이 더욱 뚜렷해지며, 우측 장골과 좌골까지 퍼져 있다. 조골형 골 전이가 의심되는 소견이다(b-2 화살표). 고관절 CT에서 골소주 구조가 소실되고, 골 경화성 변화가 있는 양측 비구와 좌측 대퇴골이 관찰된다. 좌측이 우측보다 눈에 띈다(b-3 화살표). 전립선암의 골 전이였다.

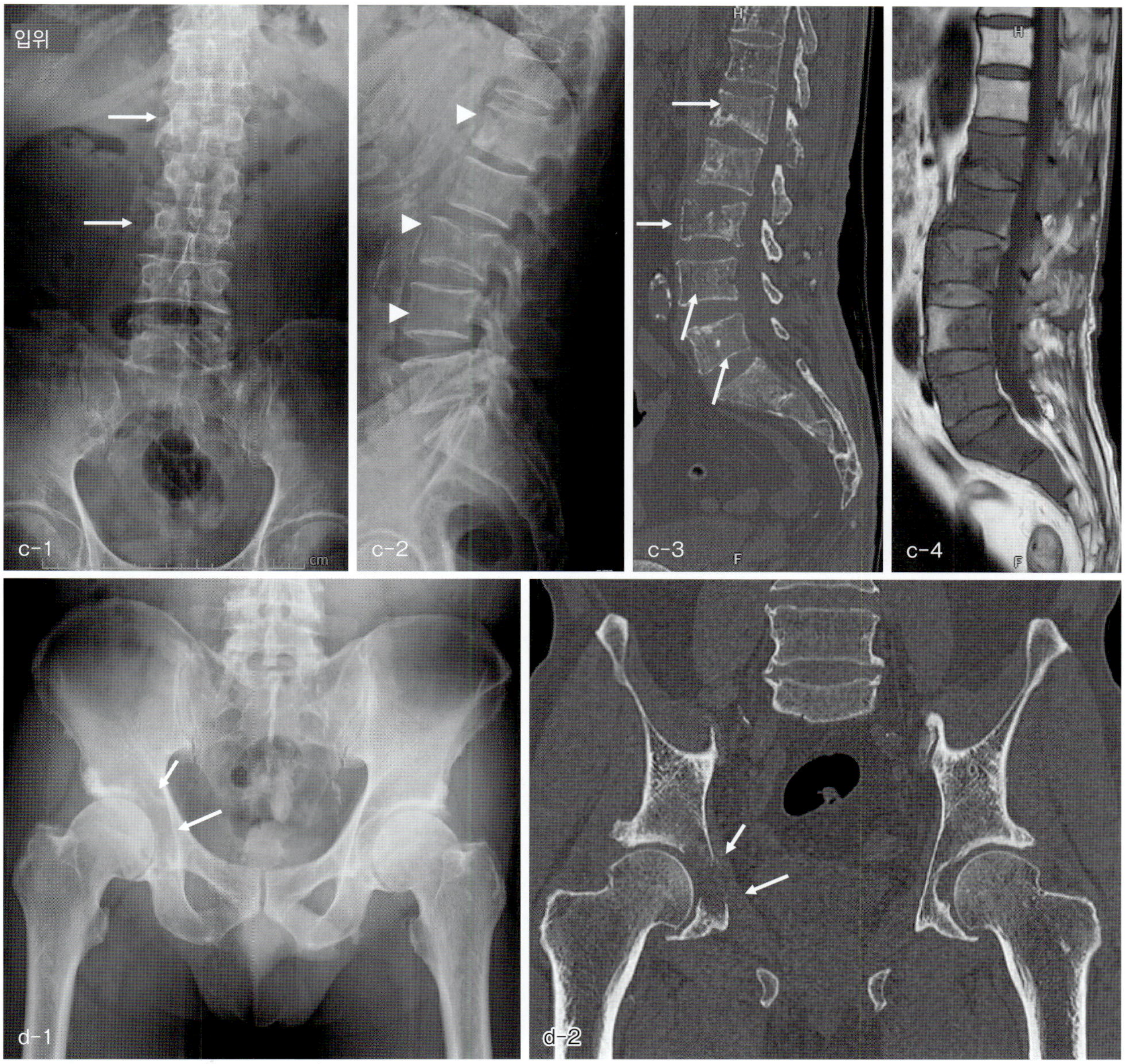

그림 4-17 전이성 골종양 (계속)

c: 87세 남성. 폐암의 다발성 골 전이. 1. 요추 단순 X선 영상 정면상, 2. 동일 측면상, 3. 요추 CT 시상면, 4. 요추 MRI T1 강조 시상면

d: 60세 남성. 신장에서 발생한 악성 림프종의 골 전이. 1. 고관절 단순 X선 영상 정면상, 2. 고관절 CT 관상면

c: L3, L1의 위아래 직경 단축이 관찰된다(c-1 화살표). 정면상에서 pedicle sign은 관찰되지 않는다. 측면상 및 CT에서 요추의 골소주 구조가 불명확해지고, 불규칙한 골밀도 감소가 있다(c-2 화살머리, c-3 화살표). MRI에서 요추, 천추에 저신호를 나타내는 종양성 병변이 관찰되어 폐암 전이가 의심된다.

d: 우측 비구의 선이 왼쪽과 비교할 때 끊어져 불명확해지고 있다(d-1 화살표). 같은 부위에 골용해 병변이 의심된다. CT에서는 골파괴상이 있으며 종양이 관찰된다(d-2 화살표). 신장에서 발생한 악성 림프종의 골 전이로 생각된다.

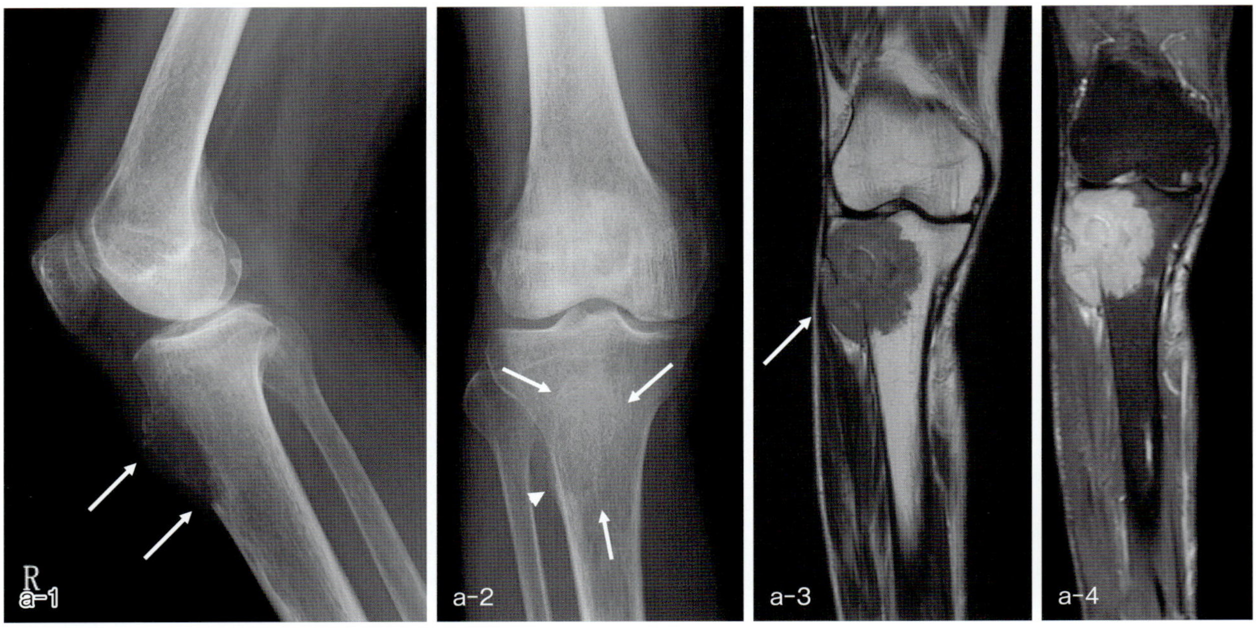

그림 4-18 **형질세포종. 82세 남성. 무릎 통증이 있음**

a-1: 슬관절 단순 X선 영상 측면상: 경골 거친 면에 타원형의 골용해 병변이 관찰된다(화살표). 팽창성의 성장을 보인다. 경골의 골 피질이 끊어져 있다.

a-2: 동일 정면상: 경계가 불명확하지만, 경골 근위부에 타원형의 종양이 관찰된다(화살표). 경골의 골 피질에 종양을 따라 층상으로 골막반응이 관찰된다(화살표). 근위 경비 사이에 희미한 농도 상승 영역이 있으며, 종양의 골 외로의 진행이 관찰된다.

a-3: 슬관절 MRI T1 강조 관상면: 분엽상의 종양성 병변이 경골 근위부에서 골 간단에 관찰된다(화살표). 근육보다 약간 고신호를 보이며, 골 외로의 진행을 동반하고 있다.

a-4: 동일 STIR 관상면: 종양은 고신호를 보인다. 주위에 골수 부종은 확인할 수 없다. 생검 후 형질세포종으로 진단되었다.

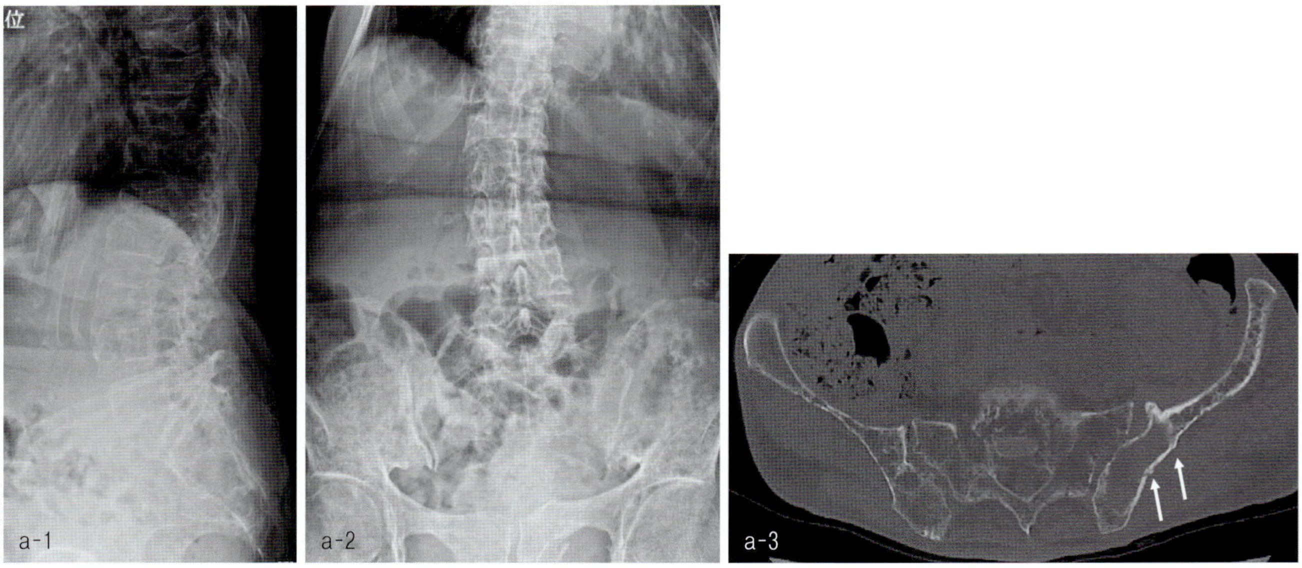

그림 4-19 **다발성 골수종. 72세 여성. 빈혈, 요통**

a-1: 요추 단순 X선 영상 측면상: 전반적으로 뼈의 밀도 감소가 현저한 상태이다. 요추의 다발 압박골절이 관찰된다.

a-2: 동일 정면상: 흉요추의 다발골절이 있다. 양측 장골과 치골 등에는 장관 가스와는 별도로 알맹이 모양의 투과상이 미만성으로 광범위하게 퍼져 있다. 투과상 주변에 골경화 가장자리는 없다. 다발성 골수종이 의심되는 소견이다.

a-3: 요추 CT 횡단상(골 조건): 무수한 용골 병변이 장골, 천골에 관찰되며, 좌측 장골에서는 병적 골절이 관찰된다(화살표).

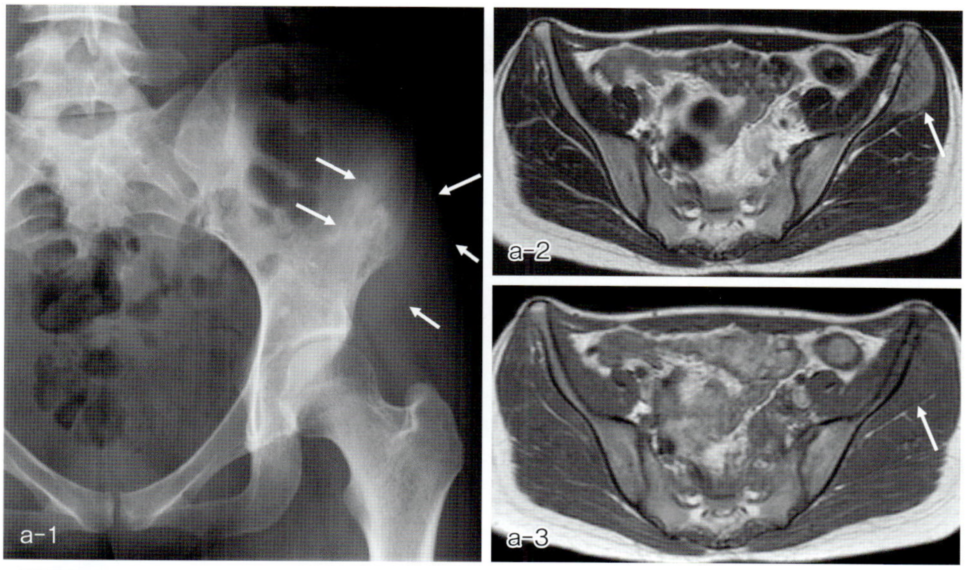

그림 4-20 **유잉육종. 23세 여성. 좌측 고관절의 통증**

a-1: 고관절 단순 X선 영상 정면상(좌측만): 좌측 장골의 가장자리에 경계가 불명확한 용골 병변이 관찰된다. 벌레 먹은 듯하며 침윤성이 높은 종양으로 보인다. 이미 뼈 외부로 확장되어 있으며, 연부 능도의 종양도 형성되어 있다(화살표).

a-2: 골반 MRI T2 강조 횡단상: 좌측 장골을 따라 반원형의 고신호 종양이 관찰된다(화살표). 좌측 장골의 뼈 내에서 파급된 병변이다.

a-3: 동일 T1 강조 횡단상: 종양은 근육과 동일한 신호를 보이며, 주변 근육과의 경계는 불명확하다. 골내 종양은 저신호로 관찰된다. 생검 후 유잉육종으로 판명되었다.

E. 뼈의 유잉육종(Ewing sarcoma)

현재는 유잉육종 가족 종양으로 불린다. 현재 EWS-FLI1 등의 염색체 전좌를 가진 질환군 중 하나로 여겨지며, 원시신경외배엽종양(primitive neuroectodermal tumor, PNET), Askin 종양 등도 이 범주에 포함된다. 젊은 연령층에서 많이 발생하며, 전형적으로는 4~25세 사이에 95% 발생한다. 남녀 비율은 1.5:1로 남아에게서 약간 더 많이 발생한다.[3] 민족 차이도 있어, 백인에게 많고, 황인종이나 흑인에게서는 발생 빈도가 낮다. 뼈뿐만 아니라 연부조직에서도 발생한다. 호발 부위는 대퇴골, 골반 등이다. 골수강에서 발생하여 하버스관을 통해 뼈 밖으로 확장되어 연부조직 종양을 형성한다. 증상은 국소적인 통증이다. 활동성이 높은 골막반응을 보이며, 발견 시 이미 뼈 밖으로 확장된 경우가 많다 그림 4-20. 뼈 밖으로 확장된 종양 성분에서 석회화가 관찰되는 경우는 드물다(10% 이하).[4]

F. 사기질종(adamantinoma)

사기질종은 장골에 발생하는 드문 악성 병변으로 82~85%는 경골에서 발생한다. 하악골의 사기질종(에나멜 상피종)과는 전혀 관련 없으므로 주의해야 한다. 20~30대의 젊은 성인에게 호발하며, 경골의 장축 방향과 골수강 내에서 폭넓게 성장한다. 남녀 비율은 1.3:1로 남성의 빈도가 약간 높다. 병변은 특히 경골의 골 피질에 분엽성으로 팽창성의 성장이 관찰된다. 골용해 변화와 골 경화성 변화가 혼재하며, 골막반응을 보이지 않는다 그림 4-21. 때때로 내부에 출혈을 나타내며 MRI에서 격막으로 나뉘어진 덩어리가 나타날 수 있다. 병적 골절을 유발할 수도 있다. 양성 병변으로, 소아에게 호발하는 골섬유성 이형성(osteofibrous dysplasia, OFD) 그림 4-22과 호발 부위나 영상 소견이 유사하며, 병리학적으로도 OFD에서 사기질종으로 이행하는 모습을 볼 수 있다. OFD는 사기질종의 일부일 수 있다는 의견도 있지만, 여전히 논란의 여지가 있다.

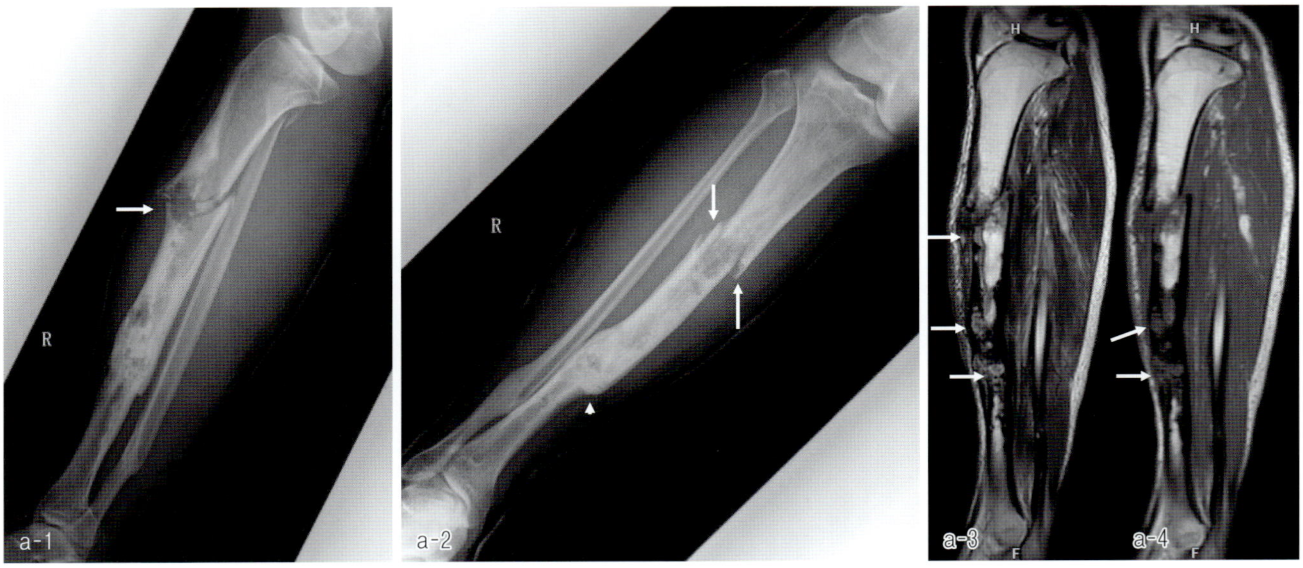

그림 4-21 사기질종(adamantinoma). 42세 남성. 외상으로 내원.

a-1: 하퇴부 단순 X선 영상 측면상: 경골의 골 피질에 불균일한 비후가 관찰되며, 내부에 투과상이 산발적으로 보인다. 병적 골절이 관찰된다(화살표). 경골 골 피질을 중심으로 한 병변으로, 골섬유성 이형성에서 악성으로 변한 사기질종을 의심한다.

a-2: 동일 정면상: 경골의 병적 골절(화살표) 외에도 변형 치유 후의 골절이 경골 원위부에 관찰된다(화살머리). 자세한 내용은 불분명하지만, 아마도 과거에도 병적 골절이 있었던 것으로 추정된다.

a-3, a-4: 하퇴부 MRI T2 강조 시상면상(3), T1 강조 시상면상(4): T2, T1 강조 영상에서 골 피질에 불균일한 저신호 영역이 관찰된다. 내부에 중간 신호를 보이는 영역이 벌레 먹은 것처럼 존재한다(a-3, 4 화살표). 일부는 골수 내로도 파급되어 사기질종이 의심된다.

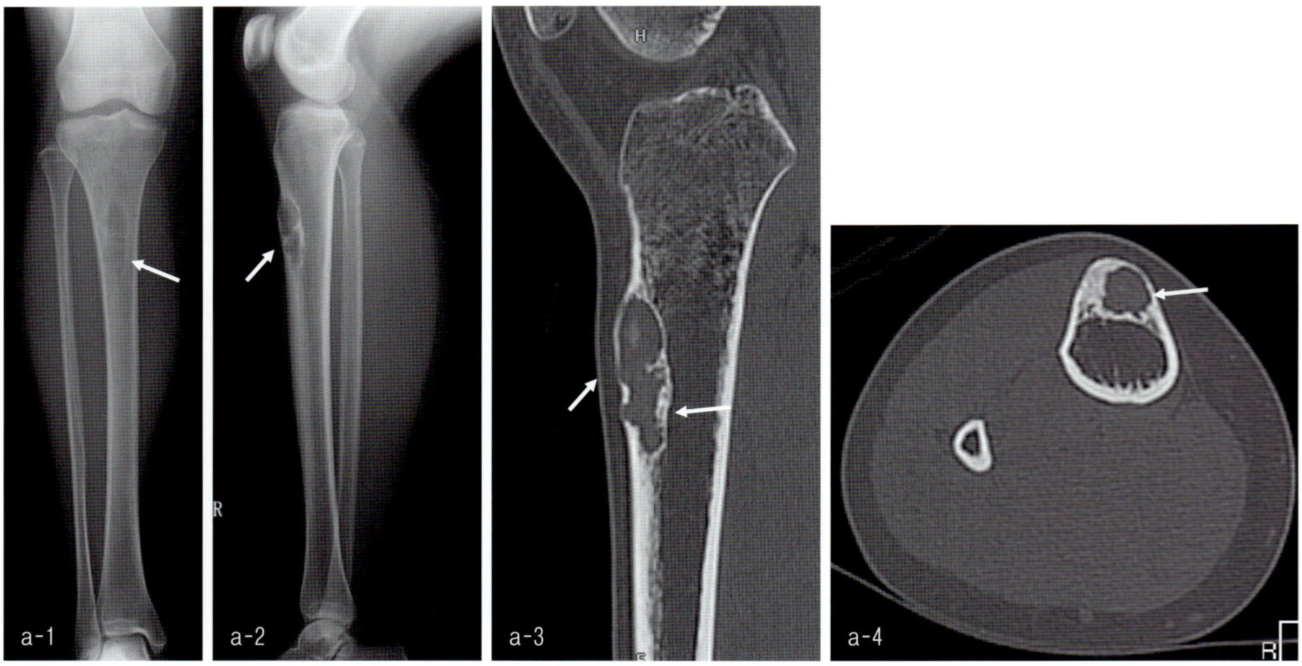

그림 4-22 골섬유성 이형성(osteofibrous dysplasia, OFD). 16세 여아. 우연히 발견됨.

a-1: 하퇴부 단순 X선 영상 정면상: 경골 근위 골간부에 타원형의 투과상이 관찰된다(화살표). 경계는 비교적 명확하며, 기질의 석회화는 없다.

a-2: 동일 측면상: 경골의 전방 골 피질 내에 팽창성의 성장을 보이는 골용해 병변이 관찰된다(화살표). 골 피질이 얇아지는 것을 동반하지만, 병적 골절은 관찰되지 않는다. 내부는 간유리모양이다. 골 피질에 국한된 병변으로 OFD를 고려한다.

a-3, a-4: 하퇴부 CT 시상면상(3), 횡단 단면상(4): 병변은 경골 골 피질 내에 국한되어 있다(a-3, 4 화살표). 골수강 내로의 파급은 없다.

OFD와 사기질종의 감별이 어려운 경우도 있지만, 골피질을 파괴하고 골수강이나 연부조직으로 확장되는 사례나 통증이 심한 경우에는 사기질종을 의심하는 것이 좋다.

● 문헌

1) Baumhoer D, Kovac M, Sperveslage J, et. al. Activating mutations in the MAP-kinase pathway define non-ossifying fibroma of bone. J Pathol. 2019;248:116-22.
2) 鈴木健介, 林　隆一, 海老原　充, 他. 下顎原発骨肉腫症例の検討. 頭頸部外科. 2014;24:162-74.
3) Burchill SA. Ewing's sarcoma:diagnostic, prognostic, and therapeutic implications of molecular abnormalities. J Clin Pathol. 2003;56:96-102.
4) Maygarden SJ, Askin FB, Siegal GP, et al. Ewing sarcoma of bone in infants and toddlers. A clinicopathologic report from the Intergroup Ewing's Study. Cancer. 1993;71:2109-18.

Chapter

5 단순 X선 영상으로 진단하는 연부조직 질환

들어가며

단순 X선 영상의 경우, 미세한 농도 차이로 연부조직의 상태를 판단해야 한다. 연부 종양 등에서 나타나는 전형적인 석회화나 지방조직의 존재를 파악하는 것이 좋다. 연부조직에 일반적으로 보이지 않는 가스상이 관찰되면 중대한 질환이 숨겨져 있을 수 있다. 또한, 종양의 존재로 인해 골 피질의 압박성 변화가 나타날 수 있다.

A. 화골성 근염(myositis ossificans)

급속한 골형성과 심한 통증을 유발하는 근염이다. Samuelson[1]은 화골성 근염을 발병 요인에 따라 myositis ossificans progressiva(유전성), myositis ossificans traumatica(외상성), acquired myositis ossificans(신경질환 유래), pseudomalignant myositis ossificans(비외상성)로 분류했다. 압도적으로 스포츠 외상을 포함한 외상성 화골성 근염이 많다. 활동성이 높은 소아나 젊은 성인의 사지 근육, 특히 무릎 주위와 고관절 주위의 근육에 발생한다.[2] 대퇴의 근육에 많이 발생하는 이유는 근육 파열이나 타박과 같은 기회가 많기 때문으로 알려져 있다. 외상을 계기로 근육 내 결합조직에 골형성을 동반한다. 골형성은 초기에는 명확하지 않으며, 2~3개월의 기간을 거쳐 확인할 수 있게 된다. 초기에는 육아조직 내에 섬유모세포와 골모세포가 존재하며 이후 유골이 형성되고 성숙한 층상의 피질골과 해면골이 된다. 성숙한 뼈가 되면 병변이 약간 축소되기도 한다. 이소성 골화와 인접한 뼈 사이에는 연속성이 보이지 않는다. 전형적으로 단순 X선 영상에서 원형의 석회화로 가장자리에 석회화가 강하게 나타난다 그림 5-1. 석회화가 보이지 않을 때도 주변 연부조직의 종창이 관찰되는 경우가 많으며 통증을 동반한다. 골화가 나타나기 전에는 방골골육종이나 활막육종과의 감별이 필요하다. 자가 제한성 질환이므로 경과를 관찰하면서 병변이 소실되지만, 재발하여 치료에 어려움을 겪는 경우도 있다.

B. 석회 침착성 근괴사(calcific myonecrosis)

외상력이 있는 하퇴부에 호발하는 석회 침착성 병변으로, 매우 드물다. 최소한 10년 이상의 하퇴 외상 이력(교통사고 등)이 존재하며, 그 당시 구획증후군이 발생한 사례가 많다. 구획증후군으로 인해 근육 내 조직의 종창, 혈관이나 신경의 압박이 발생하여 근괴사와 신경마비가 발생한다. 이때 출혈에 대해 석회화 침착이 일어난다고 한다. 따라서 석회화는 구획증후군을 일으킨 구획 내의 근육군에서 관찰된다. 석회화는 근섬유의 주행에 따라 선상 · 면상 배열을 보인다 그림 5-2. 골형성은 관찰되지 않는다. 인접한 뼈에 골막반응이 나타날 수도, 나타나지 않을 수도 있다. 만성적으로 증가하는 경향을 보인다.

C. 근육내 혈관종(intramuscular hemangioma)

골격근에 호발하는 비교적 드문 질환이다. 전체 연부조직 종양의 약 0.8% 정도의 빈도로 발생한다. 소아나 젊은 성인 시기에 발견되기 쉬우나, 모든 세대에서 발생할 수 있다. 남녀 차이는 없다. 전신의 근육에 발생할 수 있으나, 하지를 비롯해 상지에서도 많이 발생한다. 국소적인 종창이나 종괴의 자각 증상이 동반된다. 통증이 있

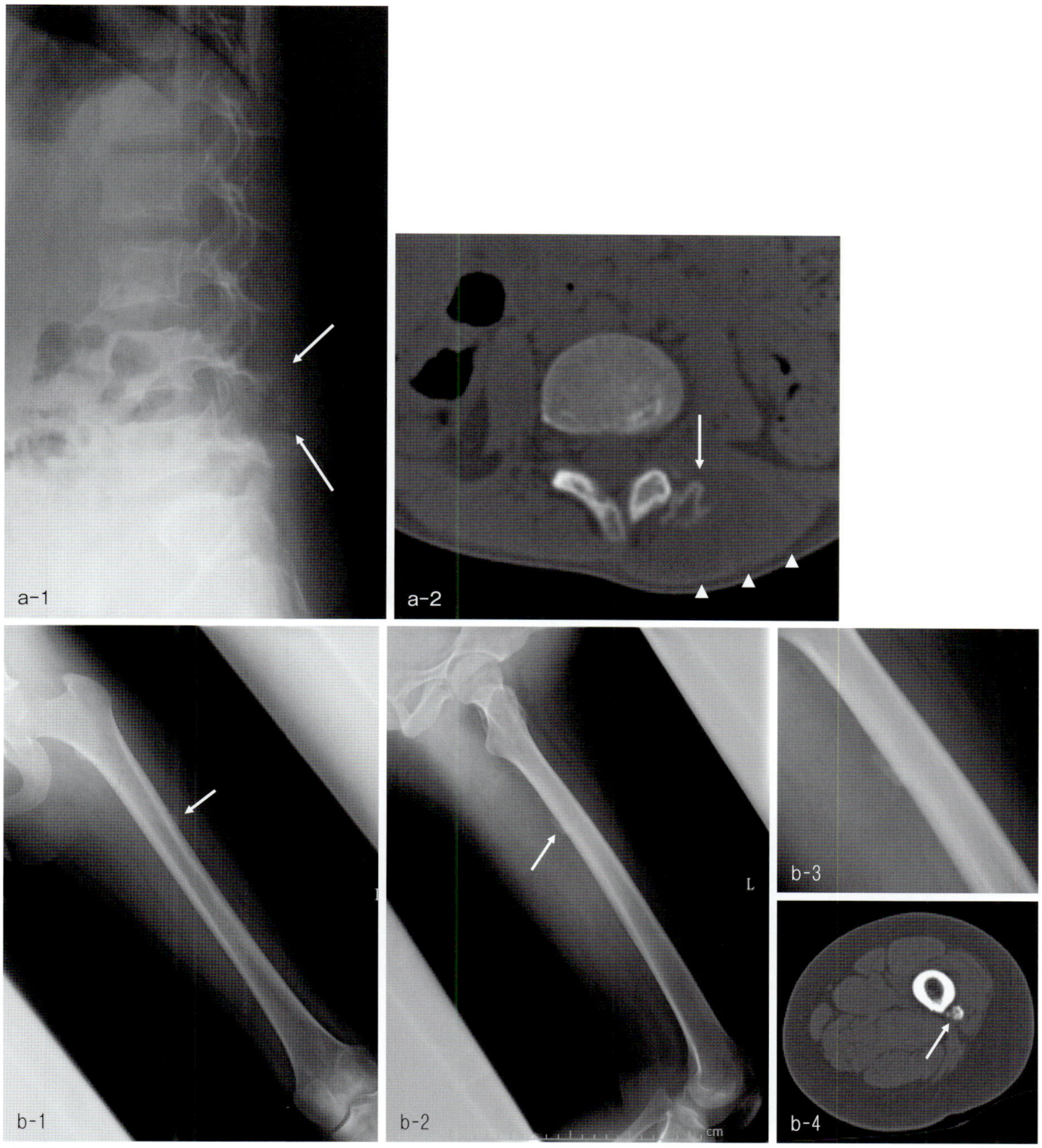

그림 5-1 화골성 근염

a: 12세 남아. 등 통증, 타박의 과거력이 있으며, 그 후 격렬한 통증이 발생했다(외상 후 1개월경 촬영한 것이다).

a-1: 요추 단순 X선 영상 측면상, a-2: 요추 CT(L4/5 레벨)

요추 L4/5 레벨의 좌측 추간관절 주위에 고리 모양의 석회화가 관찰된다(a-1, 2 화살표). 타박 부위와 일치하며, 주변 근육의 종창도 관찰된다(a-2 화살머리). 그 후 연부조직 종창과 석회화는 소실되었다.

b: 30세 여성. 대퇴부 타박 후 대퇴부 통증이 지속됨.

b-1: 대퇴골 단순 X선 영상 정면상, b-2: 동일 측면상, b-3: 동일 측면상의 확대상, b-4: 대퇴부 CT 골 조건

대퇴골 근위 골간부의 골 피질을 따라 고리 모양의 석회화가 관찰된다(b-1, 2, 4 화살표). 타박 부위와 일치하는 통증이다. CT에서는 대퇴골과 접해 있지만 연속성은 없다 석회화의 가장자리는 밀도가 높고 중앙은 밀도가 낮으며, 화골성 근염의 소견이다.

는 경우도 있다. 병리조직학적으로 다양한 분류가 있지만, 단순 X선 영상에서 확인할 수 있는 혈관종은 내부에 둥근 정맥석을 동반한 것이라고 볼 수 있다 그림 5-3. MRI에서는 T2 강조 영상에서 강한 고신호를 보이며, 정맥석은 원형의 무신호 영역으로 관찰된다.

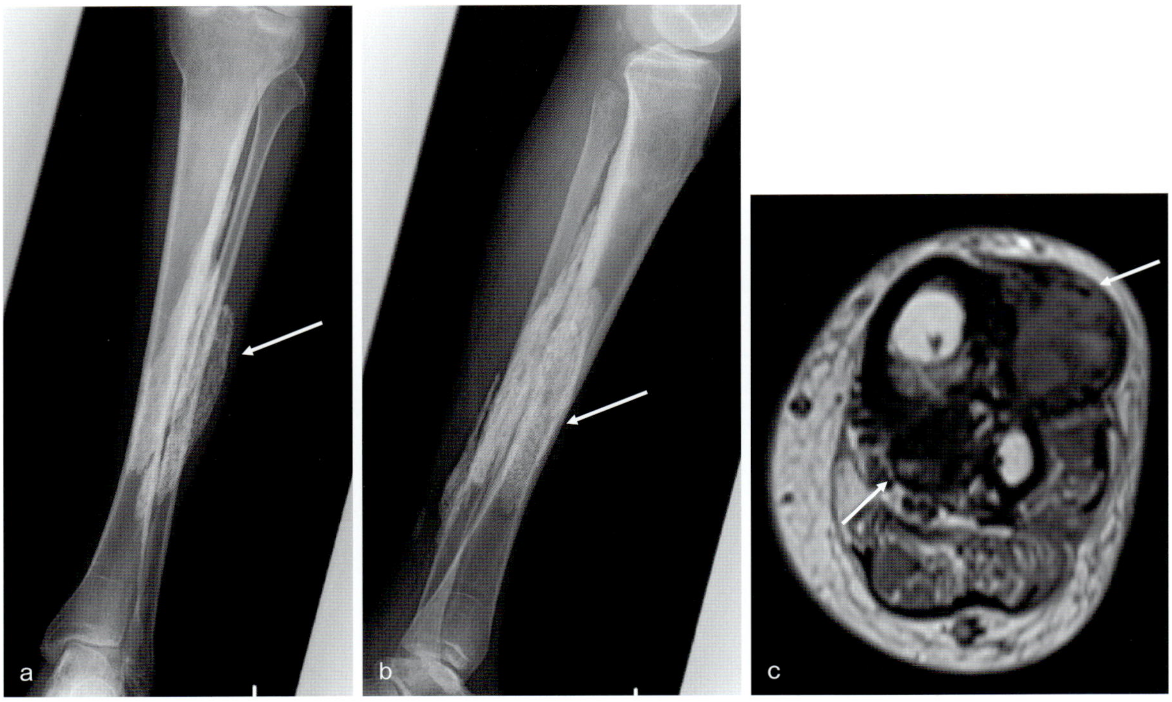

그림 5-2 석회 침착성 근괴사. 50세 남성

하퇴부에 경직이 있다. 20년 전 교통사고를 겪고 하퇴부 구획증후군의 병력이 있다.

a: 하퇴부 단순 X선 영상 정면상, b: 동일 측면상, c: 하퇴부 MRI T1 강조 횡단상

경골 및 비골의 골간부에 겹치는 레이스 모양의 석회화가 관찰된다(a, b 화살표). 근육의 주행처럼 보이는 소견이다. MRI에서는 헤모시데린과 석회화로 인한 무신호와 함께 다양한 신호강도를 보이는 영역이 전경골근 주위와 족지굴근 후경골근에 관찰된다(c 화살표). 전방 구획 및 심부 후방 구획 영역에 일치하며, 이러한 석회화는 석회 침착성 근괴사로 볼 수 있다.

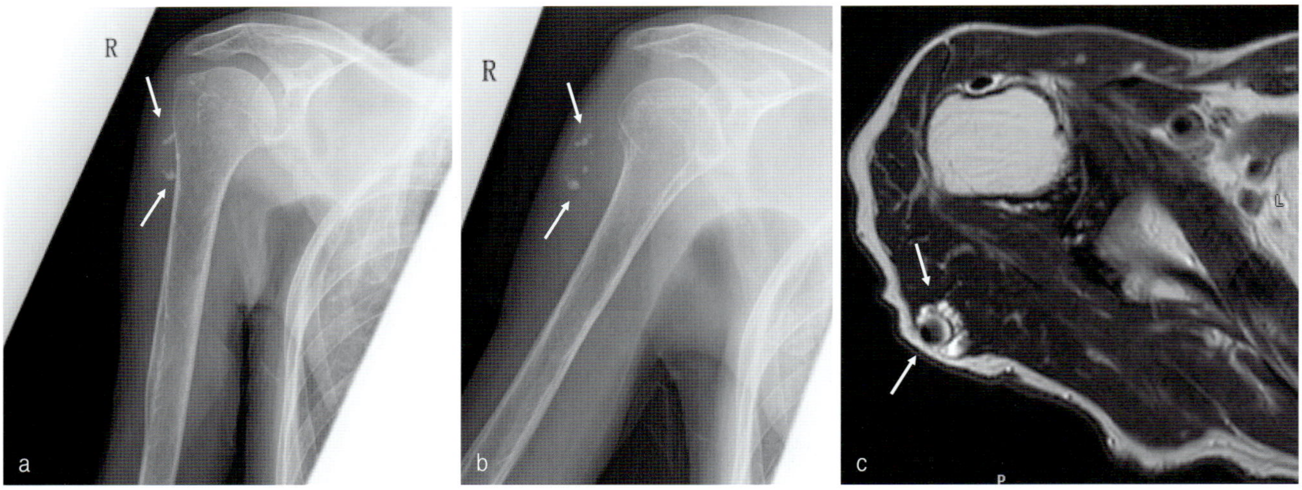

그림 5-3 근육 내 혈관종. 89세 여성

어깨에 종괴가 촉지된다.

a: 견관절 단순 X선 영상 정면상, b: 동일 사위상, c: 견관절 MRI T2 강조 횡단상

상완골 경부의 배측 근육 내에 원형의 석회화가 관찰된다(a, b 화살표). 혈관종에서 보이는 정맥석으로, 특징적인 석회화이다. MRI에서는 정맥석이 원형의 무신호, 혈관종은 고신호 영역으로 관찰된다.

D. 아킬레스건 부착부염증 및 아킬레스건 황색종, 아킬레스건염 (Achilles tendon enthesitis, Achilles tendon xanthoma, Achilles tendinitis)

아킬레스건은 인체에서 가장 큰 건으로, 건막이 없으며, 대신 힘줄곁조직(paratenon)이 존재한다. 운동 이력 등이 관련되어 있지만, 30대 무렵부터 건의 퇴행성 변화가 나타나기 시작한다. 아킬레스건의 부착부에서 석회화가 잘 발생한다. 스트레스가 집중되는 종골 부착부의 섬유연골에 기계적 자극이 반복되어 육아조직이 형성되고, 그 결과로 석회화나 골화가 일어나는 것으로 알려져 있다 그림 5-4. 골화가 일어나는 원인은 명확하지 않다. 또한, 아킬레스건은 콜레스테롤이 침착되기 쉬운 건으로, 조절되지 않는 고콜레스테롤혈증 환자 중에는 아킬레스건의 비후로 인해 신발을 신을 수 없는 경우도 있다. 아킬레스건염은 과사용 등으로 인해 아킬레스건이 방추형으로 팽대하는 것이다. 아킬레스건 황색종 및 아킬레스건염은 아킬레스건의 비후가 단순 X선 영상에서 확인된다 그림 5-5. 좌우를 비교하는 것이 좋다.

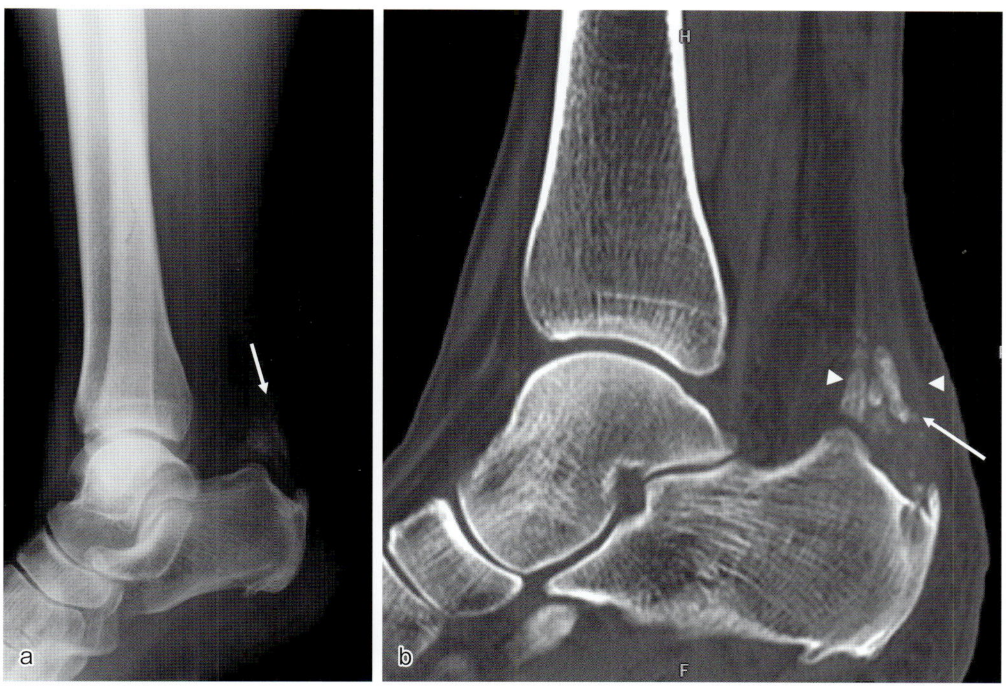

그림 5-4 아킬레스건 부착부염증. 59세 여성

아킬레스건 통증.

a: 족관절 단순 X선 영상 측면상, b: 족관절 CT 시상면상(골 조건)

아킬레스건 부착부에서 연속적으로 원형에서 타원형의 석회화가 관찰된다(a, b 화살표). 석회화가 존재하는 부위의 아킬레스건 비대가 관찰된다(b 화살머리).

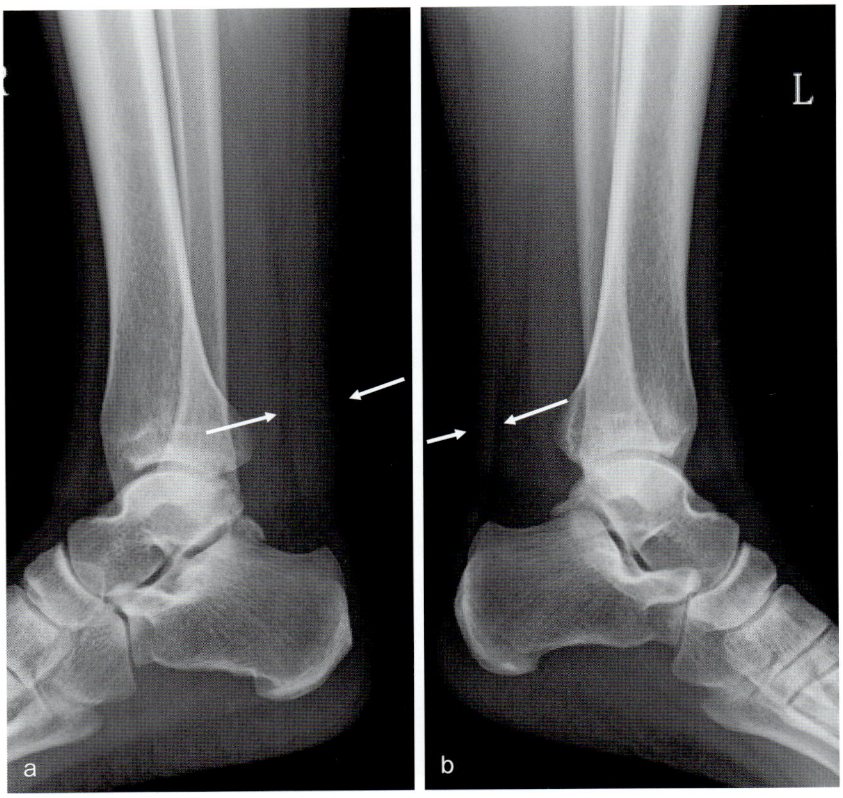

그림 5-5 아킬레스건염. 51세 여성

아킬레스건 통증.
a: 우측 족관절 단순 X선 영상 측면상(환측), b: 좌측 족관절 단순 X선 영상 측면상(건측)
건측과 비교하면 아킬레스건의 두께가 명확하게 다르다(a, b 화살표).

E. 지방종(lipoma)

성숙한 지방조직으로 형성되며, 가장 흔하게 볼 수 있는 양성 종양 중 하나이다. 피하조직 내에 발생하는 얕은 지방종과 근막 아래, 근육 내, 근육 사이 등에 발생하는 깊은 지방종이 있다. 모든 연령대에서 나타나지만 근육 내 지방종은 50~70대에 자주 나타난다. 여성에게서 조금 더 많이 발생하며, 서서히 커진다. 자각 증상은 특별히 없으며 종양을 만지게 되면서 발견되는 경우가 많다. 단순 X선 영상에서는 비교적 큰 지방종은 투과상으로 확인할 수 있다 그림 5-6. 깊은 곳에 생긴 지방종은 육종화될 수 있으므로 주의가 필요하다.

F. 종양에 의한 뼈의 압박성 변화(cortical scalloping caused by soft tissue tumor)

뼈에 근접하여 장기간 종양(대부분 양성 종양)이 존재하는 경우, 종양으로 인해 뼈에 압박성 변화가 나타날 수 있다 그림 5-7. 종양에 의한 직접적 침윤은 관찰되지 않는다. 뼈의 변형이 심한 경우도 있으며, 그럼에도 골 피질이 파괴되지는 않는다. 반면, 내연골종처럼 팽창성으로 자라며 골 피질의 내판을 압박하는 것을 endosteal scalloping이라고 한다. 이러한 소견이 있으면 골수 내에 종양이 있을 가능성이 있다. 이러한 압박성 변화는 어떤 뼈에서도 나타날 수 있지만, 손가락이나 발가락에서 비교적 많이 볼 수 있다.

G. 연부조직 내의 가스상(air density of soft tissue)

추간판 내에서 발생하는 진공 현상이나 영유아의 겨드랑이 등에서 관찰될 수 있지만, 보통 일시적인 현상이

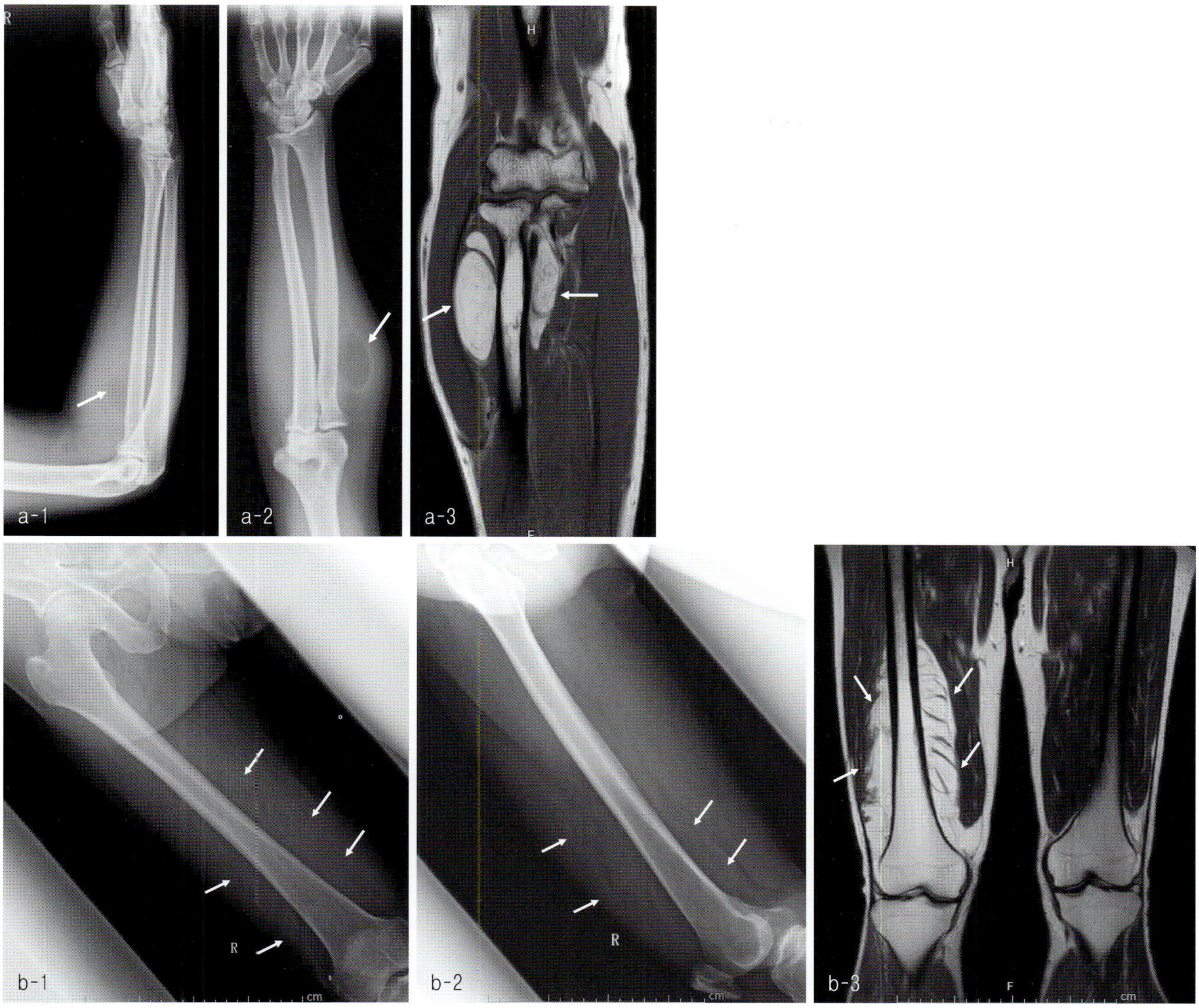

그림 5-6 지방종

a: 58세 남성. 무증상.

a-1: 주관절 단순 X선 영상 측면상, a-2: 동일 정면상, a-3: 주관절 MRI T2 강조 관상면

요골 근위 골간부에 타원형의 투과상이 관찰된다(a-1, 2 화살표). 깊은 곳에 있는 지방종이 의심되는 소견이다. MRI에서는 요골을 둘러싸는 것처럼 지방과 동일한 신호를 보이는 종양이 있다(a-3 화살표).

b: 90세 남성. 무증상.

b-1: 대퇴 단순 X선 영상 정면상, b-2: 동일 측면상, b-3: 대퇴 MRI T2 강조 관상면

대퇴골 원위 골간부에서 골간단에 걸쳐 투과상이 빗질한 것처럼 관찰된다(b-1, 2 화살표). 깊은 곳에 있는 지방종으로 정상 근섬유가 그 사이에 끼어 있는 것으로 생각된다. MRI에서는 대퇴골을 둘러싸는 것처럼 그신호 종양이 관찰된다(b-3 화살표).

다. 관절 내나 연부조직에 가스상이 있는 경우, 감염이나 수술 후, 개방골절 등의 외상에 기인한다. 특히 감염으로 인한 가스상은 심각한 상태를 의미한다. 가스 괴저가 대표적인 질환으로, 클로스트리디움이나 연쇄상구균, 대장균 등이 원인균이다. 욕창이나 당뇨병 환자의 족부 궤양 그림 5-8, 피부 손상, 화상 등이 원인이 되어 근육이나 근막으로 진행하여 발생한다. 잠복 기간이 짧아 몇 시간 내에 연부조직의 종창이나 발적이 발생하고 통증을 동반한다. 당뇨병 환자의 발에서 자주 볼 수 있는 소견이며, 염증이 잘 조절되지 않을 경우 하지를 절단해야 하는 경우가 많다.

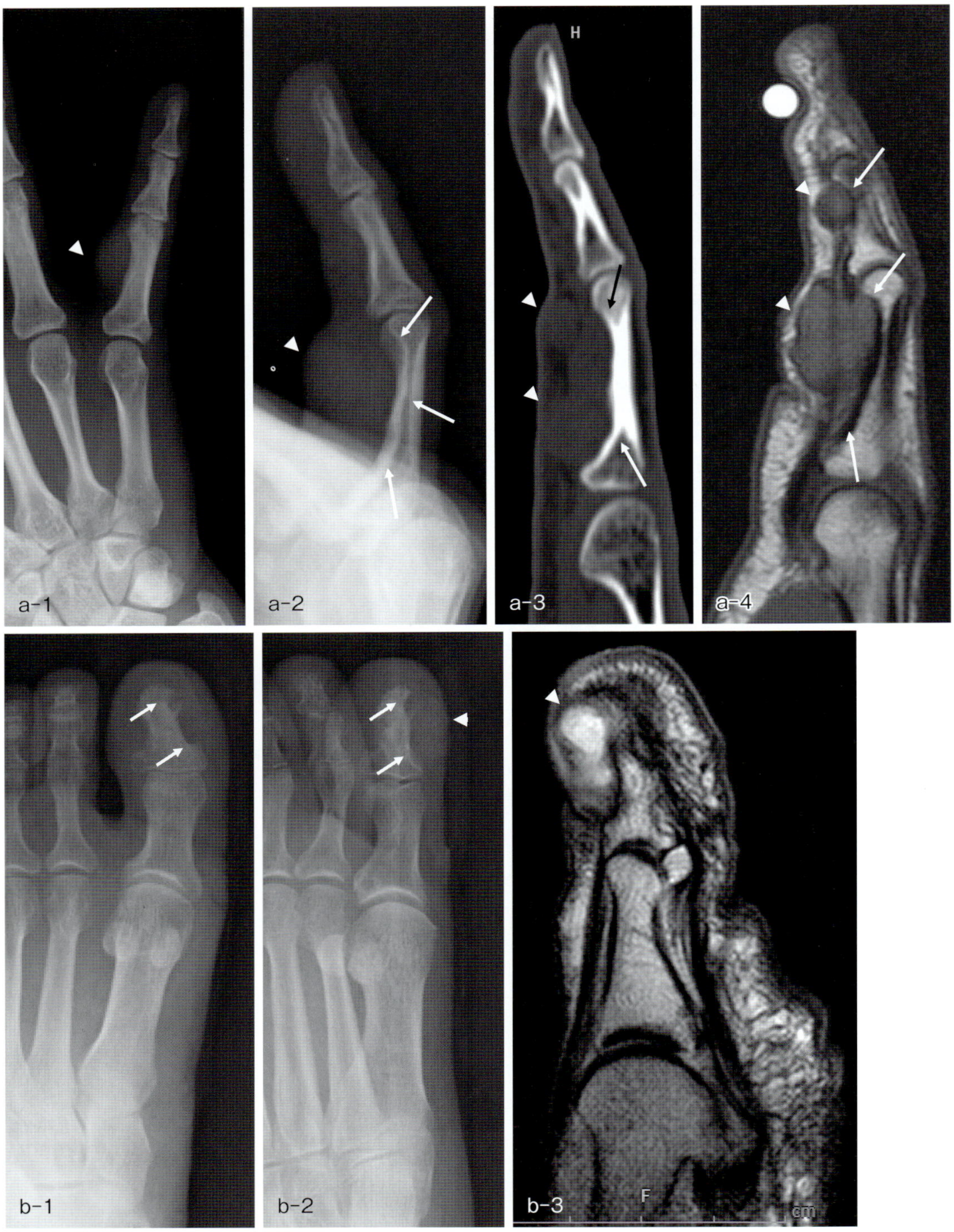

그림 5-7 종양에 의한 뼈의 압박성 변화

a. 29세 여성. 건초 거대세포종

a-1: 소지 단순 X선 영상 정면상, a-2: 동일 측면상, a-3: 손가락 CT 시상면, a-4: 손가락 MRI T1 강조 시상면

소지의 기절골 요측에 원형의 연부 농도 종양이 관찰된다(a-1, 2, 3 화살머리). 종양에 접한 기절골의 골 피질은 접시 모양으로 압박성 변화를 보인다(a-2 화살표). CT에서는 종양이 여러 개 존재하는 것이 관찰된다(a-3 화살머리). 기절골은 이들 종양에 의해 압박을 받고 있다(a-3 화살표). MRI에서는 종양이 소지굴근건을 둘러싸고 있으며(a-4 화살머리), 건초 거대세포종이다. 기절골뿐만 아니라 중위지골도 압박을 받고 있다(a-4 화살표). 골수부종은 없다.

b. 60세 여성. 결절종

b-1: 무지 단순 X선 영상 정면상, b-2: 동일 측면상, b-3: 무지 MRI T2 강조 시상면

무지 원위지골의 내측이 미란상의 압박성 변화를 보인다(b-1, 2 화살머리). 손톱 부위에 일치하는 연부 농도 종양이 관찰된다(b-2 화살표). MRI에서 손톱 부위에 낭종성 종양이 관찰되며, 결절종이다(b-3 화살머리). 골수 신호의 이상은 없다.

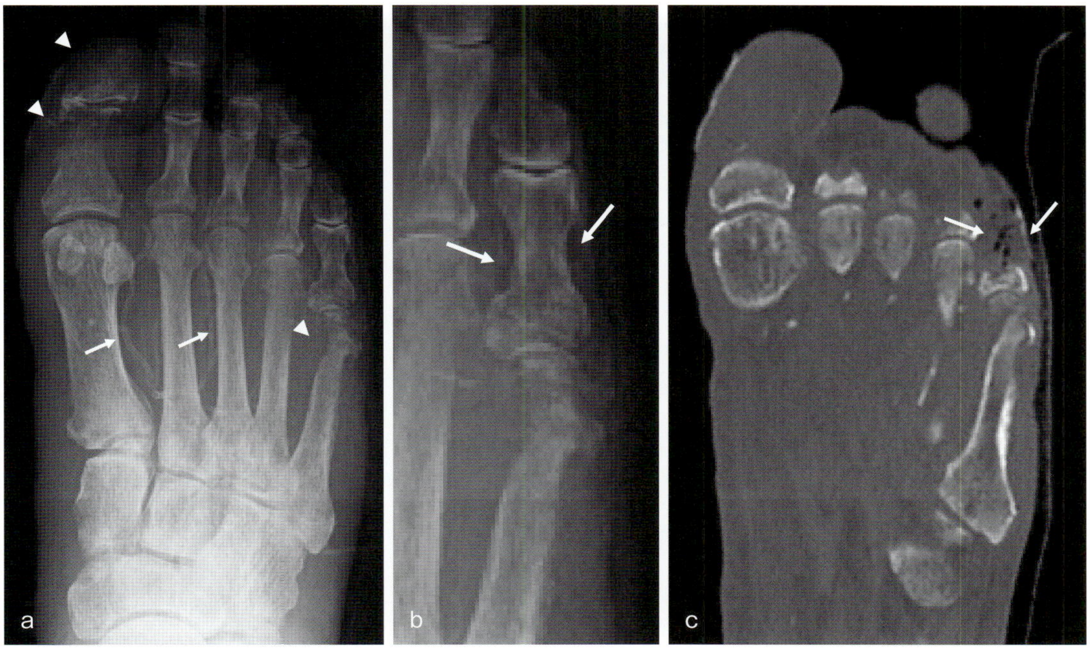

그림 5-8 연부조직의 가스상. 86세 여성

당뇨병이 있다. 무지와 소지에 종창과 통증이 있다.

a: 족부 단순 X선 영상 정면상, b: 동일 확대상, c: 족부 CT 횡단상(골 조건)

무지 원위지골, 기절골, 소지 중족골 두부에도 골용해 변화를 보인다. 골수염이 의심된다(a 화살머리). 중족골 사이 선형 석회화가 관찰된다(a 화살표). 이것은 Monckeberg형 중막 석회화라고 하며, 당뇨병에 특징적인 석회화이다. 소지 기절골 주위에 띠 모양의 투과상이 있어 가스상이 의심된다(b 화살표). CT에서는 입자 모양의 가스가 관찰된다(c 화살표). 혐기성균 감염에 의한 가스 생성으로 생각된다. 이후 소지의 절단이 이루어졌다.

●문헌

1) Samuelson KM, Coleman SS. Nontraumatic myositis ossificans in healthy individuals. JAMA. 1976;235:1132-3.
2) Drane W. Myositis ossificans and the three-phase bone scan. AJR Am J Roentgenol. 1984;142:179-80.
3) 塩井　淳. 血管石灰化·リモデリングと糖尿病. J Jpn Coll Angiol. 2010;550:561-7.

Chapter

6 골대사질환

들어가며: 뼈의 대사란

뼈는 항상 골형성과 골흡수를 반복하면서 그 형태를 유지하고 있다. 골형성에는 골모세포가, 골흡수에는 파골세포가 기능하고 있다. 이 작용을 골대사라고 부른다. 골형성과 골흡수의 균형이 잘 유지되면 뼈의 이상이 발생하지 않는다. 다양한 원인으로 골대사의 균형이 깨지면 뼈의 강도가 약해져 쉽게 골절될 수 있다. 골대사는 여러 호르몬에 의해 조절된다. 부갑상선 호르몬인 PTH, 호르몬은 아니지만 비타민D는 파골세포의 형성에 관여한다. 한편 갑상선에서 분비되는 칼시토닌은 파골세포의 활성을 억제한다. 또한, 여성의 경우 여성호르몬인 에스트로겐이 골대사, 특히 파골세포의 조절을 담당하지만, 폐경 후에는 그 기능이 약해지기 때문에 골흡수가 강해지기 쉽다. 그 외에도 뼈의 성분인 칼슘이나 인의 흡수와 배출을 담당하는 신장기능의 장애가 있어도 골대사의 균형은 깨진다. 특정 질환이나 약물 투여로 인해 골대사가 흐트러질 수도 있다. 류마티스관절염, 부갑상선 기능항진증, 당뇨병, 만성콩팥병, 스테로이드 약물의 장기 복용 등이 대표적이다.

반대로 골형성이 진행되는 질환도 있다. 대리석뼈병, 골파제트병 등이 대표적이다. 자세한 내용은 전문서적에 맡기겠지만, 이러한 여러 조절 기능이 무너졌을 때 발생하는 골질환에 대해 간략히 설명한다.

골다공증(osteoporosis)

골소주가 감소한 상태이며, 뼈가 매우 약해져 골절되기 쉬워진다. 폐경 후 여성에게 압도적으로 많다. 에스트로겐의 감소, 장관의 칼슘 흡수 감소, 운동량이나 식사량의 감소 등이 원인으로 꼽힌다. 골다공증에 이르기까지 특별한 자각 증상이 없으며, 약한 외력에 의해 쉽게 골절되어 판명된다. 흉요추, 대퇴골 경부, 상완골 근위부, 요골 원위부, 치골 골절이 대표적인 골절 부위이다. 골밀도가 감소하고 약한 외력으로 골절되는 것을 취약 골절이라고 한다. 취약 골절과 골밀도 감소는 유의미한 관련이 있다.[1] Stone[2] 등에 따르면 요골 원위, 종골, 척추, 대퇴골 경부의 골밀도가 1표준편차 이하로 낮으면 대퇴골 근위부 골절의 위험은 각각 1.54배, 1.71배, 1.49배, 2.37배로 유의미하게 높아지며, 골밀도와 골절 위험의 높은 상관관계가 확인되었다. 그 외에도 고령(나이가 많을수록 쉽게 넘어질 가능성이 높다), 취약 골절의 과거력, 외력의 크기 등이 관련된다. 취약 골절의 과거력은 다음 취약 골절의 위험인자이다. 과거에 손목 골절, 척추체 골절의 과거력이 있으면 대퇴골 근위부 골절을 발생시킬 위험이 각각 1.9배, 2.3배로 증가한다. 그 외에도 골다공증에 따른 골절 위험인자로는 성별, 부모의 대퇴골 근위부 골절의 과거력, 현재 흡연 여부, 스테로이드 약물 사용, 류마티스관절염, 알코올 섭취 등이 있다.[3]

단순 X선 영상은 그렇게 예민한 검사가 아니며, 진단될 때는 이미 골밀도의 30% 이상이 손실된 상태이다. 단순 X선 영상 소견의 소견으로는 골밀도 감소, 골 피질의 얇아짐, 성긴 골소주 구조 등이 관찰된다 **그림 6-1**. 척추의 골다공증에서는 골 피질과 골기둥 저하로 인해 '유령 척추(ghost vertebra)'라고 불리는, 척추체 안에 작은

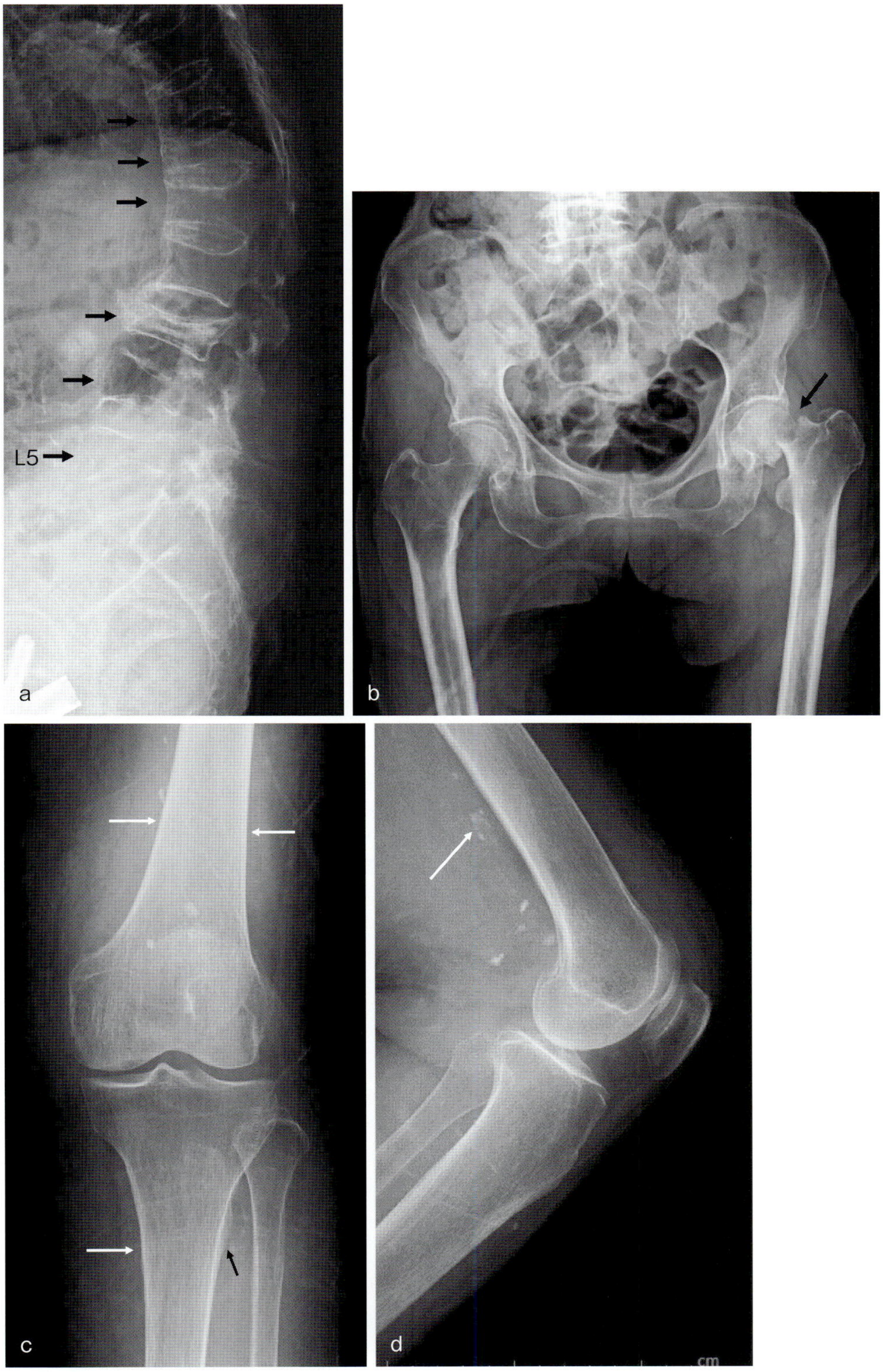

그림 6-1 **골다공증**

a: 89세 여성. 요통. 요추 단순 X선 영상 측면상, b: 90세 여성. 넘어짐. 좌측 고관절 통증. 고관절 단순 X선 영상 정면상, c: 96세 여성. 무릎 통증. 좌측 슬관절 단순 X선 영상 정면상, d: c와 동일. 동일 측면상

a: 요추의 골밀도가 저하되어 척추체 내의 골소주가 거의 보이지 않는 상태이다. L5, 4, 3, 1, Th12, 11의 위아래 직경 단축이 있으며 압박골절이 관찰된다(화살표). 압박골절로 인해 약간의 척주후만이 있다.

b: 좌측 대퇴골 경부에 골절이 관찰된다(화살표). 전자부가 약간 외상방으로 전위되어 있다. 골반 뼈의 골밀도는 전반적으로 저하되어 있다.

c: 대퇴골 원위부, 경골 근위부, 척골 근위부의 골밀도가 저하되고, 골 피질의 얇아짐(흰 화살표), 골소주의 불명확함이 있다. 명확한 골절은 확인되지 않지만, 경골 근위부에서 골 피질의 부분적 비후가 있으며 가골형성으로 보인다(검은 화살표). 오래된 골절 후 변화로 생각된다. 슬관절 주위의 피하 지방조직의 밀도 저하가 불균일하게 나타나 부종이 의심된다.

d: 측면상에서는 슬와 동맥의 석회화가 관찰된다(화살표). 슬개 상낭의 지방조직이 불명확하며, 액체 저류 등의 가능성이 고려된다.

척추체가 사각형으로 보이는 소견이 있지만, 확인되는 빈도는 낮다. 골다공증으로 진단될 때 이미 여러 척추체의 압박골절이 발생하는 것이 일반적이다. 그러나 50~70%는 골절이 있어도 임상 증상을 나타내지 않는다.

골다공증의 치료는 골밀도 감소를 억제하고 골절을 예방하는 것이다. 약물치료가 주로 이루어지며, 여기에 운동요법과 식사요법을 병행한다.

구루병·골연화증·신성골형성장애 (rickets, osteomalacia, and renal osteodystrophy)

구루병은 비타민D 결핍이나 다양한 대사이상으로 발생하는 뼈의 석회화 장애이다. 골단선 폐쇄 전 이 장애가 발생하면 구루병, 골단선 폐쇄 후에는 골연화증이 된다.

유전성의 경우 비타민D의존구루병, 저인산염혈구루병(비타민D저항구루병) 그림 6-2이 있다. 전자는 상염색체 열성유전, 후자는 X염색체 우성유전이다. 저인산염혈구루병 대부분은 섬유모세포성장인자 23(fibroblast growth factor 23, FGF23)의 과도한 생성으로 발생한다고 알려져 있다.

그 외에도 신장 세뇨관의 장애도 관련된다. 후천성 구루병 · 골연화증의 원인으로는 부적절한 식생활에 의한 칼슘이나 비타민D 섭취 부족, 햇빛 노출 감소, 장관에서의 칼슘 흡수장애, 대사장애로 인한 칼슘 흡수 저하나 인산의 과도한 배출 등이 있다.

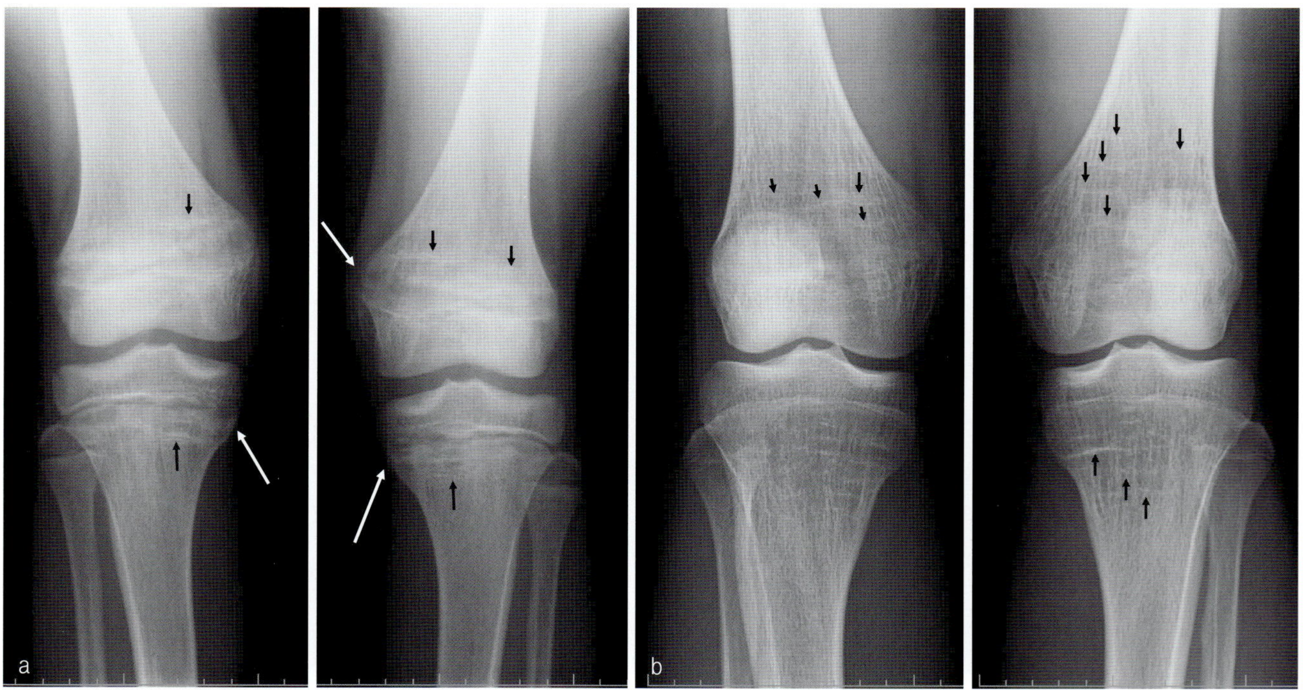

그림 6-2 저인산염혈구루병

a: 12세 남아 양측 슬관절 단순 X선 영상 정면상, b: 동일 환자의 5년 후, 17세 남성. 양측 무릎 단순 X선 영상 정면상

a: 정상적인 12세와의 비교가 없어 알아보기 어려울 수 있지만, 양측 대퇴골 원위부, 경골 근위부, 비골 근위부의 골단선(성장판)이 약간 확대되어 있다. 양측 모두 거의 동일한 소견을 보이지만, 대퇴골과 경골의 골간단 가장자리에 불규칙이 관찰된다(흰 화살표). 또한 골단선의 가장자리는 물결 모양을 하고 있다. 대퇴골과 경골에는 골단선에 평행한 것 같은 선상의 농도 상승 영역이 있으며, 이는 Harris line으로 생각된다(검은 화살표).

b: 골단선은 폐쇄되어 있다. 나이에 비해 골밀도가 낮은 상태이다. a와 마찬가지로 가로로 달리는 선상의 영역이 다수 관찰되며, 이는 Harris line이다(검은 화살표). 양측 경골 및 대퇴골 모두 다수 존재하며, 여러 번의 골단선 성장 정지와 재개가 있었음을 추측할 수 있다.

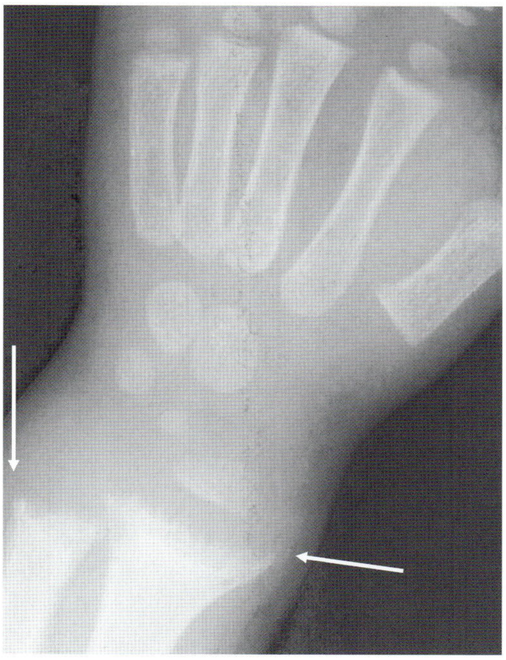

그림 6-3 **골단선의 컵 모양 변형**

유아의 손목관절 단순 X선 영상 정면상(나이 미상). 요골과 척골의 골간단 가장자리가 넓어져 있으며 중앙이 움푹 들어가 있다. 마치 컵 모양의 형태를 보인다(화살표). 가장자리는 불명확하다. 성장판은 확대되어 있다.

약물성의 경우에는 항경련제나 철분제의 투여 등으로 구루병 · 골연화증이 발생할 수 있다. 영상 소견은 골단선 폐쇄 전(구루병)과 폐쇄 후(골연화증)에서 다르게 나타난다. 구루병에서는 골단선(성장판) 확대 그림 6-2a, 컵 모양 변형 그림 6-3 이나 골간단 가장자리의 불규칙(거칠게 일어남)을 관찰할 수 있다 그림 6-2a, 3. 늑골에서는 늑골 염주라 불리는, 전방 늑골의 곤봉 도양 비대가 있다. 그 외에도 대천문 확대 등이 있다.

구루병, 골연화증 모두 뼈의 골화가 불량하여 뼈가 약하다. 이에 따라 장관골은 변형되기 쉬워 O형 다리나 X형 다리가 되기 쉽다. 또한, Harris선이라고 불리는 골단선에 평행하게 고밀도의 선형 영역이 나타나는 경우도 많다 그림 6-2a, b. 이는 질병에 의한 스트레스로 인해 발생한 성장장애로 인해 골단선의 활동이 중지되었다가 다시 회복된 영역이라고 한다(여기에는 논란의 여지가 남아 있다).

신성골형성장애는 1943년 Lie 등[4]에 의해 신질환으로 발생하는 골질환을 신성골형성장애라고 제창한 것에서 시작되었다. 신질환에 기인한 대사성 골질환의 총칭이다. 구체적으로는 칼슘, 인의 대사이상, 활성형 비타민D 결핍, 그로 인해 발생하는 부갑상선 호르몬 대사이상 등이 복잡하게 얽혀 있다. 현재는 골 병변뿐만 아니라 만성콩팥병에 동반되는 혈관 석회화나 연부조직의 이소성 석회화 등, 골미네랄 대사이상이 나타나는 일부 증상으로 인식되고 치료되고 있다. 인공 투석이 보급되면서 신성골형성장애가 나타났지만, 투석 기술의 개선 등으로 현재는 중증 골병변은 거의 보이지 않는다.

신성골형성장애에서 골회전이 높은 것은 섬유성 골염을 발생시킨다. 파골세포의 골흡수와 골모세포의 골형성이 항진된 상태로, 상대적으로 골흡수가 우위에 있다. 장기 투석 환자에서 가장 빈번한 유형이다. 부갑상선 호르몬 과잉 분비로 발생한다. 골흡수 항진으로 인해 고칼슘혈증 및 고인혈증을 보이며, 이소성 골화도 합병된다.

유골의 석회화가 장애를 받은 상태가 골연화증이며, 뼈 표면이 두꺼운 미석회화 유골로 덮여 있다. 과거 고인혈증 환자에게 알루미늄 함유의 인 흡착제가 사용되었으며, 알루미늄이 뼈에 축적됨으로써 골연화증이 발생했다. 지금은 알루미늄 제제의 사용이 금지되었기 때문에 알루미늄에 의한 골연화증은 확인되지 않는다.[5]

뼈의 회전 속도가 현저히 저하되면, 골모세포도 파골세포도 관찰되지 않는 뼈가 된다. 부갑상선 호르몬도 낮

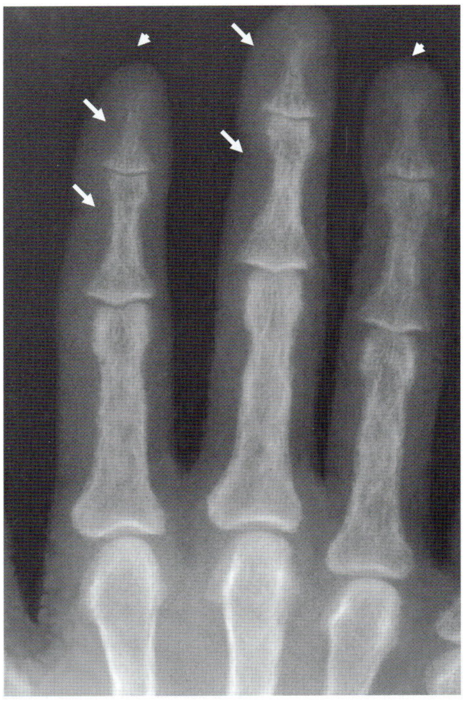

그림 6-4 손가락뼈의 골막하 흡수

손가락 단순 X선 영상 정면상(나이 미상): 원위지골의 끝부분 가장자리가 불명확하며 골흡수가 진행된 상태이다(화살머리). 원위지골과 중위지골의 요측 골막이 척측보다 골흡수를 받를 받은 상태이다. 전반적으로 뼈의 가장자리가 거칠다. 섬유성 골염 상태라고도 할 수 있다.

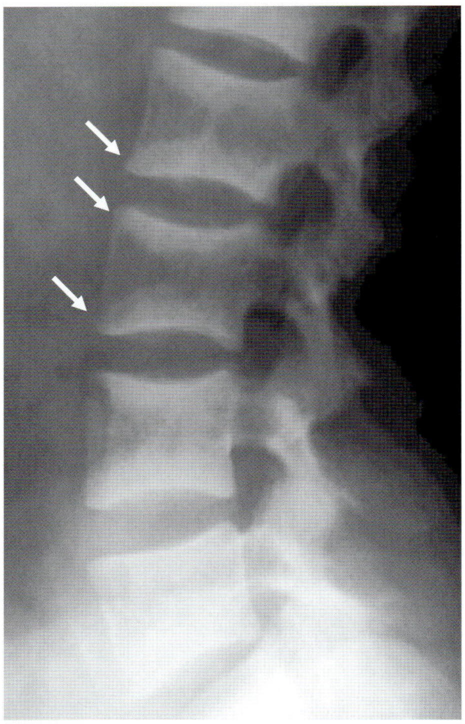

그림 6-5 Rugger jersey spine

요추 단순 X선 영상 측면상(나이 미상): 척추체의 위아래 종판을 따라 띠 모양의 골밀도 상승이 관찰된다(화살표). 중앙 부분의 농도는 상대적으로 낮아져 있다. 척추체의 복측이나 배측의 골밀도 상승은 관찰되지 않는다. 전반적으로 줄무늬처럼 보이는 것이 특징이다.

은 값의 상태이다. 고령의 투석 환자나 당뇨병성 신증 투석 환자, 복막투석 환자 등에서 보인다. 골대사가 낮기 때문에, 결과적으로 고칼슘혈증이나 고인혈증이 되기 쉽다.

영상 소견은 다양하다. 전신 뼈의 전반적인 농도 저하(osteopenia)가 관찰된다. 골화 장애가 있기 때문에, 원위지골 등 손가락의 단관골에 현저한 골막하 흡수(요측에 두드러짐) **그림 6-4**, 두개골의 골화 불량으로 유골이 투과상으로 보이는 salt and pepper skull 등도 특징적인 소견이다. 또한, 골 경화가 발생하는 경우도 있으며, 척추에서는 rugger jersey spine **그림 6-5**이라고 불리는 종판의 골 경화상이 줄무늬 셔츠(jersey)처럼 보이는

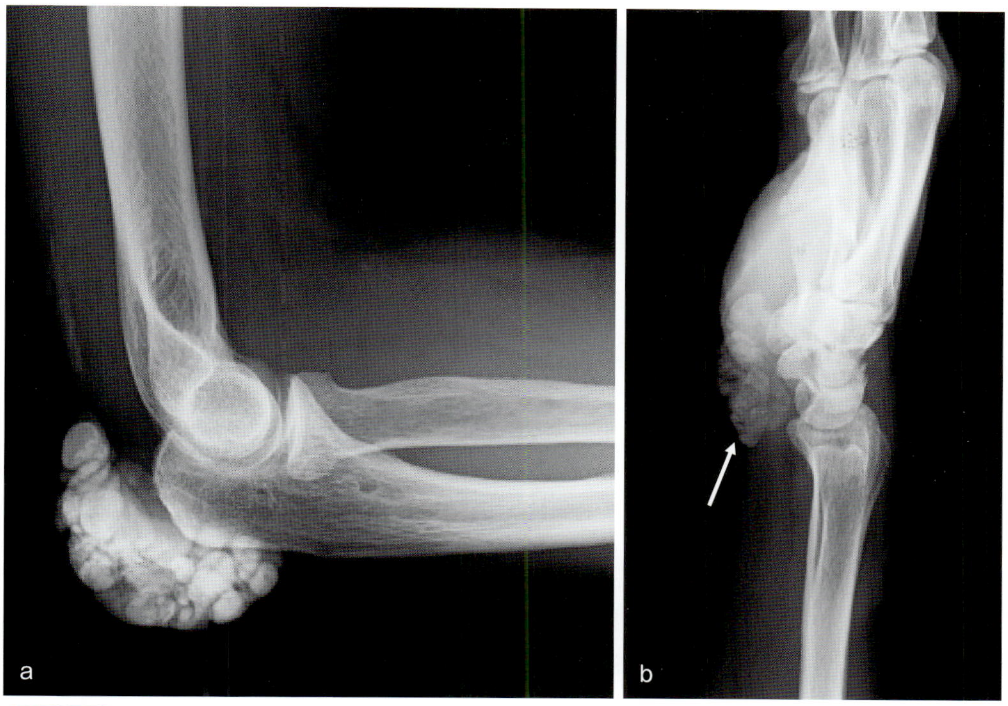

그림 6-6 **이소성 석회화(44세 남성)**

투석 중, 손목이나 팔꿈치에 종양이 나타남.

a: 주관절 단순 X선 영상 측면상: 주두에 원형으로 경계가 명확한 석회화가 무리를 지어 존재하고 있다. 아마도 윤활주머니 내에 발생한 이소성 석회화로 생각된다.

b: 수관절 단순 X선 영상 측면상: 수근골 앞쪽에 거대한 석회화가 있으며(화살표) 이소성 석회화로 생각된다.

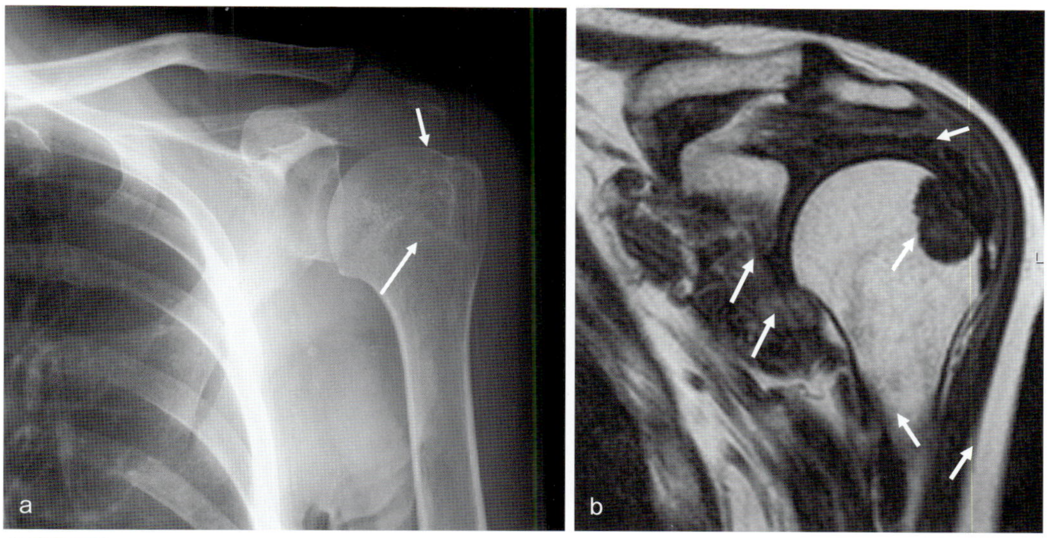

그림 6-7 **관절 아밀로이드증(50대 여성)**

어깨가 움직이기 어려움.

a: 견관절 단순 X선 영상 정면상: 상완골의 두경부 영역에 뼈의 미란성의 가장자리가 불규칙한 투과상이 관찰된다(화살표).

b: 견관절 MRI T2 강조 관상면: 상완골 두경부에 원형의 무신호 영역이 나타나 있다. 주변에 골수부종은 없다. 또한, 관절낭을 따라 동일한 신호강도를 보이는 구조물이 존재한다. 생검 결과 아밀로이드증으로 확인되었다.

소견이나, 이소성 석회화(연부조직 등에서 석회화가 침착되는) 그림 6-6 도 있다. 그밖에 아밀로이드 침착에 의한 뼈의 미란 그림 6-7 과 brown tumor의 형성, 취약 골절이나 looser zone(거짓골절) 그림 6-8 등도 보인다. 이러한 소견들도 현재는 거의 볼 수 없다. 또한, 적절한 치료에 의해 이러한 골병변은 회복된다. 과거에 신성골

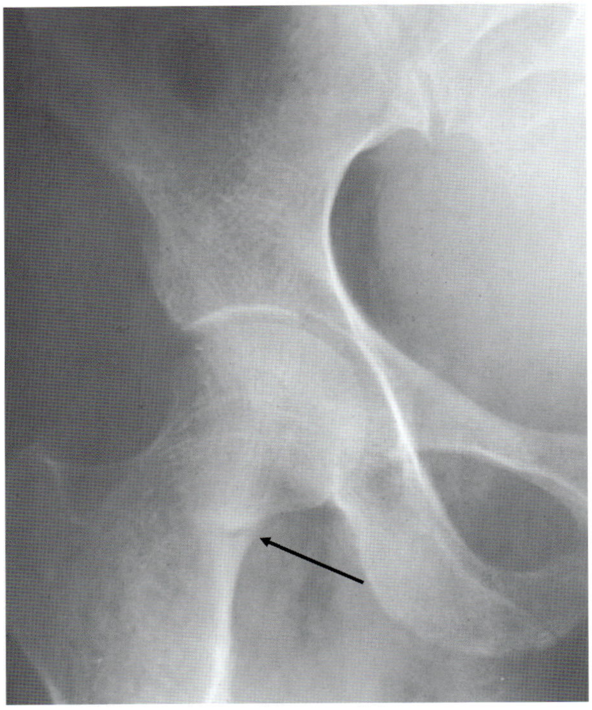

그림 6-8 Looser zone(나이 미상)

고관절 단순 X선 영상 정면상: 대퇴골 경부에 선형의 투과상이 있다(화살표). Looser zone이다.

형성장애에서는 전신 뼈스캔에서 미만성의 현저한 집적이 관찰되어 신장의 형태가 보이지 않게 되는 beautiful bone scan이 특징적인 소견이라고 불렸다 그림 6-9.

당뇨병(diabetes mellitus, DM)

당뇨병은 혈당치를 낮추는 유일한 호르몬인 인슐린의 작용 부족으로 만성적인 고혈당 상태가 된다. 이에 따라 발생하는 다양한 대사이상을 초래하는 질환군이다. 당뇨병은 1형, 2형 당뇨병 외에 특정 기전이나 질환에 동반되는 것과 임신성 당뇨병으로 분류된다. 2형이 가장 많다(일본인의 95%는 2형). 골관절의 변화는 당뇨병이 진단되기 전부터 치료를 시작한 무렵의 변화(혈당 조절이 나쁜 시기라고 생각해도 된다)와 당뇨병으로서의 경과가 길어졌을 때의 변화로 나뉜다. 기본적으로 발병 기간이 길어지면 다양한 합병증이 발생할 가능성이 높다. 당뇨병에서의 골관절 병변은 다음과 같다.

1) 당뇨병성 수부 증후군

2) 당뇨병성 근위축증

3) 견관절 주위염

4) 골다공증

5) 폐색성 동맥경화증

6) 골경색 · 골괴사

7) 당뇨병성 족부병증

이 중 단순 X선 영상으로 진단할 수 있는 것은 적다. 여기에서는 골경색 · 골괴사 그림 6-10a, b, 당뇨병발 그림 6-10c의 단순 X선 영상을 제시한다. 이들 질환도 당뇨병의 말초 혈관 장애에서 발생한다.

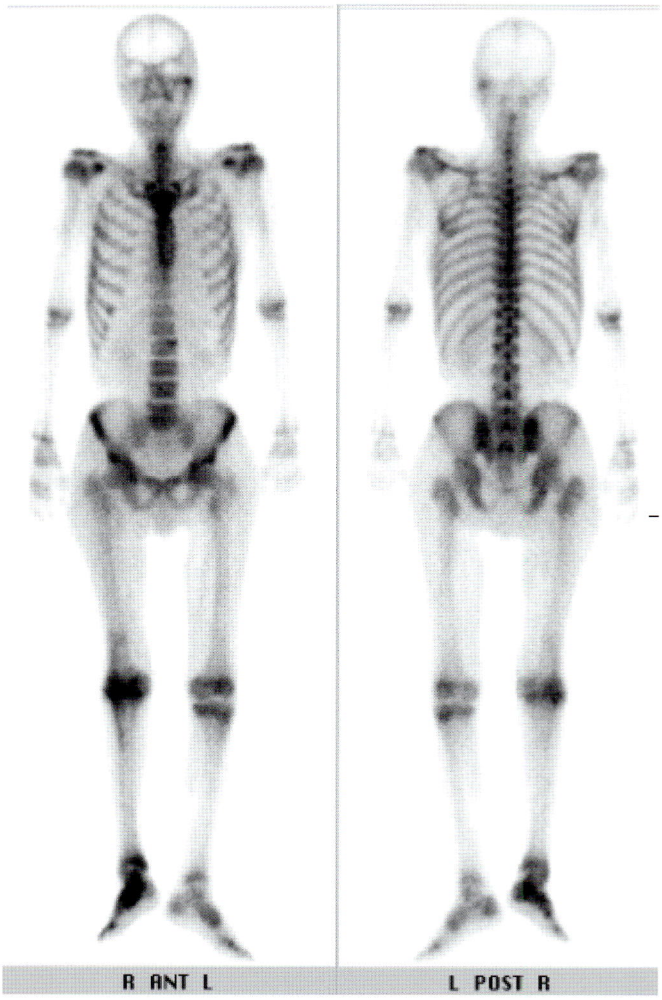

그림 6-9 Beautiful bone scan(50대 여성)

전신 뼈스캔(^{99m}Tc-HMDP).
언뜻 보기에는 문제가 없어 보이지만, 전신의 뼈에 균일하게 강하게 집적되어 있으며, 양측 신장의 묘출이 불량하다. 'Beautiful bone scan'이라고 불리는 현상으로, 신성골형성장애에 특징적인 소견이다.

골경색은 장관골의 골간부 및 골 간단부의 괴사를 의미한다. 골괴사는 골단의 괴사이다. 괴사 부위는 단순 X선 영상에서 골농도의 상승이나 지도상의 농도 상승을 나타내며, 골단 영역에서는 함몰이나 변형을 나타낸다. 골경색은 내연골종과의 감별이 문제 된다.

당뇨병발은 후기 장애 중 하나이다. 말초신경병증도 복잡하게 얽혀 발생한다. 족부의 궤양, 봉와직염, 골수염, 괴저, 샤르코관절 등이 있다. 족부의 궤양은 발이 신발에 쉽게 닿는 뒤꿈치나 발가락 끝, 무지, 소지 MTP관절의 가장자리 등에 나타난다. 궤양이 발생하면 치료가 어려워지고, 골수염이나 봉와직염, 진행하면 괴저가 동반된다. 샤르코관절은 발의 말기 상태 중 하나이다. 심각한 말초신경병증이 관련된다. 족부 관절 전체의 중증의 파괴성 변화가 있으며, 거골이 함몰되어 '요람의 발' 변형이 나타난다. 과거에는 매독의 말기 증상으로 나타나는 상태(척수매독)로 여겨졌으나, 다양한 병태에서도 유사한 관절을 형성하는 것이 보고되었다. 참고로 당뇨병에 의한 샤르코관절에 대한 보고는 1936년 Jordan이 처음이다. 샤르코관절의 임상 증상은 무통성 종창, 관절의 비정상적인 과운동성, 동요 관절, 변형, 'bagbone'이라고 불리는 관절 내 크고 작은 다수의 유리 골편의 존재를 의미한다. 일반적으로 간관절성으로 발병한다. 샤르코관절은 어떤 관절에도 발생할 수 있지만, 원인 질환에 따라 약간 다르다. 척수매독이 원인일 경우 하지, 특히 무릎을 많이 침범한다. 척수공동증에서는 상지, 특히 어깨 주위에, 당뇨병에서는 대부분 발목에서 중족부에 걸쳐 발생한다.[6] 말초신경병증이 있기 때문에 관절의 변형이나 종창이 심각하더라도 통증을 호소하는 경우는 25% 정도로 낮다.

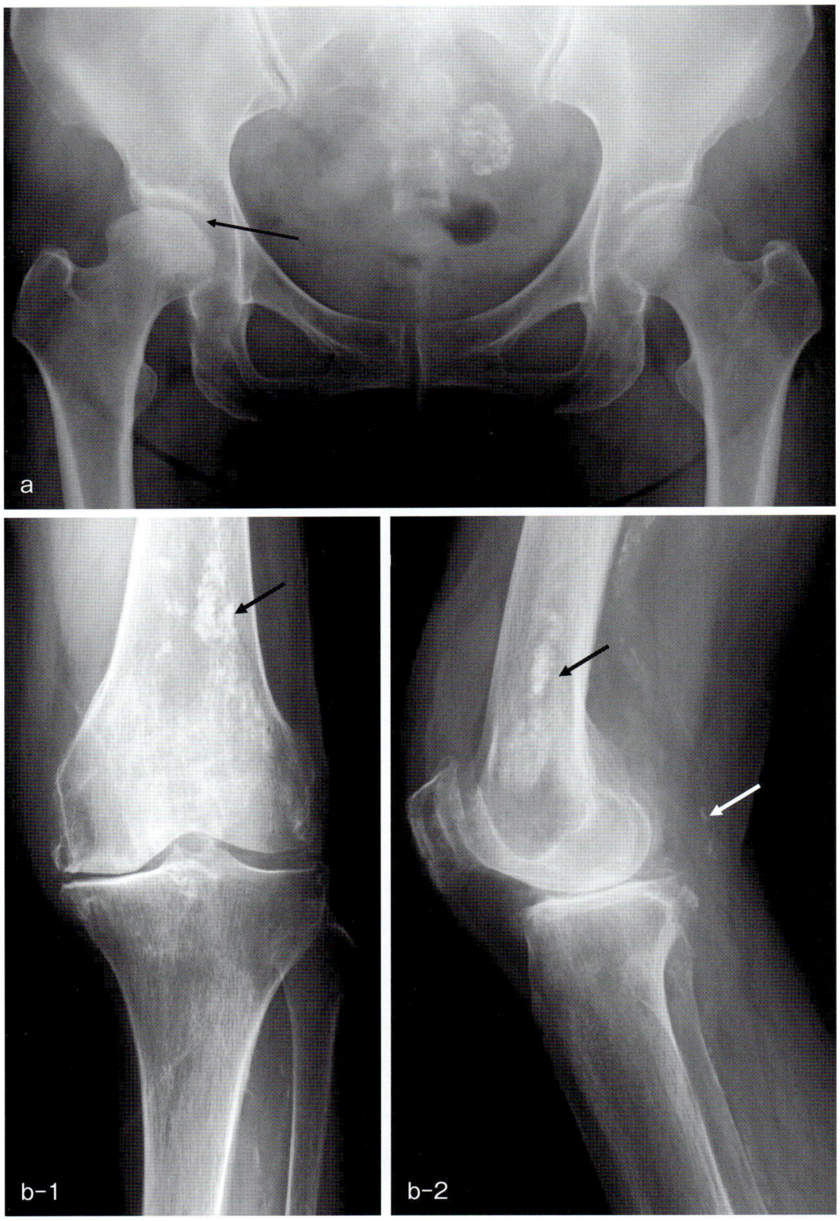

그림 6-10 **DM에서 합병되기 쉬운 골질환**

a: 대퇴골두 괴사. 50대 여성. 우측 고관절 통증

고관절 단순 X선 영상 정면상.

우측 대퇴골두가 편평해져 있다(화살표). 골두는 좌측 대퇴골두에 비해 밀도가 높다. 우측 고관절의 관절 간격은 좁아지지 않았다. 이러한 소견으로 대퇴골두 괴사가 의심된다.

b: 골경색 70대 남성. 무릎 통증.

좌측 슬관절 단순 X선 영상. 1. 정면상, 2. 측면상

대퇴골의 원위 골간에서 골간단에 걸쳐 입상 석회화가 관찰된다(b-1, 2 검은색 화살표). 골경색이다. 슬관절은 내측 관절면 중심으로 관절 간격이 좁아지고, 관절면을 따라 골 경화가 관찰된다. 골극도 관찰되어 변형성 슬관절염이다. 반월판에 일치하여 석회화가 있으며 피로인산칼슘 결정 침착이 의심된다. 측면상에서는 슬와동맥의 석회화가 있으며, Monckeberg 석회화이다(b-2 흰색 화살표).

또한, 당뇨병 환자에게는 발에 국한되지 않고 동맥의 석회화가 관찰된다. 이것은 Monckeberg 석회화라고 불린다. 동맥경화증과 같은 죽상경화와는 달리 혈관 중막의 석회화로, 내강의 협소화를 동반하지 않는다.[7] 당뇨병의 경과가 길어질수록 빈도가 높아지지만, 나이와는 관계가 없으며, 젊은 당뇨병 환자에서도 나타난다.

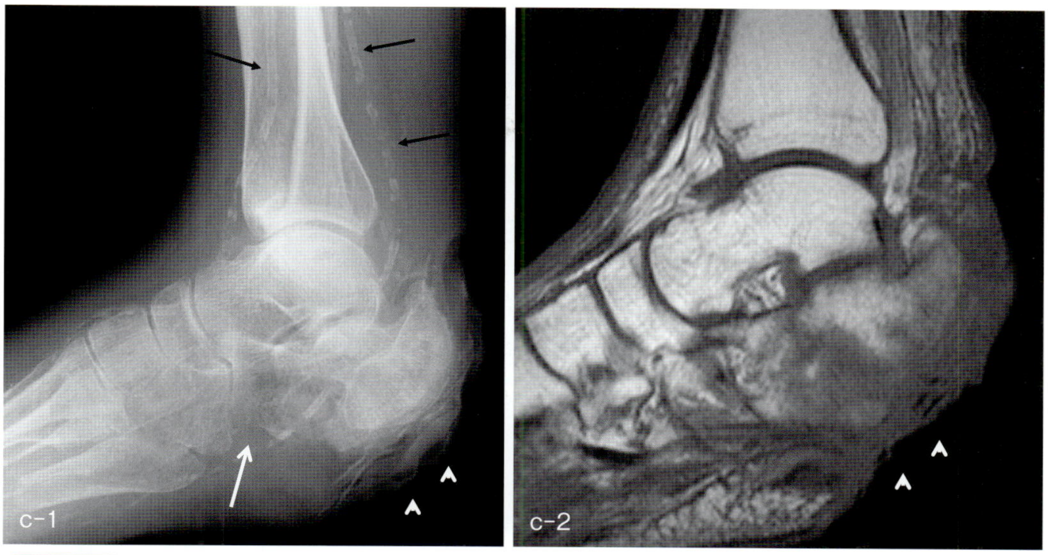

그림 6-10 DM에서 합병되기 쉬운 골질환(계속)

c: 당뇨병발, 족부 궤양, 골수염. 50대 남성, 발뒤꿈치에 궤양이 있다.

1. 족관절 단순 X선 영상 측면상, 2. 족관절 MRI T1 강조 시상면상

1. 종골 후부의 변형이 관찰된다. 동일 부위의 피부 결손이 있어 궤양이 있는 것으로 생각된다(화살표 끝). 발꿈치 입방관절의 밀도 저하가 관찰되며, 관절염이나 골수염에 의한 탈회가 의심된다(흰색 화살표). 외측 리스프랑관절의 밀도 저하도 눈에 띈다. 경골 원위부 레벨에서는 띠 모양의 석회화가 있으며, Monckeberg 석회화이다(검은색 화살표).
2. 발꿈치 부위의 피부 결손이 있어 궤양이다. 종골의 변형과 신호 저하가 있으며, 궤양에서 파급된 골수염을 합병하고 있다(화살표 끝).

대리석뼈병(osteopetrosis)

파골세포의 기능부전으로 인해 정상적인 골흡수가 억제되어 전신의 골 경화를 일으키는 질환이다. 파골세포의 형성이나 기능에 관련된 여러 유전자 이상(TCIRG1, CLCN7, OSTM1, TNFSF11, TNFRSF11, PLEKHM1, CA2, LRP5, NEMO, KIND3, CalDAG-GEF1)이 보고되고 있다. 조기에 발병하는 유형은 중증인 경우가 많고, 사망률이 높다. 지연 발병의 경우 골수 기능부전은 나타나지 않으며, 우연히 촬영한 단순 X선 영상에서 발견되거나 병적 골절로 발견된다. 뼈는 미만성으로 밀도가 높아 언뜻 보면 단단해 보이지만, 매우 취약하다. 미성숙한 뼈에서 성숙한 뼈로의 교체가 억제되기 때문에 뼈의 강도가 낮다고 여겨진다. 단순 X선 영상에서는 미만성의 골밀도 증가가 관찰된다 그림 6-11a, b. 척추에서는 신성골형성장애과 같은 rugger jersey spine을 보인다. 골절이 발생하면 거짓관절이나 골수염을 합병하기 쉽다.

골파제트병(bone Paget disease)

골파제트병은 골대사 회전의 국소적 과증가로 인해 정상적인 뼈가 취약한 뼈로 대체되는 병태이다. 이상한 골흡수와 골형성을 반복한 결과, 뼈의 변형, 비대, 골 강도 저하를 일으킨다. 일본에서는 매우 드문 질환으로, 발견되어도 대부분 40대 이상이다. 골파제트병의 호발 부위는 골반, 척추, 두개골, 대퇴골 등으로, 축성 골격에서 발생하기 쉽다고 할 수 있다 그림 6-12.

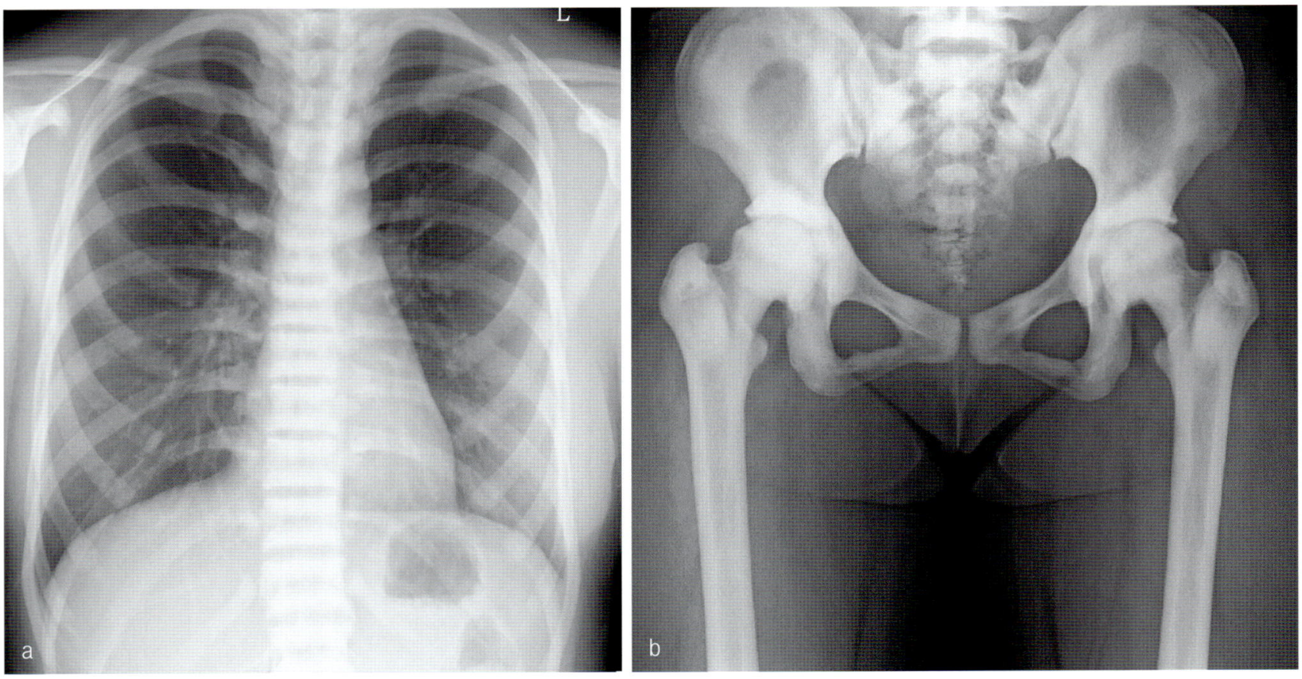

그림 6-11 대리석뼈병(20세 여성)

고관절 통증이 있다.

a: 흉부 단순 X선 영상 정면상: 모든 뼈의 밀도가 미만성으로 상승해 있다. 흉요추는 종판을 중심으로 띠 모양의 밀도 상승이 연속적으로 나타나 있으며, rugger jersey spine이다. 대리석뼈병의 소견이다.

b: 고관절 단순 X선 영상 정면상: 전반적인 골밀도 상승 외에도, 골수강의 축소(골 피질의 비후)가 매우 두드러진다.

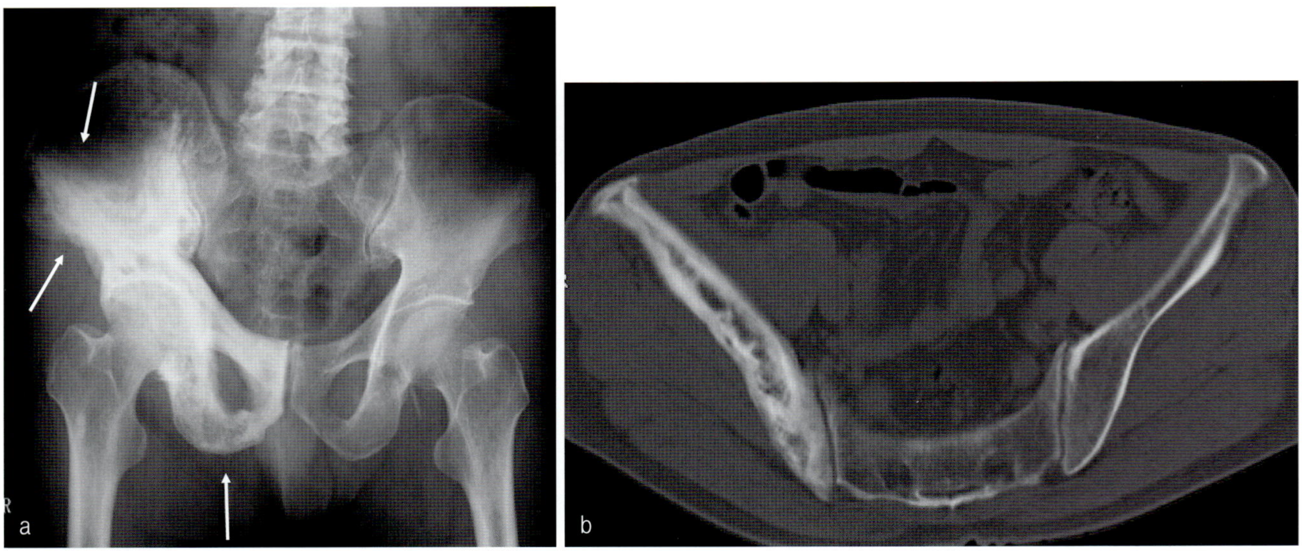

그림 6-12 골파제트병 (71세 남성)

우측 고관절의 쑤심.

a: 고관절 단순 X선 영상 정면상: 우측 장골, 치골, 좌골에 골경화성 변화가 관찰된다(화살표). 농담이 불규칙하며 골 피질의 비후가 두드러진다.

b: 고관절 CT 횡단상: 우측 장골의 골밀도 상승과 피질의 비후가 관찰된다.

단순 X선 영상은 골파제트병의 활동성에 따라 소견이 다르다. 활동기에는 골흡수가 활발한 시기로, 골밀도가 저하된다. 진행하여 혼합기로 들어가면 골흡수와 골 경화가 혼재한다. 골 피질의 비후와 성긴 골소주 구조의 구축이 나타난다. 비활동기에는 골 경화가 주체가 되어, 골 피질의 비후와 미만성의 농도 상승을 동반한다. 척추의 골파제트병에서는 'picture frame vertebral body'라고 불리는 척추체의 가장자리를 따라 골 경화상을, 두개골에서는 'cotton−wool appearance'라고 불리는 성긴 석회화가 관찰된다.

●문헌

1) 萩野　浩. 骨折リスクの評価とその対策. Jpn J Rehabil Med. 2016:53:484-8.
2) Stone KL, Seeley DG, Lui LY, et al.; Osteoporotic Fractures Research Group. BMD at multiple sites and risk of fracture of multiple types: long-term results from the Study of Osteoporotic Fractures. J Bone Miner Res. 2003;18:1947-54.
3) FRAX® WHO Fracture Risk Assessment Tool. Available from URL:https://www.shef.ac.uk/FRAX/
4) Lie SH, Chu HI. Studies of calcium and phosphorus metabolism with special reference to pathogenesis and effects of dihydrotachysterol (A. T. 10) and iron. Medicine. 1943;22:103-61
5) 根木茂雄, 重松　隆. Ⅴ. 慢性腎臓病と各種疾患. 10. 腎性骨異栄養症(ROD). 日本内科学雑誌. 2007;96:942-9.
6) 伊地知正光. 神経障害性関節症(Charcot Joint)-歴史・病態・診断・治療ー. 産業医科大学雑誌. 1982;4:185-98.
7) 関　淳一, 藤井　暁, 大橋　誠, 他. 糖尿病患者における下肢動脈Monckeberg型石灰化について一合併例の臨床像とその成因に関する検討ー. 糖尿病. 1984;27:541-8.

Chapter

7 기타(골괴사, 부골장애, 유합증 등)

들어가며

어떠한 원인으로 인한 혈류 차단에 의해 발생하는 것이 골괴사이다(골간부에 발생하는 골괴사는 골경색이라고 부름). 해부학적으로 혈류가 드문 뼈나 외상에 노출되기 쉬운 뼈에 발생하기 쉽다. 부골 장애는 이차 골화중심의 유합부전이나 외상 등이 원인이 되어 발생한다. 유합증은 족근골의 선천성 질환으로, 족근골 원시간엽계의 분절 장애가 원인으로 여겨진다. 특징적인 부위와 증상을 나타낸다.

1. 제1 Köhler병(Köhler first disease)

족부 주상골의 골괴사를 가리킨다. 4~6세 정도 소아에게 발생하며 남아에게 많다. 원인은 불명이나, 어떤 이유로 인해 혈행이 끊겨 발생한다고 한다. 원래 주상골 중앙은 N-spot이라고 불리며, 해부학적으로도 혈류가 드문 영역이고 피로골절도 일어나기 쉽다. 과거에는 무혈성 골괴사의 하나로 불렸던 질환이다. 양측 발병의 경우도 있다. 증상은 족부의 통증이나 종창이다. 단순 X선 영상에서는 주상골의 웨이퍼(wafer) 같은 얇아짐이나 분절화, 얼룩 같은 밀도 상승이 관찰된다 그림 7-1a 화살표. 양측을 촬영하여 좌우 차이를 확인하는 것이 좋다 그림 7-1b 화살표. 치료는 안정과 체중부하를 피하는 것이며, 후유증 없이 자연적으로 호전된다 그림 7-2a 화살표.

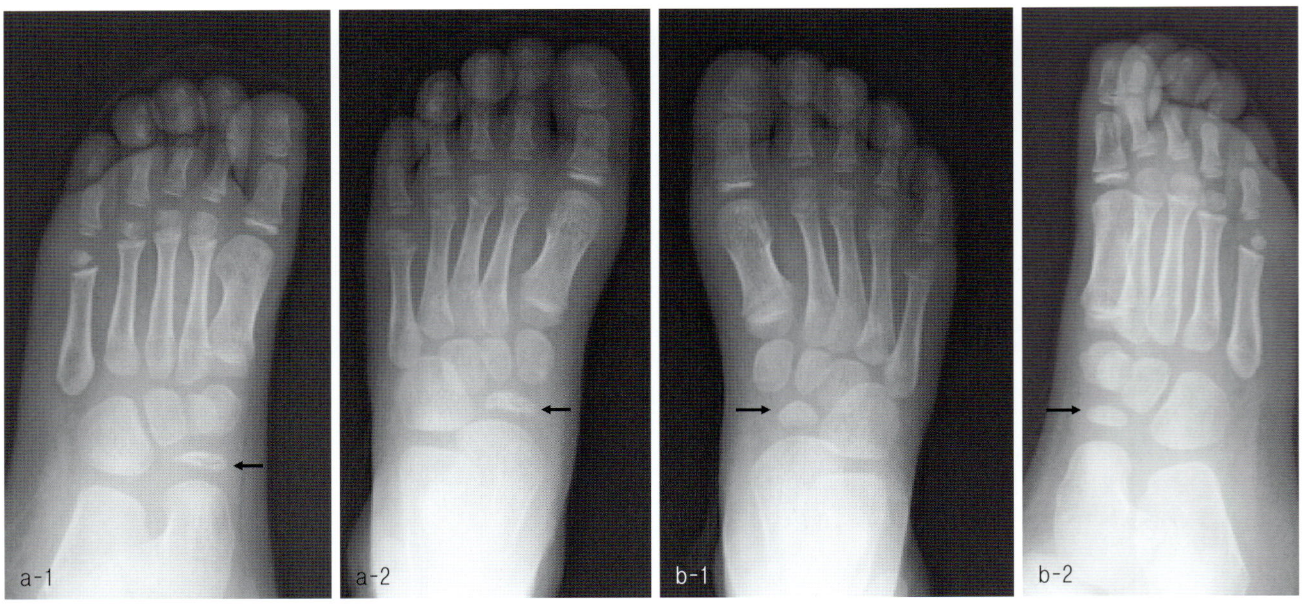

그림 7-1 제1 Köhler병(5세 남아)

왼쪽 발등에 통증 있음(외상력 없음). 발 단순 X선 영상.

a: 왼쪽 발(환측), a-1: 사위상, a-2: 정면상, b: 오른발(건측), b-1: 정면상, b-2: 사위상

좌측 주상골이 편평해져 있으며 골밀도 증가를 동반하고 있다(a-1, 2 화살표). 우측 주상골(b-1, 2)과 비교하면 잘 알 수 있다.

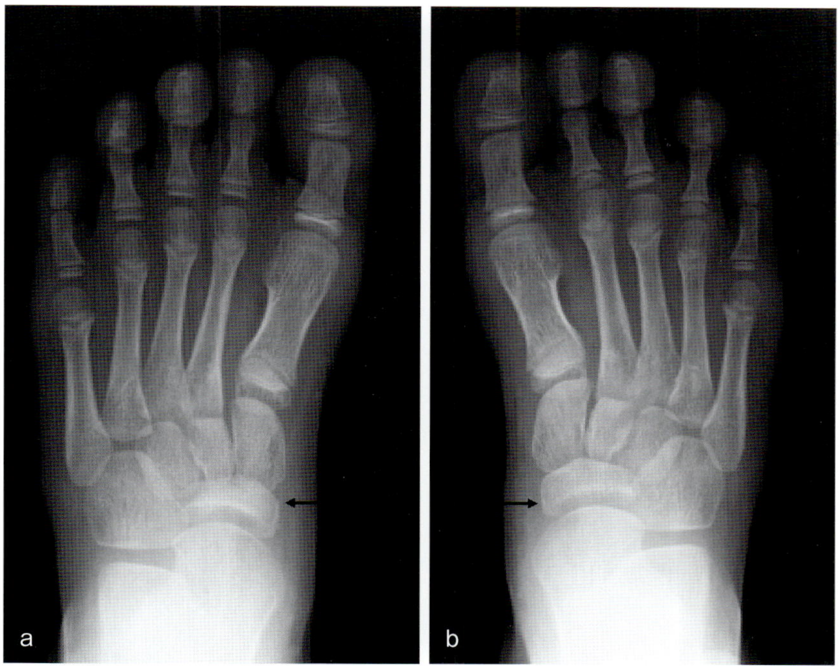

그림 7-2 그림 1과 동일한 증례, 2년 후(7세 남아)

보존요법 후. 현재 증상 없음. 발 단순 X선 영상.

a: 왼발(환측). b: 오른발(건측)

좌측 주상골의 골밀도는 우측에 비해 약간 높지만, 좌우 주상골의 성장에 차이가 없다.

2. Freiberg병(제2 Köhler병) (Freiberg disease, Köhler second disease)

제2중족골두의 골괴사를 가리킨다. 명확한 원인은 불명이지만, 반복적인 제2중족골두 부위에의 압박이나 하이힐 착용에 따른 제2MTP관절의 과도한 배굴, 과도한 운동 등이 외상성 변화가 관련된다고 여겨진다. 방치하면 골극 형성이나 관절 유리체 형성 등을 동반하며 골관절염으로 진행한다. 제2중족골은 다른 중족골보다 길고, 중족골 기저부의 운동성이 다른 발가락보다 부족한 해부학적 문제가 Freiberg병 발생의 요인이 된다. 제3, 4중족골두 부위에도 발생할 수 있다. 대부분 한쪽에서 발생하지만, 드물게 양쪽에서 발생하기도 한다. 10대 여성에게서 흔하다. 증상은 전족부의 통증, 발적, 압통이 있으며, 보행 시나 운동 시 통증이 심해진다. 며칠간의 안정으로 증상이 경감되지만, 운동을 재개하면 통증이 재발한다. 단순 X선 영상에서는 제2중족골두의 편평화가 관찰되며, 진행되면 MTP관절 간격이 좁아지거나 골극 형성, 관절 유리체 등 관절증으로서의 소견이 두드러진다 그림 7-3b, c 화살표. Freiberg병 초기에는 중족골두 부위의 농염 불규칙이 관찰된다. MRI가 초기 Freiberg병 진단에 더 도움이 될 수 있다. 치료는 급성기에는 보존요법(항염증제나 보호 신발, 테이핑 등), 효과가 없을 경우 관혈적 치료가 된다.

3. Kienbeck병(Kienbeck disease)

젊은 남성 또는 중년 여성에게 나타나는 월상골의 골괴사이다. 원인은 명확하지 않으나, 다양한 원인이 거론되고 있다. 첫 번째는 negative ulnar variance로, 요골의 관절면에 비해 척골이 2.5 mm 이상 짧은 상태가 월상골에 부하를 가한다. 두 번째로, 월상골은 혈관 구조가 드물고 종말 혈관이 많아 어떤 계기로 인해 허혈이 발

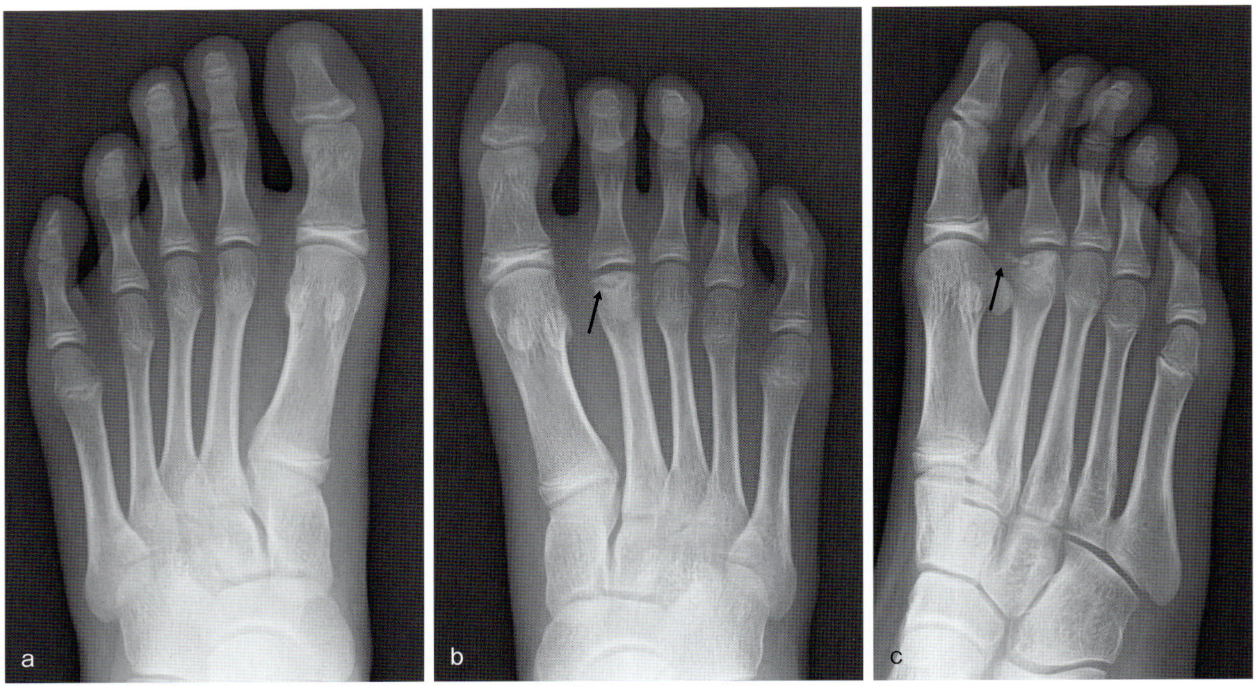

그림 7-3 Freiberg병(13세 여아)

우측 제2 발가락의 통증. a: 왼발 단순 X선 영상 정면상, b: 오른발 단순 X선 영상 정면상, c: 오른발 단순 X선 영상 사위상.
우측 제2중족골두의 편평화가 있으며, 골두에 가로로 진행하는 골절이 관찰된다(b 화살표, 정상인 a와 비교하면 잘 보임). 관절면의 축소는 아직 발생하지 않았다. 사위상에서는 함몰된 제2중족골두 부위의 함몰과 관절 유리체가 관찰된다(c 화살표).

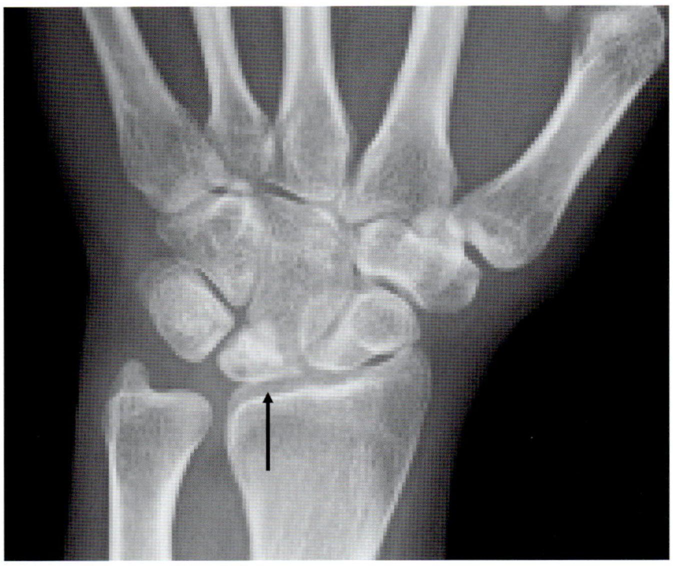

그림 7-4 Kienbeck병(27세 남성)

수관절 통증. 수관절 단순 X선 영상 정면상.
월상골의 위축과 농도 상승이 관찰된다(화살표). 척골의 관절면은 요골과 같은 높이에 있으며, negative ulnar variance는 아니다.

생할 수 있다. 세 번째로, 손을 자주 사용하는 직업의 사람들에게 많이 발생하므로 미세한 골절 등이 원인일 수 있다. 증상으로는 손을 사용한 후 손목의 통증이나 종창이 있다. 악력 저하와 운동 제한도 발생할 수 있다. 단순 X선 영상에서는 월상골의 위축 · 편평화, 골밀도 증가가 관찰된다 그림 7-4, 5. 치료는 나이와 직업 등을 고려하며, 안정이나 보조기를 통한 고정 외에 보존요법에 저항하는 경우 관혈적 치료가 된다.

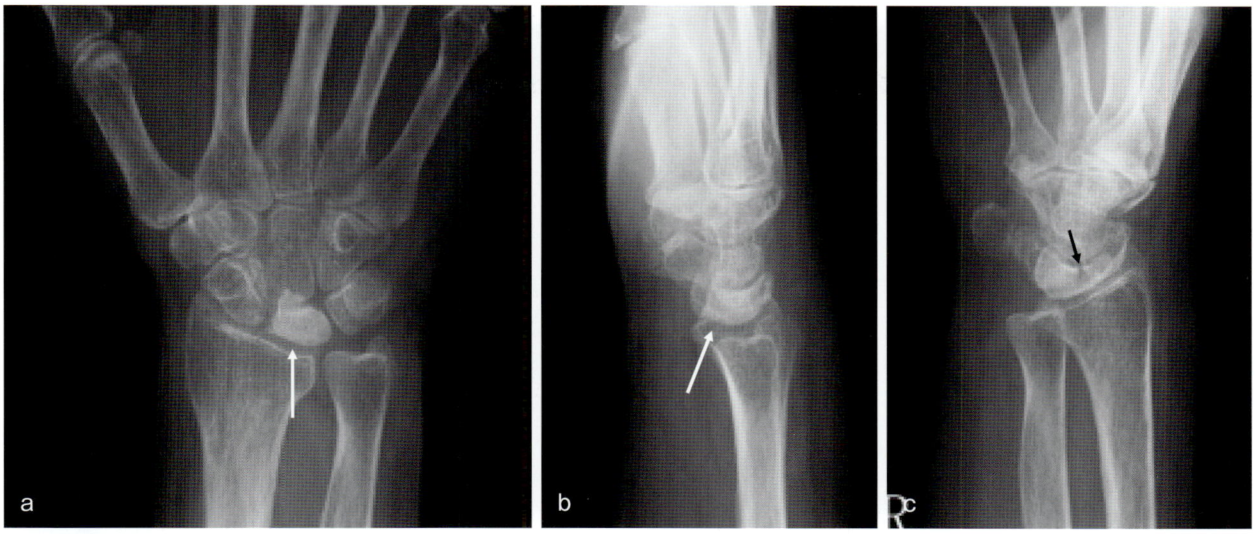

그림 7-5 Kienbeck병(72세 여성)

수관절 통증. 수관절 단순 X선 영상.
월상골의 전체적인 골밀도 증가가 있다(a, b 화살표). 명확한 편평화는 없으나, 사위상에서 투과상이 관찰되어 골절이 의심된다(c 화살표). Negative ulnar variance는 아니다.

4. 특발성 대퇴골두 괴사(idiopathic osteonecrosis of femoral head)

대퇴골두의 원인불명의 허혈성 괴사이다. 혈관내피 기능장애, 혈액응고 능력 증가, 지방색전증, 스테로이드 투여, 음주, 흡연 등 다양한 병인이 제기되고 있다. 원인이 명확한 경우는 이차성 대퇴골두 괴사라고 하며, 탈구나 골절 같은 외상, 잠수 후, 장기이식 후, 방사선조사 후 등이 있다. 골괴사가 발생하더라도 자각 증상이 부족하며, 괴사 부위의 미세골절 · 압궤 등으로 관절면을 유지할 수 없게 되면 통증이 나타난다. 그 외 증상으로는 관절 가동범위 장애와 다리 길이 차이가 나타난다.

괴사 직후에는 단순 X선 영상에서 소견이 관찰되지 않는다. 점차 괴사 부분과 정상 부분 사이에 띠 모양의 경화상이 나타난다. 골괴사 부분의 골밀도가 불규칙해지고, 골두의 압궤가 발생한다 그림 7-6a-c, 7-7 . 골괴사의 진행 중 crescent sign(골두연골하의 골절)이 나타날 수 있다. 한쪽에서만 발생하지 않을 수 있으며, CT나 MRI를 촬영하면 시간차가 있는 골괴사가 양쪽 대퇴골두에 나타나는 경우도 적지 않다 그림 7-6d . 골괴사의 조기 발견에는 MRI가 가장 적합하다. 그 외에 한때는 뼈스캔으로 골괴사 부분의 집적이 감소한 것을 진단하기도 했다. 괴사 범위가 하중 부위를 넓게 덮게 되면 압궤 진행의 위험이 높아져 보존요법(면역, 소염제 투여)이 효과가 없게 된다. 이 경우에는 신속하게 수술 요법을 시행한다.

5. 분열슬개골(patella partita)

슬개골의 이차 골화중심이 여러 개 나타날 수 있으나, 대부분 모두 유합되어 하나의 슬개골이 된다. 그러나 이차 골화중심의 골화 유합이 완전하지 않으면 슬개골이 분열될 수 있다. 이를 분열슬개골(이분 슬개골)이라고 한다. 원인은 반복적인 무릎 신전력에 의해 유발되는 골화 이상이라는 설이 유력하다. 그러나 일반적으로는 무증상이며, 분열되었다 하더라도 기능적인 장애는 없다. 사춘기 무렵 과도한 운동이나 외상이 계기가 되어 통증을 유발할 수 있다. 이 경우에는 통증성 분열슬개골이라고 부른다.

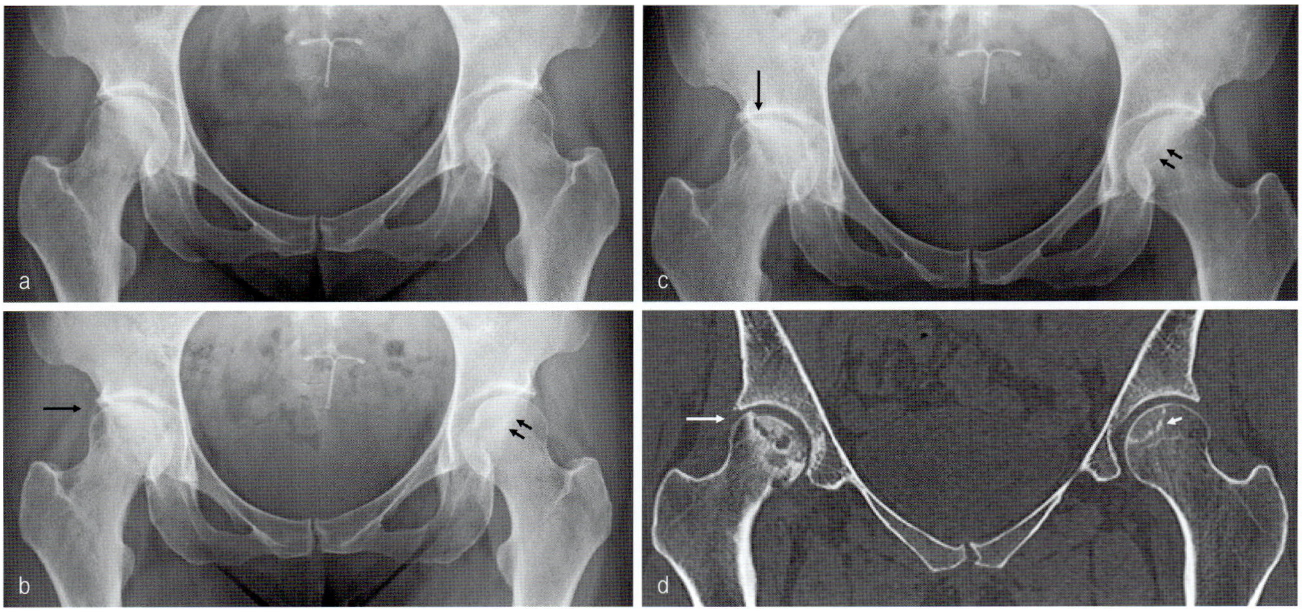

그림 7-6 특발성 대퇴골두 괴사(41세 여성)

우측 고관절 불편감. 고관절 단순 X선 영상 정면상

a: 진료 직후, b: 1년 후, c: 1년 반 후, d: 고관절 CT 관상면

진료 직후(a)에는 양쪽 대퇴골두의 좌우 차이나 관절 간격 축소가 뚜렷하지 않다. 1년 후(b)에는 골두의 가장자리가 불규칙해지고, 골두의 밀도도 불규칙해지고 있다(b 화살표). 자각 증상은 없지만, 좌측 대퇴골두에도 선상의 골 경화상이 관찰된다(b 작은 화살표). 1년 반 후(c)에는 골두의 정렬에 단차가 나타나며, 압궤가 존재하는 것으로 보인다(c 화살표). 좌측 대퇴골두의 골 경화도 더욱 두드러진다(c 작은 화살표). 같은 시기에 촬영된 CT에서는 우측 대퇴골두의 압궤가 관찰된다(d 화살표). 좌측 대퇴골두의 반원형 고흡수 선상 영역도 관찰되며, 골괴사로 추정된다(d 작은 화살표).

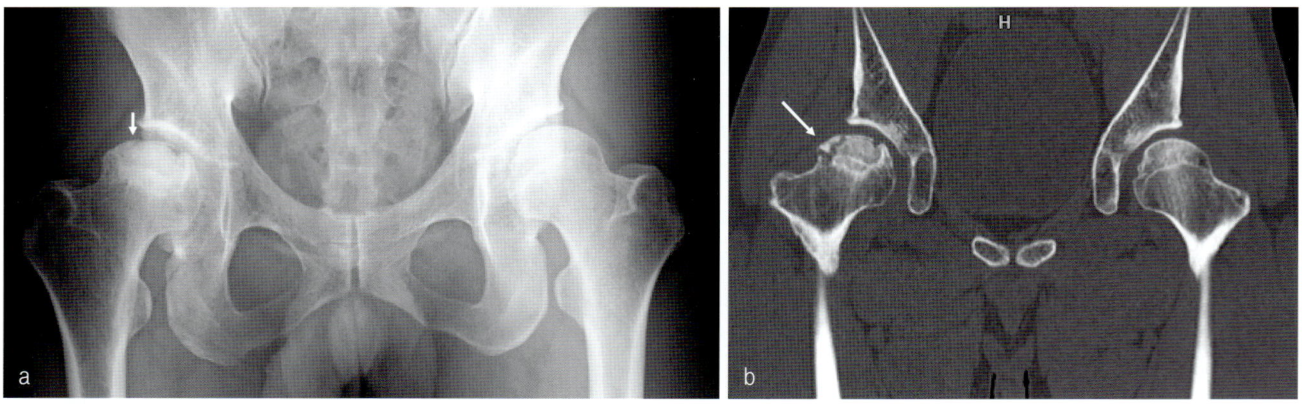

그림 7-7 특발성 대퇴골두 괴사(35세 남성)

우측 고관절 통증. a: 고관절 단순 X선 영상 정면상, b: 고관절 CT 관상면

우측 대퇴골두의 압궤가 있다(a, b). 괴사 부분은 강한 골 경화성 변화를 보인다. 괴사 부분의 외측에는 선상의 투과상이 있으며, 골절이 관찰된다(a, b 화살표). 우측 고관절의 관절면 축소는 관찰되지 않는다.

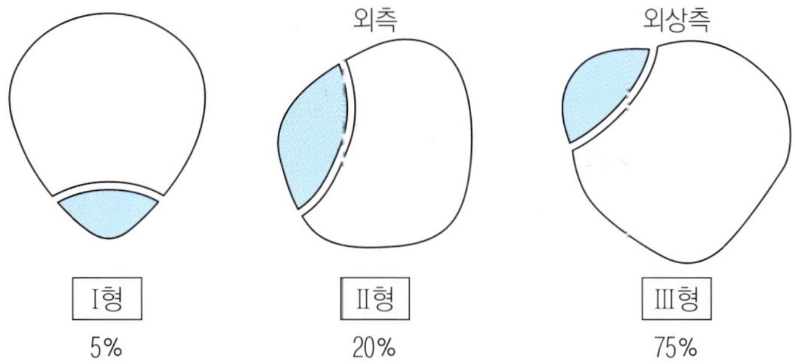

그림 7-8 **Saupe 분류**

슬개골의 분절 부위에 따라 3가지로 분류된다. III형이 가장 빈도가 높다. 대퇴사두근건 부착부에 해당하기 때문에, 운동을 계기로 통증을 유발할 수 있다.

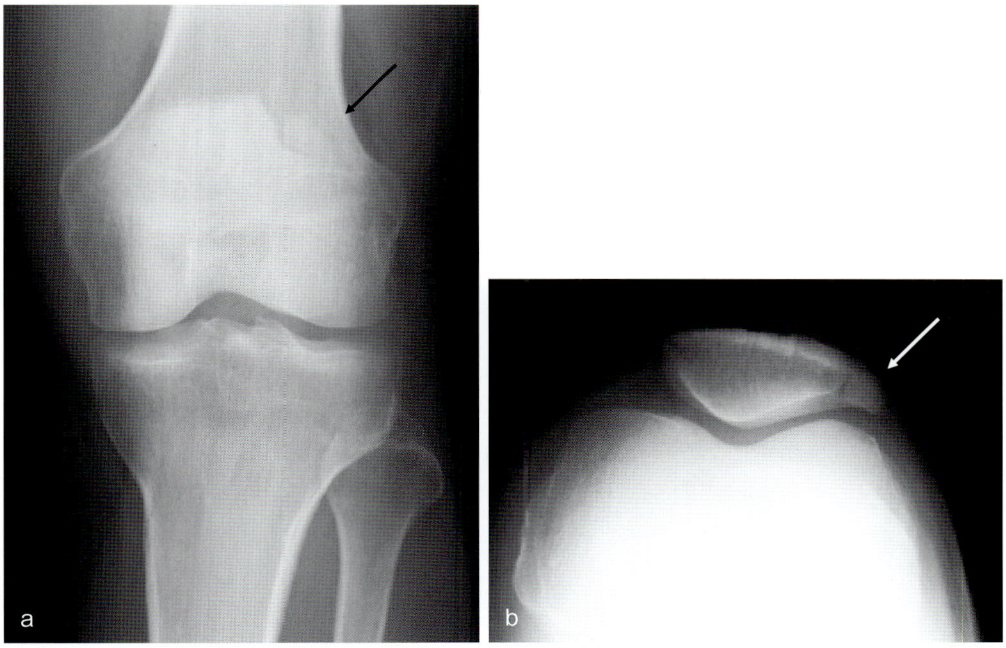

그림 7-9 **분열슬개골 Saupe III형(42세 남성)**

증상 없음. 슬관절 단순 X선 영상. a: 정면상, b: 스카이라인 뷰

슬개골 외측 상부에 작은 뼈가 관찰되며 슬개골의 일부가 분리되어 있다(a, b 화살표).

Saupe 분류 **그림 7-8**에서는 단순 영상을 이용하여 분열슬개골을 3가지로 나눈다. 가장 빈도가 높은 것은 슬개골 외측 상부에서 분열하는 Saupe III형이다 **그림 7-9**. II형과 III형에서는 대퇴사두근 중에서도 외측광근의 부착부 영역 분리로, 대퇴 운동 시 통증이 발생한다. I형에서는 슬개건의 견인이 통증의 원인이 된다 **그림 7-10**. 진단은 통증의 부위와 단순 X선 영상으로 가능하다. 치료는 보존요법(운동 제한, 보조기 치료, 물리치료)를 취하는 경우가 많지만, 통증이 심한 경우 수술 치료를 고려한다.

6. 부주상골(os tibiale externum), 부주상골 증후군(symptomatic accessory navicular)

부주상골은 부골 중 하나로, 주상골의 내후측에 위치한다. 후경골근건이 부착된다. 빈도는 4~21%이지만, 아시아인에게서는 46%로 더욱 빈도가 높다고 알려져 있다.[2] 아시아인의 양측성 부주상골 발생률은 76.7%이다. 존재하고 있어도 무증상인 경우가 많다. 증상이 나타나는 경우는 약 10~30% 정도이며, 과도한 운동이나 염좌를 계기로 부주상골 부분에 통증이 발생한다 **그림 7-11**. 잘 낫지 않는 염좌로 내측부 통증이 있는 경우 부주상골 증후군을 고려해야 한다. 통증을 유발하면 치료 대상이 된다.

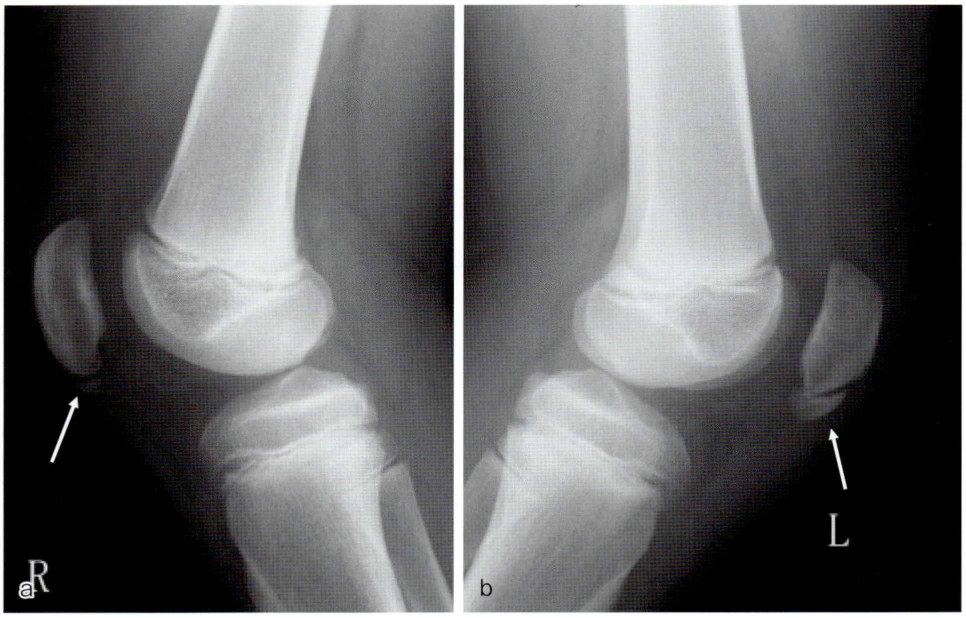

그림 7-10 **분열슬개골 Saupe I형(11세 남아)**

증상 없음. 양측 슬관절 단순 X선 영상. a: 우측 측면상, b: 좌측 측면상
양측 슬개골의 하단 가장자리에 뼈가 관찰된다(a, b 화살표).

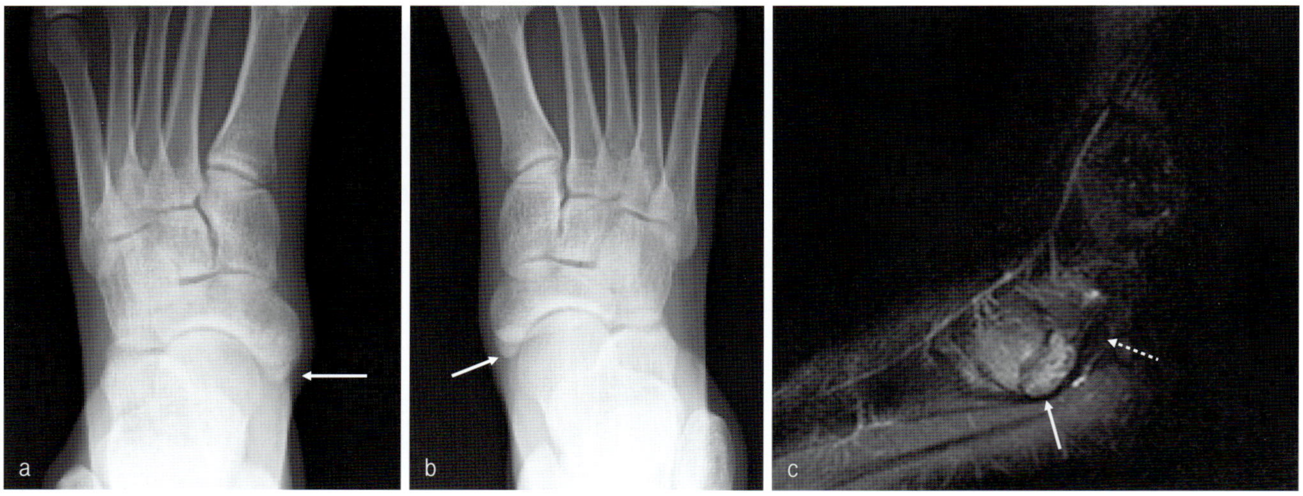

그림 7-11 **부주상골 증후군(17세 남아)**

오른발 내측의 통증. 양측 발 단순 X선 영상 정면상. a: 왼발, b: 오른발, c: 오른발 MRI STIR 시상면상
양측 주상골 내후방에 타원형의 뼈가 관찰된다(a, b 화살표). 둘 다 Veitch type 2의 부주상골로 추정된다. MRI에서는 부주상골(c 화살표)과 주상골의 골수 신호 상승이 있어 부종이나 염증성 변화를 의심할 수 있다. 후경골근건이 부주상골에 부착되어 있다(c 점선 화살표). 건의 신호 이상은 관찰되지 않는다.

Veitch 분류는 부주상골의 형태와 주상골과의 결합 상태에 따라 Type 1~3으로 분류한다 **그림 7-12**. 호발 연령은 운동이 활발한 10대이며, 드물게 중년 이후에도 발병하지만 외상에 의한 경우가 많다. 대부분은 보존요법으로 호전되지만, 저항성이 있는 경우 경피적 천공술이나 골 접합술 등을 시행한다.

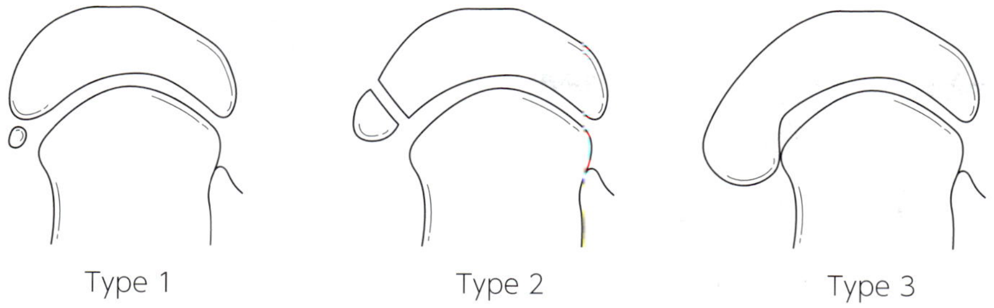

그림 7-12 **Veitch 분류**

부주상골의 분류이다. Type 1은 부주상골이 작고, 후경골근건 내부에 매몰된 종자골의 형태를 띠며, 주상골과 결합하지 않는다. Type 2는 부주상골이 크고 주상골 거친 부위와 섬유연골 결합 또는 유리연골로 결합되어 있으며, 후경골근건 부착부의 일부가 된다. 부주상골 증후군 장애를 나타내기 쉽다. Type 3는 부주상골이 주상골과 골성 유합을 이루며, 크고 내측으로 돌출되어 있다.

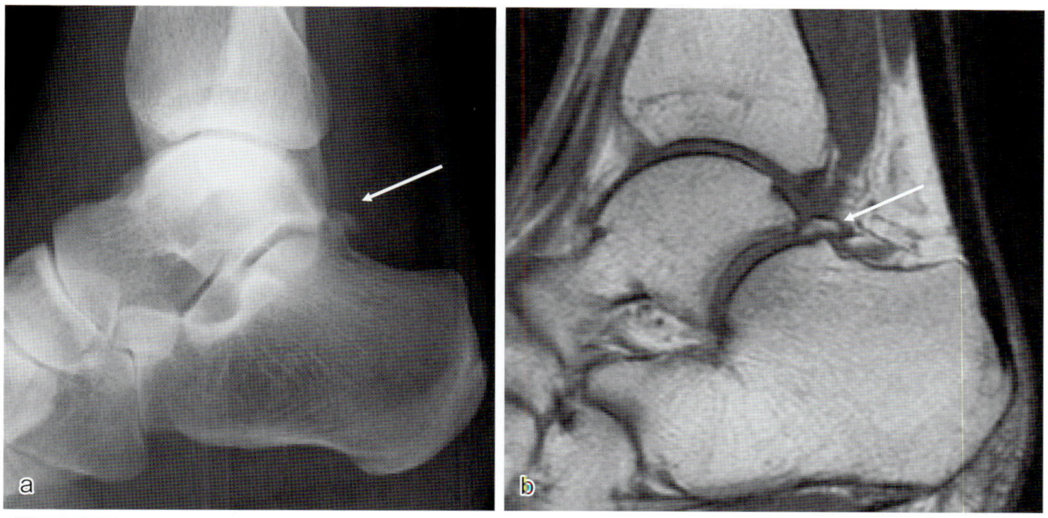

그림 7-13 **삼각골(35세 여성)**

무증상. a: 족관절 단순 X선 영상 측면상, b: 족관절 MRI T1 강조 시상면

거골 후방에 타원형의 뼈가 있으며, 이는 삼각골이다(a 화살표). MRI에서는 삼각골의 골수 신호 이상이 없으며, 부종이나 염증성 변화는 관찰되지 않는다(b 화살표).

7. 삼각골(os trigonum), 삼각골 장애(os trigonum syndrome)

삼각골은 원래 이차 골화중심으로, 7~13세에 나타난다. 일반적으로는 17세쯤 되면 골화되어 거골 후방 돌기의 외측 결절이 된다. 이 이차 골화중심의 유합부전이 삼각골이다. 성인의 7%에서 관찰된다.[3] 양쪽 발에 삼각골이 있는 빈도는 약 2%이다. 삼각골이 있어도 대부분 증상이 없다 그림 7-13. 족관절 저굴 운동에 의해 삼각골이나 삼각골 주변의 연부조직이 종골과 거골 사이에 끼어 발목 후방에 통증이 발생한다. 축구나 클래식 발레처럼 발을 저굴하는 동작을 자주 하는 사람들에게 많이 발생한다. 족관절 후방에서 '삼각골 등이 끼이는' 상태이므로 후방 충돌증후군이라고도 한다. 근처를 지나가는 장무지굴근건일 수 있다. 단순 X선 영상에서 거골 후방에 삼각형 또는 타원형의 뼈가 보이면 삼각골이다. 통증이 심할 때는 MRI로 삼각골에 부종이 나타나거나 주변 연부조직의 신호 증가와 액체 저류를 관찰할 수 있다. 보존요법으로 호전되지 않으면 삼각골을 제거한다.

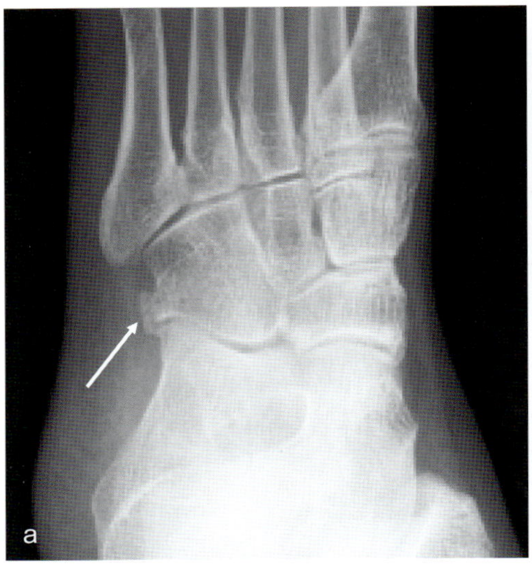

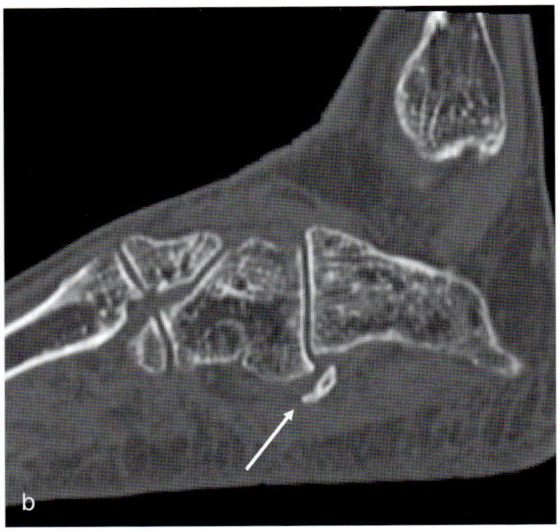

그림 7-14 비부골(80세 여성)

무증상. a: 족부 단순 X선 영상 사위상, b: 족부 CT 시상면(골 조건)
입방골 하단에 길쭉한 뼈가 관찰된다(a, b 화살표). 형태가 불규칙하고, 분절화되어 있다.

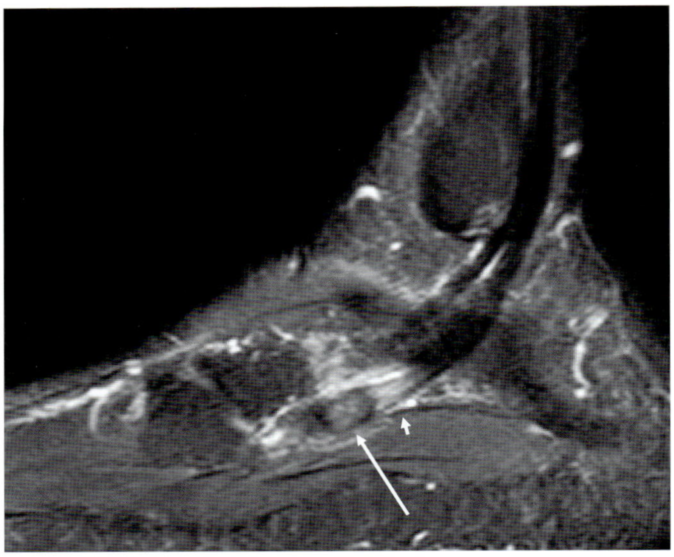

그림 7-15 비부골의 염증(55세 남성)

외측부 통증. 족관절 MRI STIR 시상면상
비부골이 관찰된다(화살표). 골수 신호 증가가 있어 염증을 나타내고 있다. 장비골근건이 비부골과 연결되는 모습으로 관찰되며, 신호 상승을 보인다(작은 화살표). 장비골근건염을 나타낸다.

8. 비부골(os peroneum)

비부골은 입방골 아랫면에 존재하는 뼈로, 장비골근건 내에 존재한다. 장비골근건의 방향 전환을 용이하게 하여 건의 운동 효율을 높이는 종자골의 역할을 한다. 존재해도 무증상이다 그림 7-14. 장비골근건의 과사용이나 건초염 등으로 인해 비부골의 골절(피로골절 포함), 종자골염 등이 발생하면 발의 외측에서 족저부에 통증이나 보행 시 통증을 호소한다 그림 7-15. 치료는 보존요법이지만, 치료 저항성이 있을 때는 골편의 제거와 장비골근건의 수복을 시행한다.

9. os subtibiale

거골 내과의 하단에 나타나는 부골단핵(이차 골화중심)이 유합되지 않고 남아 있는 것이다. 발생 빈도는 약 1%이다. 소아는 성장 중이므로 부골단핵이 확인될 수 있다. 외상이나 과도한 운동으로 부골단핵이 견인되어 염증을 유발하고, 내과와 부골단핵을 연결하는 골단연골이 분리되면 os subtibiale이 된다 그림 7-16. 내과 하단의

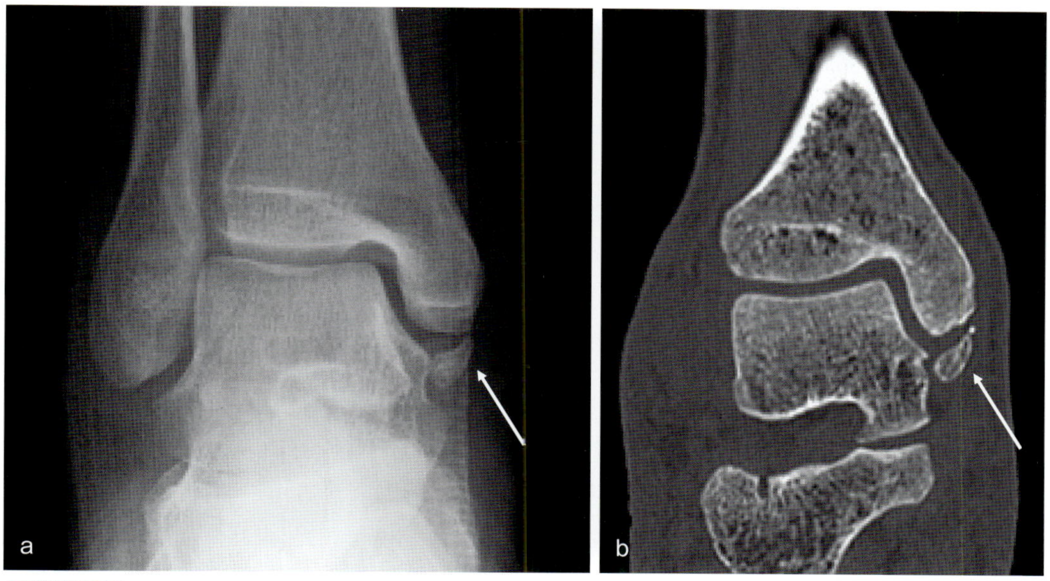

그림 7-16 os subtibiale(48세 남성)

염좌 후. a: 족관절 단순 X선 영상 정면상, b: 족관절 CT 관상면상
os subtibiale이 내과 하단에 관찰된다(a, b 화살표). 골편에 예각 부분은 없다.

통증을 자각한다. 과부골절과의 감별이 필요하다. os subtibiale의 경우 가장자리가 둥글지만, 골절의 경우 일부가 예각이 있다. 치료는 소아의 조기 발견 사례에서는 안정과 깁스 고정을 시행한다. 효과가 없을 경우 골 접합술이나 골편 제거를 시행한다.

10. os subfibulare

비골 외과 하단에 존재하는 뼈를 가리킨다. 외과 부골단핵(이차 골화중심)의 유합 부전이다. 그러나 이 부위의 부골단핵 출현 빈도는 경골 내과에 비교하여 적다. 다른 가능성으로는 외과 하단의 견열골절로 인한 잔존 골편이 있다. 소아의 족관절 염좌는 인대 손상보다 외과의 견열골절이 발생하기 쉽다. 떨어진 골편은 연골 성분이 많아 단순 X선 영상에서 확인하기 어렵다. 성장과 함께 떨어진 골편의 연골 성분이 골화되어 큰 os subfibulare가 된다 그림 7-17. 전거비인대는 os subfibulare에 부착된 경우가 많다. 무증상이 많지만, 증상이 있는 경우 외과 하단의 통증이나 발목 부종, 불안정을 호소한다. 단순 X선 영상에서 외과 하단에 둥근 뼈를 확인할 수 있다. 외과 골절의 급성 예에서는 예각인 면을 가진 골편이며 os subfibulare와의 감별이 용이하다. 서포터나 테이핑 등 보존치료에 저항성이 있는 경우 인대재건술 등을 시행한다. 골편의 골 접합술은 골 유합이 어려울 수 있다.

11. 족근골 유합증(tarsal coalition)

거골과 종골이 선천적으로 유합된 상태이다. 태생기의 족근골 원시 간엽계의 분절 장애가 원인으로 여겨진다. 또한, 가족 발생 사례 등이 있어 유전적 요인의 관여도 시사되고 있다. 빈도는 대체로 1%로 알려졌지만, 무증상으로 우연히 발견되는 경우도 많아 정확한 빈도는 알 수 없다. 유리연골 결합 또는 섬유연골 결합을 지칭하며, 골성 유합은 병태가 다르므로 포함되지 않는다. 빈도가 높은 유합증으로는 거종골 유합증, 종주상골 유합증, 제1설상주상골 유합증이 있다. 치료는 보존요법이 주를 이루며, 통증이 남는 증례에서는 유합부 절제를 시행한다. 종주상골 유합증은 재유합이나 통증이 남기 쉽다. 제1설상주상골 유합증은 보존요법으로 대부분 증상이 경감되어 수술 요법으로 진행하는 경우는 드물다.

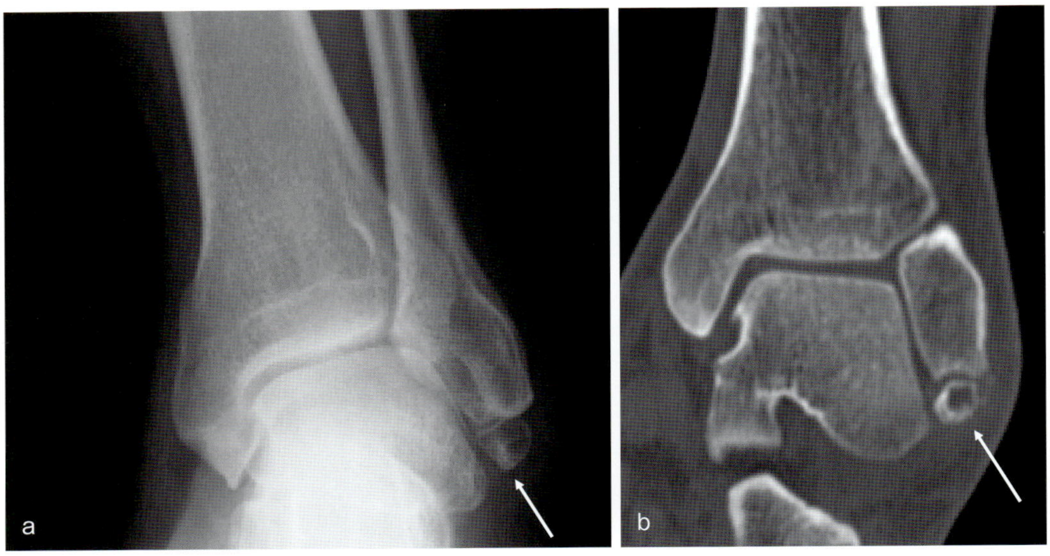

그림 7-17 os subfibulare(44세 남성)

무증상. a: 족관절 단순 X선 영상 정면상, b: 족관절 CT 관상면

외과 하단에 원형의 뼈가 관찰된다(a, b 화살표). 예각인 면은 없으며 골 피질에 둘러싸인 것으로 보인다. CT에서는 외과 하단이 함몰되어 있어, 이차 골화중심의 유합 부전이라기보다는 과거 외상(아마도 어린 시절)에 의한 떨어진 골편이 골화되어 os subfibulare가 된 것으로 추정할 수 있다.

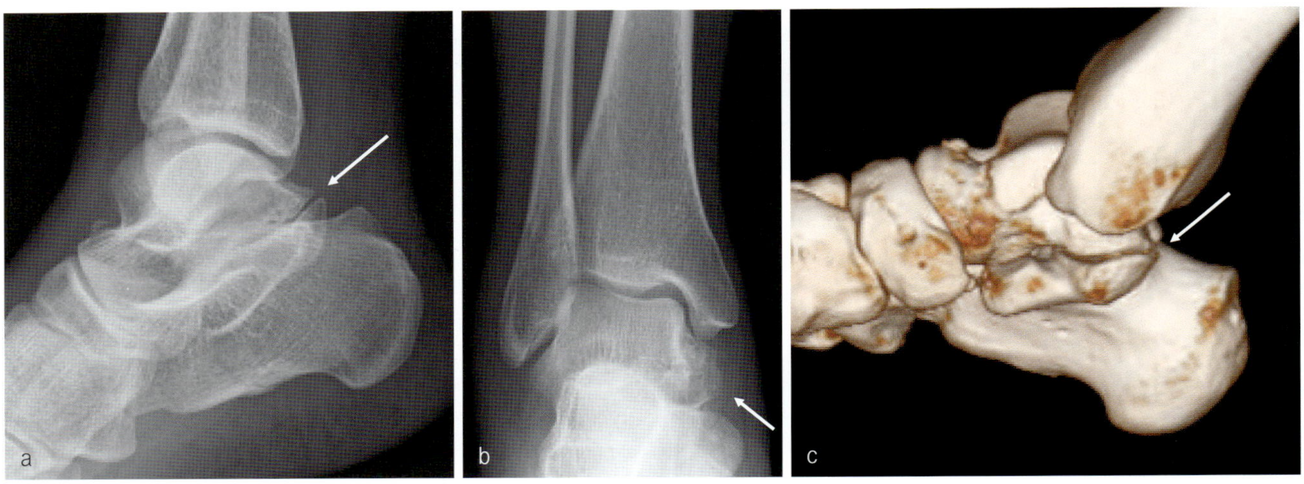

그림 7-18 거종골 유합증(42세 여성)

족관절 내측의 통증. 족관절 단순 X선 영상. a: 측면상, b: 정면상, c: 족관절 3DCT

거골 후방에 새 부리 모양의 불규칙한 관절면이 관찰된다(a 화살표). 정면상에서는 내과 하단에 뼈의 증식성 변화로 관찰된다(b 화살표). 3DCT에서는 종골의 재거돌기가 후방으로 연장되어 거골 내측과 관절면을 형성하고 있다(c 화살표).

① 거종골 유합증(talocalcaneal coalition, subtalar coalition)

거골과 종골의 골화가 진행되는 10세 이후에 발병한다. 운동 시 통증이나 피로감을 느낀다. 자각 증상이 없고 염좌를 계기로 통증이 발생하며, 낫지 않아서 알게 되는 경우도 있다. 내과 후방에 골성 융기로 만져질 경우 진단이 용이하다. 족근관에 가까워 유합 부분이 크면 족근관이 압박되어 족근관 증후군을 나타내기도 한다. 단순 X선 영상에서는 종골의 재거돌기가 후방으로 연장되어 거골과 부정형 관절면을 형성한다 **그림 7-18a 화살표**. 또한, 거골과 종골이 연속되어 C-sign이라 불리는 형태를 보인다. 정면상에서는 내과 하단이 팽융되어 있는 것을 관찰할 수 있다 **그림 7-18b 화살표**.

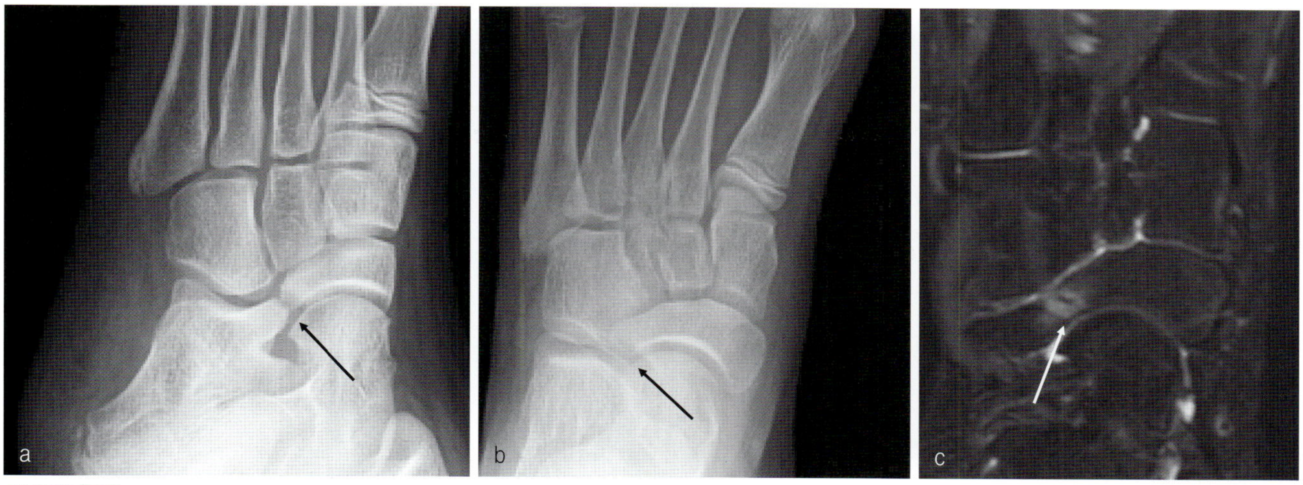

그림 7-19 **종주상골 유합증(10세 여아)**

족관절 외측의 통증. 족부 단순 X선 영상. a: 사위상, b: 정면상, c: 족부 MRI STIR 횡단면상
종골 전방 돌기가 연장되어 주상골과 관절면을 형성하고 있다(a, b 화살표). MRI에서는 관절면을 따라 골수 신호 증가가 관찰된다(c 화살표).

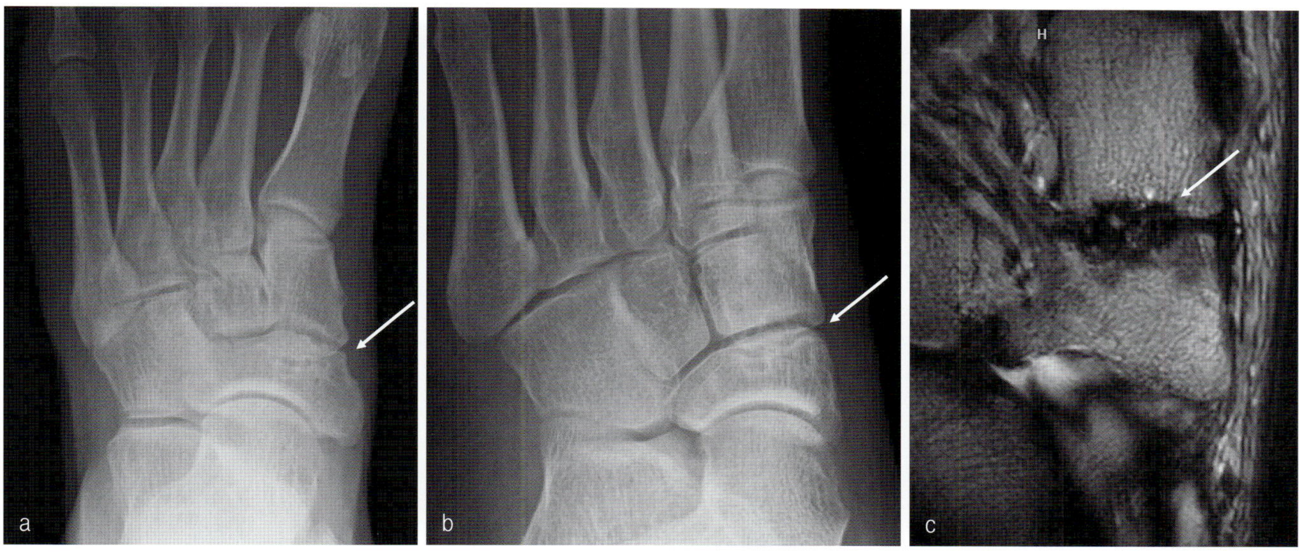

그림 7-20 **제1설상주상골 유합증(51세 남성)**

장시간 보행 시 통증. 족부 단순 X선 영상. a: 정면상, b: 사위상, c: 족부 MRI T2 강조 횡단면상
주상골과 내측 설상골(제1설상골)의 관절면이 물결 모양으로 매우 불규칙하다(a, b 화살표). MRI에서는 관절면이 저신호를 보이며 강한 골 경화성 변화를 보인다(c 화살표).

② 종주상골 유합증(calcaneonavicular coalition) 그림 7-19

골화가 진행되는 8~12세 경 발생한다. 족근동의 약간 전방에 통증이 있으며, 나이가 들면서 통증이 심해진다. 가동범위 제한보다는 통증이 주된 증상이다. 단순 X선 영상에서 종골 전방 돌기가 연장되어 주상골과의 사이에 불규칙한 관절면을 나타낸다. 연장된 종골 전방 돌기 형태가 개미핥기의 코(anteater nose)라고 불린다.

③ 제1설상주상골 유합증(naviculocuneiform coalition) 그림 7-20

중족부 내측에서 바닥 쪽에 통증이 있다. 장시간 서서 일하거나 운동 후에 통증을 자각한다. 무증상인 경우가 많아 우연히 발견되는 경우도 많다. 관절 가동범위가 적은 관절이기 때문에 가동범위 제한으로 인한 증상은 나타나지 않는다. 단순 X선 영상에서는 주상골과 내측 설상골(제1설상골) 사이의 관절면 불규칙성과 골 경화상, 연골하 낭종 형성 등이 관찰된다.

●문헌

1) 森戸伸治, 保利俊雄, 髙宮啓彰, 他. 少年期有痛性分裂膝蓋骨の治療. 整形外科と災害外科. 2019;68:442-6.
2) Ng W, Tan T, Kam J, et al. The incidence and anatomic variation of os naviculare in a multiethinic Asian population. J Foot Ankle Surg. 2022;61:456-8.
3) Cerezal L, Abascal F, Canga A, et al. MR Imaging of ankle impingement syndromes. AJR Am J Roentgenol. 2003;181:551-9.

Chapter

8 뼈의 감염증

들어가며

뼈의 감염증은 다양한 감염 경로를 통해 발생한다. 염증의 주요 부위에 따라 골수염과 화농성 관절염으로 나눌 수 있다. 원인균도 다양하지만, 이 책에서는 증상의 발현과 영상 소견의 차이 등을 고려하여 비결핵성 감염증과 결핵성 감염증으로 분류하고 있다. 또한, 척추는 별도로 다루고 있다. 뼈는 일반적으로 감염 위험이 적은 부위지만, 면역억제 상태, 외상, 선행하는 다른 질환, 피부질환, 수술 후 등으로 인해 주의가 필요하다. 돌이킬 수 없는 관절 파괴를 예방하기 위해서도 조기 발견과 즉각적인 치료가 기본 원칙이며, 단순 X선 영상으로는 실시간 진단이 어렵기 때문이다. 따라서 소견이 없다고 해서 이상이 없다고 생각하지 않는 것이 필요하다.

골관절 염증의 감염 경로

골관절 염증의 감염 경로는 세 가지로 생각할 수 있다.

1) 혈행성 감염: 혈류 중에 세균이 존재하여 뼈에 착상해 증식하는 감염이다. 골수 내에서 염증이 확산되며, 골막 아래나 연부조직으로 퍼진다. 소아의 골수염에서 높은 빈도로 나타나는 감염 경로이다.

2) 주변 감염 병소로부터의 파급: 궤양이나 욕창과 같은 피부질환에서 염증이 뼈로 퍼지는 것을 말한다.

3) 직접 감염: 교통사고 등에 의한 개방골절이나 외과 수술, 관절내 천자 등이 원인이 되는 감염이다.

원인균

원인균도 다양하지만, 대표적인 것은 피부에 널리 존재하는 황색포도상구균이다(73%). 그 외에 베타용혈성 연쇄구균은 신생아의 감염에서 많이 발견되며, 혐기성균은 당뇨병 환자, 임균 감염은 젊은 성인에서 주로 나타난다. MRSA(메티실린 내성 포도상구균)에 의한 감염도 증가하고 있다.

염증의 주요 부위가 관절 내라면 관절염, 골수 내에 염증이 미치고 있다면 골수염이다. 원인균에 따라 염증의 파급과 강도가 다르며, 포도상구균이나 연쇄구균의 경우 염증의 파급이 빠르고 관절 파괴가 일어나기 쉽다. 결핵균은 숙주의 면역 강도와 관계없이 증상이 뚜렷하게 나타나지 않아 발견이 늦어질 수 있다. 비정형 항산균증은 결핵 감염과 유사한 경과를 보이기 쉽다.

위험인자

뼈의 감염증에는 여러 가지 위험인자가 있다.

1) 선행 병변이 관절에 존재: 골관절염, 류가티스관절염, 통풍, SLE 등, 특히 류마티스관절염

2) 인공관절 치환술 후

3) 약물 투여력: 스테로이드제, 면역억제제 등

4) 피부질환: 궤양, 욕창, 아토피피부염 등

5) 면역억제 상태

6) 관절의 외상

7) 고령자

결핵 이외의 세균성 골수염 · 관절염

1. 골수염(osteomyelitis)

① 임상 증상

감염 부위에 통증이 있으며, 휴식으로도 호전되지 않는다. 열감과 종창, 압통 등 전형적인 염증 소견이 나타난다. 통증으로 인해 체중을 실을 수 없게 된다.

② 단순 X선 영상의 특징

골수염이 발생해도 단순 X선 영상에서 명확해지기까지 시간이 걸린다. 감염 후 3주가 지나야 초기 소견으로 골밀도 감소가 관찰된다 그림 8-1b. 이후 피질골과 해면골을 파괴하여 얼룩진 밀도 감소가 퍼진다 그림 8-2a.

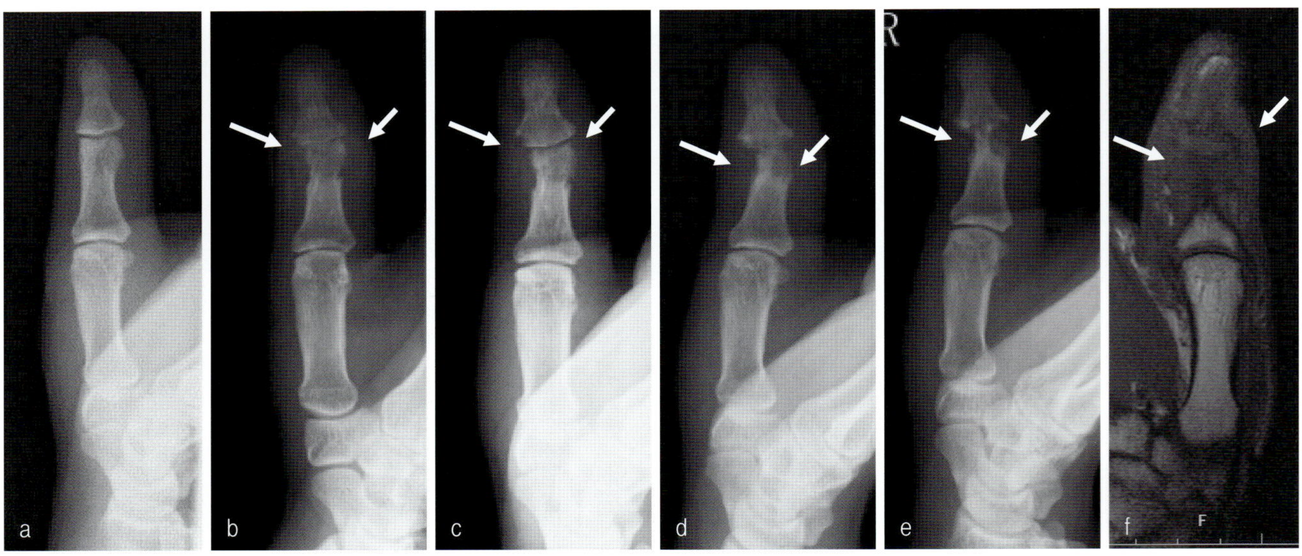

그림 8-1 고양이 물림에 의한 골수염, 화농성 관절염(48세 남성)

반려 고양이에게 물린 매우 조절이 어려운 1형 당뇨병 환자이다. 무지 단순 X선 영상 정면상.

a: 부상 1주 후: 엄지 IP관절의 관절면이 유지되고 있다. 원위지골과 기절골의 골밀도도 정상이고 피질골도 유지되고 있다. 주변 연부조직에 종창이 있다.

b: 부상 3주 후: 원위지골과 기절골의 관절면을 중심으로 골밀도가 감소하고 있다(화살표). IP관절의 불규칙성도 있으며, 화농성 관절염 및 골수염이 있다. 혈당 조절도 불량하여 이 시점에서 입원이 결정되었다.

c: 부상 1개월 후: 입원 치료로 인해 골밀도가 약간 개선되었고, IP관절도 명확하게 확인된다(화살표).

d: 부상 1개월 반 후: 입원 중에도 순응도가 좋지 않아 혈당 조절이 불량하다. 엄지 기절골 두부에 골 미란이 나타나고 있다(화살표). IP관절면도 다시 불량해졌다.

e: 부상 3개월 후: 골 미란이 명확해지고 관절면의 파괴가 진행되고 있다(화살표).

f: b의 시기(부상 3주 후)의 MRI(T1 강조 관상면): 원위지골, 기절골 모두에서 골수 신호가 감소하고 있으며, 강한 부종과 염증을 시사한다(화살표). IP관절은 불명확하여 확인할 수 없으며 염증이 퍼진 것으로 판단된다.

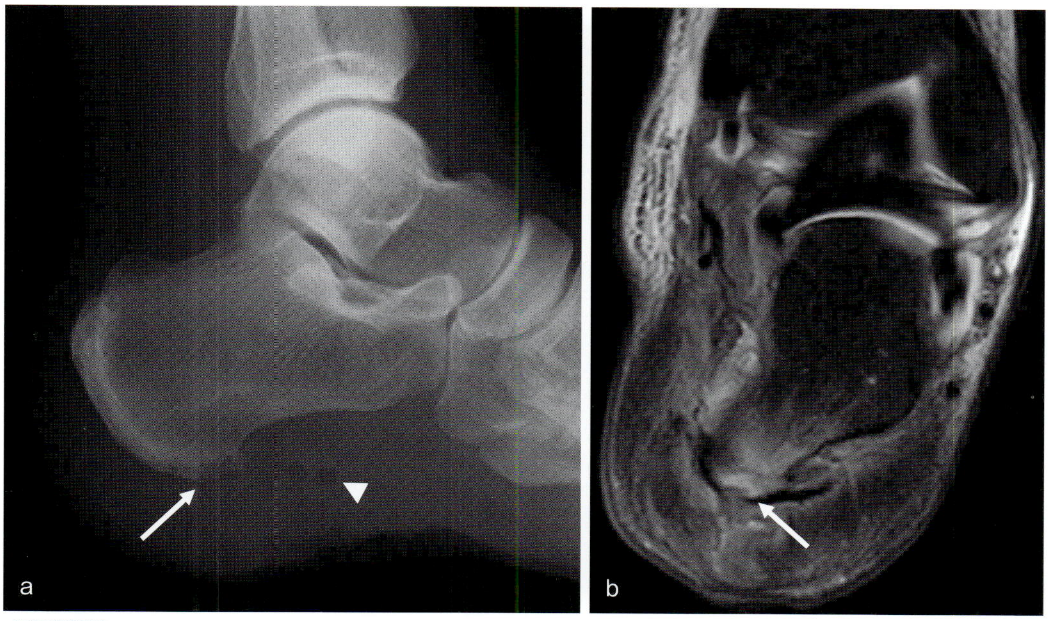

그림 8-2 종골 골수염(족저부 궤양에서의 염증 확산) (53세 남성)

당뇨병으로 족저부에 궤양이 생겨 치유되지 않고 뼈가 노출되기 시작했다.

a: 종골 단순 X선 영상 측면상: 종골 기저부에서 족저근막 부착부의 피질골이 불명확해지고 있다(화살표). 족저부 연부조직 내에 가스상이 있으며, 족저부 궤양으로 인한 소견으로 생각된다(화살표).

b: 족부 MRI STIR 관상면: 종골 기저부에 골 결손이 있으며, 그 부위를 중심으로 골수 신호상승이 동반된다(화살표). 궤양에서의 염증 확산으로 인한 골수염이다. 골 결손 바로 아래의 연부조직에 액체 저류가 있으며 피부와 연결되어 있다. 이미 알려진 궤양이다.

동시에 다양한 정도의 골막반응이 나타난다. 골 피질은 골막반응로 인해 거칠어지고 가장자리가 불규칙해진다 그림 8-1c 그림 8-3a, b. 소아의 골수염에서는 성인보다 골막이 부드러워 골막 아래에 농양이 형성되는 경우가 많다. 혈행성 감염에 의한 골수염은 골수 내에서 골 피질로 염증이 퍼지지만, 주변 조직에서 염증이 파급된 경우에는 인접한 골 피질의 파괴부터 시작되어 골수 측(해면골)으로 진행한다 그림 8-2a. 염증 파급 방향이 다름에 유의해야 한다. 골수염에 의해 뼈의 병적 골절도 동반될 수 있다 그림 8-4. 최근에는 당뇨병에 동반된 족부 궤양으로 발가락의 골수염이 발생하는 사례가 많다. 당뇨병으로 인한 말초신경병증으로 인해 통증이 적어 골수염이나 병적 골절이 발생해도 증상을 호소하지 않는 경우도 많다.

2. 관절염(arthritis)

① 임상 증상

염증이 관절 내에 집중된다. 주변 염증의 파급이나 관절 내 천자가 원인이 되는 경우가 많다 그림 8-4, 5, 6. 어떤 관절에서도 발생할 수 있으나, 주로 하지의 큰 관절(슬관절, 고관절, 족관절)에 많이 발생한다. 통풍이나 류마티스관절염, SLE 환자 또는 면역억제제를 사용하는 환자, 인공관절 치환 후에도 감염이 쉽게 발생한다. 증상은 급격한 국소 관절의 종창, 발적, 열감, 통증이 있으며, 통증으로 인해 가동범위 제한이 발생한다. 면역억제 상태 환자의 경우 증상이 비특이적이라 알아차리기 어려운 경우도 있다. 화농성 관절염은 일반적으로 단일 관절염이며 원인균으로는 황색포도상구균 외에도 폐렴구균, 연쇄구균, 인플루엔자간균, 대장균 등이 있다. 여러 관절이 침범된 경우 바이러스, 임균 감염, 라임병, 연쇄구균 등이 원인균일 가능성이 있다. 신속히 진단하고 치료를 시작하지 않으면 비가역적인 관절 파괴가 일어난다.

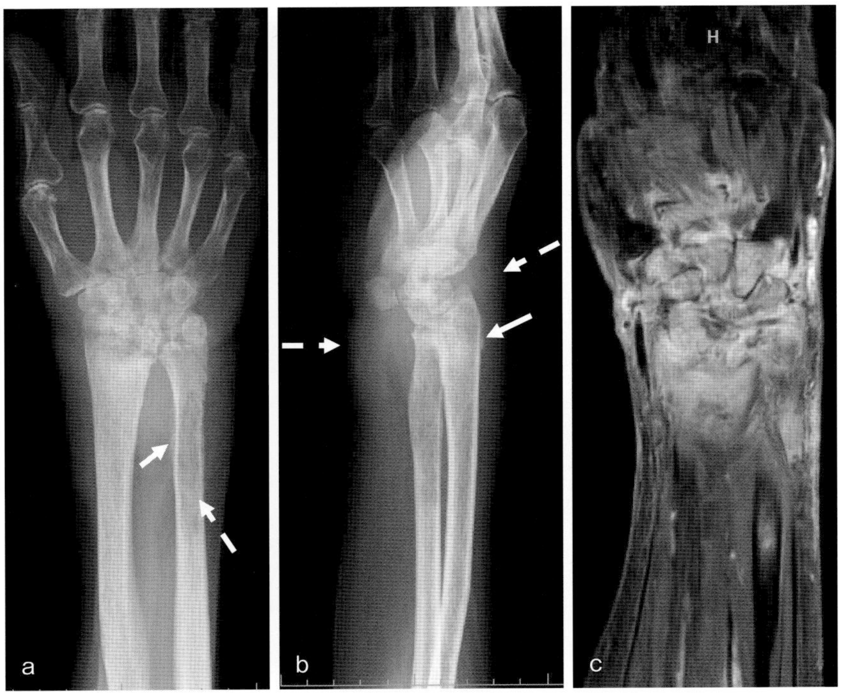

그림 8-3 화농성 손목 관절염, 요골 · 척골 골수염(황색포도상구균 검출) (76세 여성)

수관절 통증을 3개월 방치.

a: 수관절 단순 X선 영상 정면상: 근위 손목뼈는 골파괴가 일어나며 밀도가 불규칙하다. 요골 원위부의 관절면은 정상 형태를 유지하지 않고 있다. 척골 관절면은 아직 확인 가능하며, 손목 주위의 연부조직 종창이 두드러진다. 척골이 잘 보이는데, 척골 골간부의 골 피질을 따라 띠 모양의 석회화가 있으며, 골수염에 따른 가골형성으로 보인다(화살표). 골 피질의 두께는 불균형한 상태이며, 골수염이 오래 지속된 것으로 생각된다. 또한, 해면골의 밀도 감소가 광범위하게 나타난다. 염증으로 인한 파괴 결과이다(점선 화살표).

b: 수관절 단순 X선 영상 사위상: 요골 원위부에도 가골형성이 관찰된다(화살표). 요골도 척골만큼은 아니지만 해면골 내의 밀도가 불규칙하며 염증이 퍼지고 있는 것으로 보인다. 손목 주위의 연부조직 종창이 정면상보다 명확하게 보인다(점선 화살표).

c: 수관절 MRI 조영 후 지방 억제 T1 강조 관상면: 손목뼈, 요골 · 척골 원위부 모두에 미만성으로 조영증강 효과가 있으며 염증이 퍼지고 있는 상태이다. 화농성 손목 관절염 및 여러 뼈의 골수염이 있는 상태이다. 연부조직의 종창과 조영증강 효과도 강하다.

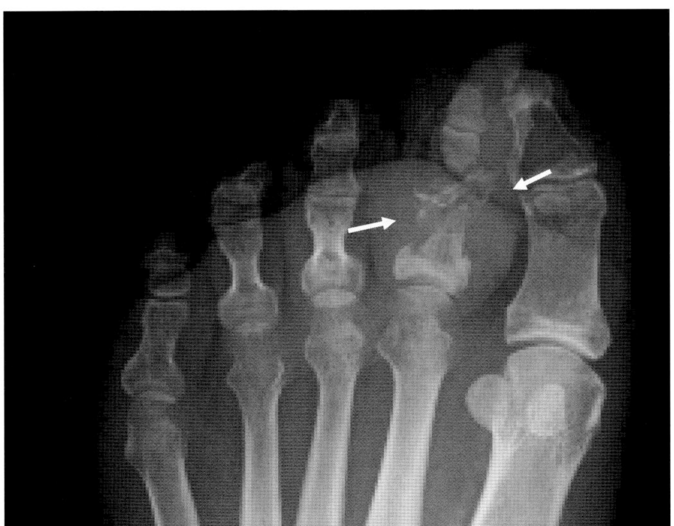

그림 8-4 제2지의 화농성 PIP관절염 및 골수염에 의한 병적 골절(50세 남성)

당뇨병 병력이 길고, 제2지에 종창이 있다.

족부 단순 X선 영상 정면상: 제2지의 기절골 및 중위지골이 PIP관절을 중심으로 골파괴를 나타내고 있다(화살표). 화농성 PIP관절염 및 골수염이며 병적 골절을 나타내고 있다. 주변 연부조직의 종창이 현저하다.

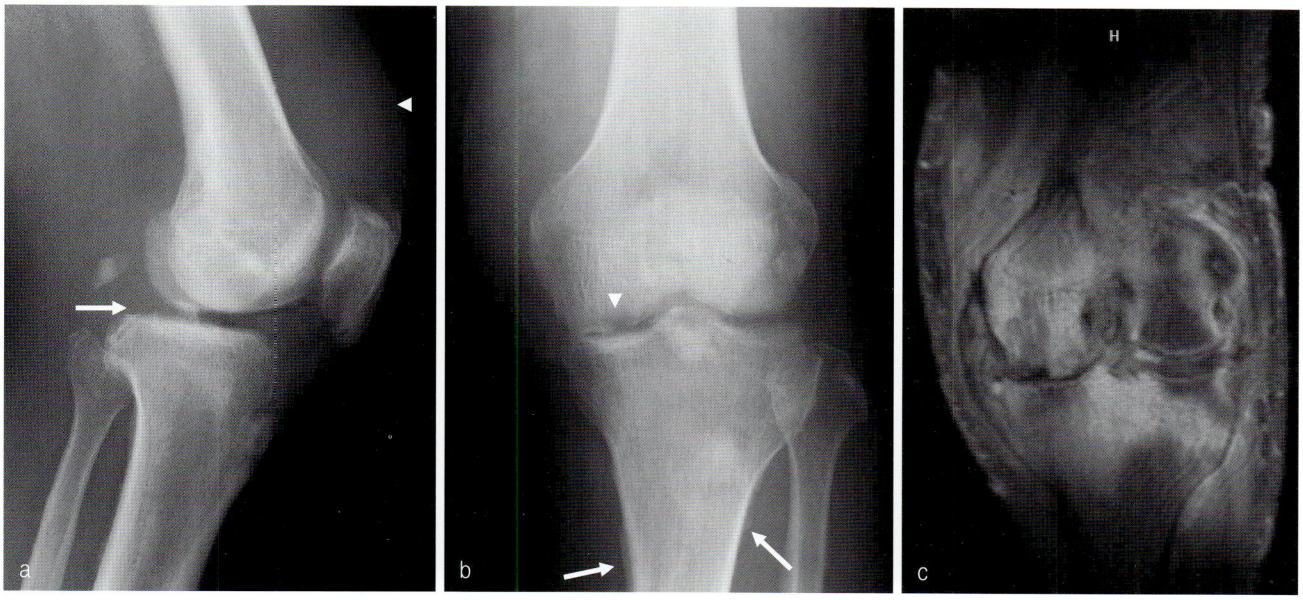

그림 8-5 화농성 슬관절염 욕창에서 염증 확산(68세 남성)

무릎의 통증.

슬관절 단순 X선 영상. a: 측면상, b: 정면상, c: 슬관절 MRI 조영 후 지방 억제 T1 강조 관상면

대퇴골과 경골의 골밀도가 불규칙하다(a, b). 경골 관절면의 거칠어지는 모습이 관찰된다(a 화살표). 슬개 상낭의 지방조직이 보이지 않으며, 활막 비후나 액체 저류가 의심된다(a 화살표), 관절 간격이 좁아져 있고, 내측 관절면에서 경골 내측과의 골 결손이 투과상으로 보인다(b 화살표). 이러한 소견은 화농성 관절염을 강하게 의심할 수 있다. 경골의 근위 골간부는 골 피질을 따라 층상의 가골형성이 관찰된다(b 화살표). 골수염도 동반된 것으로 판단할 수 있다. MRI에서는 대퇴골과 경골의 관절면을 따라 조영증강 효과가 나타난다. 주변 연부조직의 증강 효과도 강하며, 화농성 관절염의 소견과 일치한다. 슬와 영역에 욕창이 있으며, 욕창에서 확산된 화농성 관절염이라고 할 수 있다.

② 단순 X선 영상의 특징

증상이 나타날 때 관절염의 이상을 확인하기 어렵다. 이때 원래의 관절 이상(변형성 슬관절증 등)이 있는 경우, 감염에 의한 것인지의 감별이 어려울 수도 있다.

가장 초기에 나타나는 화농성 관절염의 단순 X선 영상 소견은 관절의 종창이다. 족관절이나 슬관절의 염증에서 쉽게 확인할 수 있다. 이후, 관절면을 따라 탈회가 발생하며, 농도 저하로 인식된다. 이는 관절 주변의 혈류 증가에 의한 것으로 여겨진다.

관절 내에 축적된 농양으로 인해 관절염 초기에는 관절 간격이 넓어질 수도 있으며(견관절 등에서 관찰됨), 그 후 관절면의 파괴가 급속히 진행되어 관절 간격의 좁아짐이 짧은 시간 내에 관찰된다. 화농성 관절염의 염증은 관절 내부에서 외부로 퍼져나가며, 관절을 구성하는 양쪽 뼈로 확산된다 그림 8-4, 5, 6. 이는 원발성 또는 전이성 골종양과 같은 단일 뼈만 침범하는 질환과의 감별 포인트가 된다. 최종적으로 화농성 관절염은 관절을 지지하는 인대와 관절낭으로 확산되며, 뼈의 탈구를 초래할 수 있다.

결핵에 의한 관절염 · 골수염(골결핵) (tuberculosis arthritis, osteomyelitis)

결핵 감염으로 인한 관절염 및 골수염은 일본을 포함한 아시아 국가에서 빈도가 높다. 또한, 개발도상국에서도 빈도가 높으며, 유럽과 미국에서는 드물다. 폐결핵에 동반되지만, 폐 병변 없이 뼈와 관절에 감염되는 경우도 적지 않다. 골관절 결핵은 전체 결핵의 약 1%를 차지하는 질환이다. 감염의 남녀 차이는 없으며, 모든 연령층에서 감염될 수 있다(50대에 최대임). 우사한 증상이나 소견을 보이는 것으로 비정형 항산균증(*M. avium*

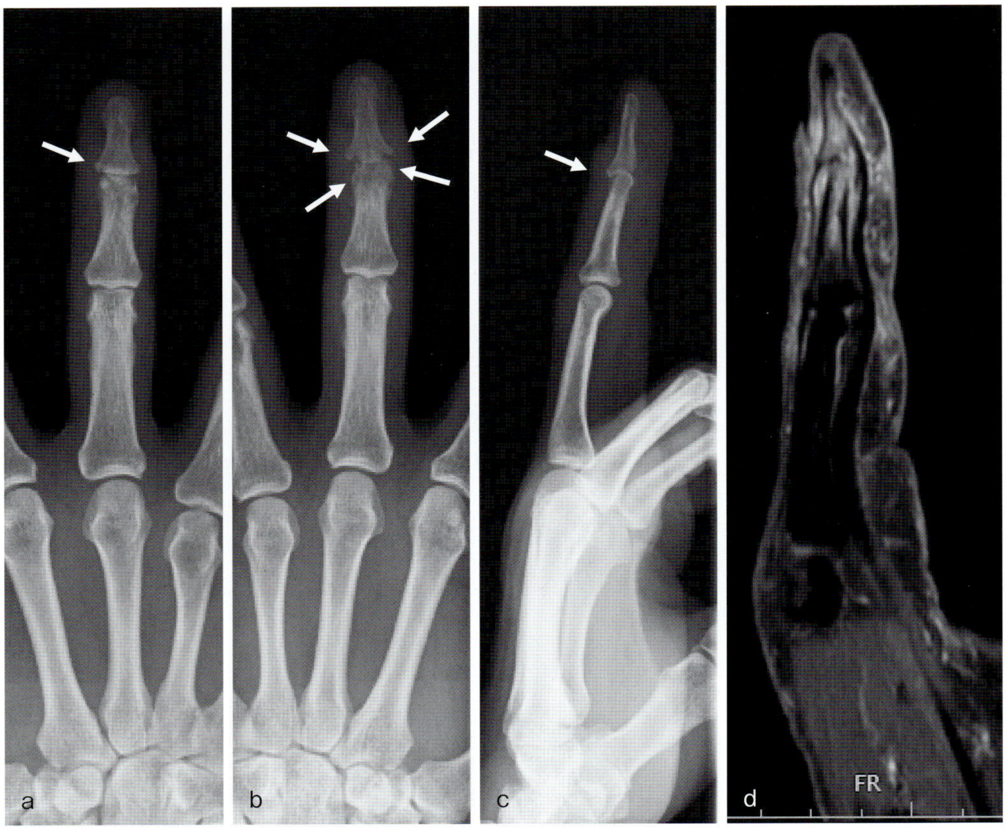

그림 8-6 화농성 관절염(중지 DIP관절) (67세 남성)

중지 DIP관절 근처에 생긴 결절종을 바늘로 찌른 후, DIP관절의 통증이 발생.

a: 중지 단순 X선 영상 정면상: 통증이 발생했을 때 중지 DIP관절의 원위지골 쪽에 약간의 골 미란이 있는 것처럼 보인다(화살표). DIP관절 주위에 연부조직 종창이 관찰된다.

b: 중지 단순 X선 영상 정면상: a의 1주일 후. 미란이 더욱 진행되어 원위지골 양쪽에 나타나고 있다. 중위지골 두부의 골밀도가 감소하고 DIP관절의 관절 간격이 좁아지고 있다.

c: 중지 단순 X선 영상 측면상: DIP관절의 관절면의 불규칙성이 관찰된다(화살표). 연부조직 종창이 두드러진다.

d: 중지 MRI 조영 후 지방 억제 T1 강조 시상면: DIP관절을 중심으로 증강 효과가 관찰된다. 관절면의 파괴가 있어 불명확해지고 있다. 주변 연부조직의 종창과 조영증강 효과가 있다. 화농성 관절염에 부합하는 소견이다.

intracellulare complex, *M. kansasii*)이 있으며, 이들 원인균은 감염되기 쉬운 환자(투석 환자나 당뇨병 환자 등)에게 발병하기 쉽다.

결핵성 관절염 및 골수염의 특징은 급성기 증상이 부족하다는 것이다. 명확한 국소 증상이 나타나지 않은 채 몇 개월이 경과하는 경우가 많다. 호발 부위는 척추 외에 체중부하 관절인 고관절과 슬관절에서 관찰된다. 기본적으로 단일 관절염 형태를 취한다. 결핵균이 혈행성 또는 림프성 전파로 관절 활막에 도달하여 감염되는 것으로 시작된다.

A. 단순 X선 영상의 특징

① 결핵성 관절염

a. 감염 초기(활막염이나 관절염 시기)

① 관절 주위의 골밀도 저하: 감염으로 인한 혈류 증가로 인해 탈회가 발생한다 그림 8-7a, b.
그림 8-8a 화살표, 점선 화살표

② 관절 간격의 확대: 관절액 저류가 일어나기 때문 그림 8-8b 점선 화살표

③ 연골하골의 골 미란

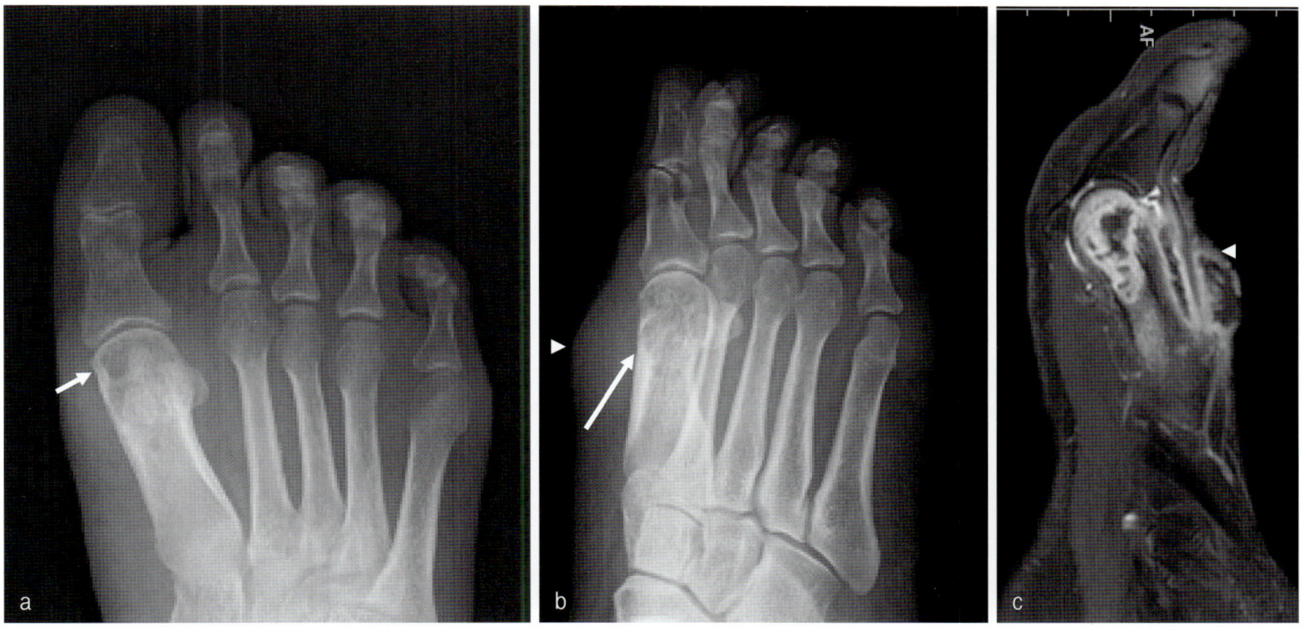

그림 8-7 무지 MTP관절의 결핵성 관절염 · 골수염(29세 여성, 네팔인)

반년 정도 무지의 종창이 반복되었다. 최근 통증을 자각.

a: 족부 단순 X선 영상 정면상: 무지 중족골 두부에 편심성의 원형 투과상이 관찰된다(화살표). 무지 MTP관절의 관절 간격이 좁아짐은 관찰되지 않으며, 골 피질의 부분적인 얇아짐도 관찰된다. 골막반응은 확인할 수 없다.

b: 동일 사위상: 중족골 두부에 격벽을 동반한 원형의 투과상이 모여 있는 것처럼 보인다. 골밀도는 불규칙하며, 중족골 두부의 형태는 유지되고 있다. 골 피질의 얇아짐은 사위상에서 더 잘 보인다(화살표). 중족골을 따라 연부조직 종창이 관찰된다(화살표). 중족골 두부 중심의 골수염으로 농양 형성으로 생각된다.

c: 무지 MRI 조영 후 지방 억제 T1 강조 시상면: 엄지 중족골 두부는 가장자리를 중심으로 증강 효과가 관찰된다. 골수염이다. 염증이 뼈 밖으로 퍼져 발등에도 같은 고리 모양의 증강 효과가 동반되고 있다(화살표). 농양 형성이다.

b. 감염 후기 (골파괴가 발생하는 시기)

① 관절 간격 좁아짐: 염증이 관절연골까지 미치기 때문에

② 연골하골의 골 미란과 골파괴의 진행

③ 병적인 아탈구 · 탈구

④ 골 강직: 화농성 관절염보다 빈도가 낮다.

⑤ 뼈의 위축

② 결핵성 골수염

a. 감염 초기

이상 소견은 확인할 수 없다.

b. 그 후

편심성 골용해 병변 출현, 골막반응은 없음 또는 미미함 그림 8-7a 화살표.

골 피질의 부분적 결손 그림 8-7b 화살표 그림 8-8b.

국소적인 골밀도 감소 그림 8-8a.

농양 형성 그림 8-7b, c 그림 8-8b, c 화살표: 광범위하게 미친다. 피부와 누공을 형성하여 발견될 때도 많다.

단순 X선 영상에서 확인할 수 있는 시기는 이미 골수염 · 관절염 모두에 걸린 상태라고 할 수 있다. 관절면은 염증이 심해질 때까지 침범되지 않는다. 농양의 벽은 균일하다. Phemister 3징후는 위와 같은 골결핵의 특징을

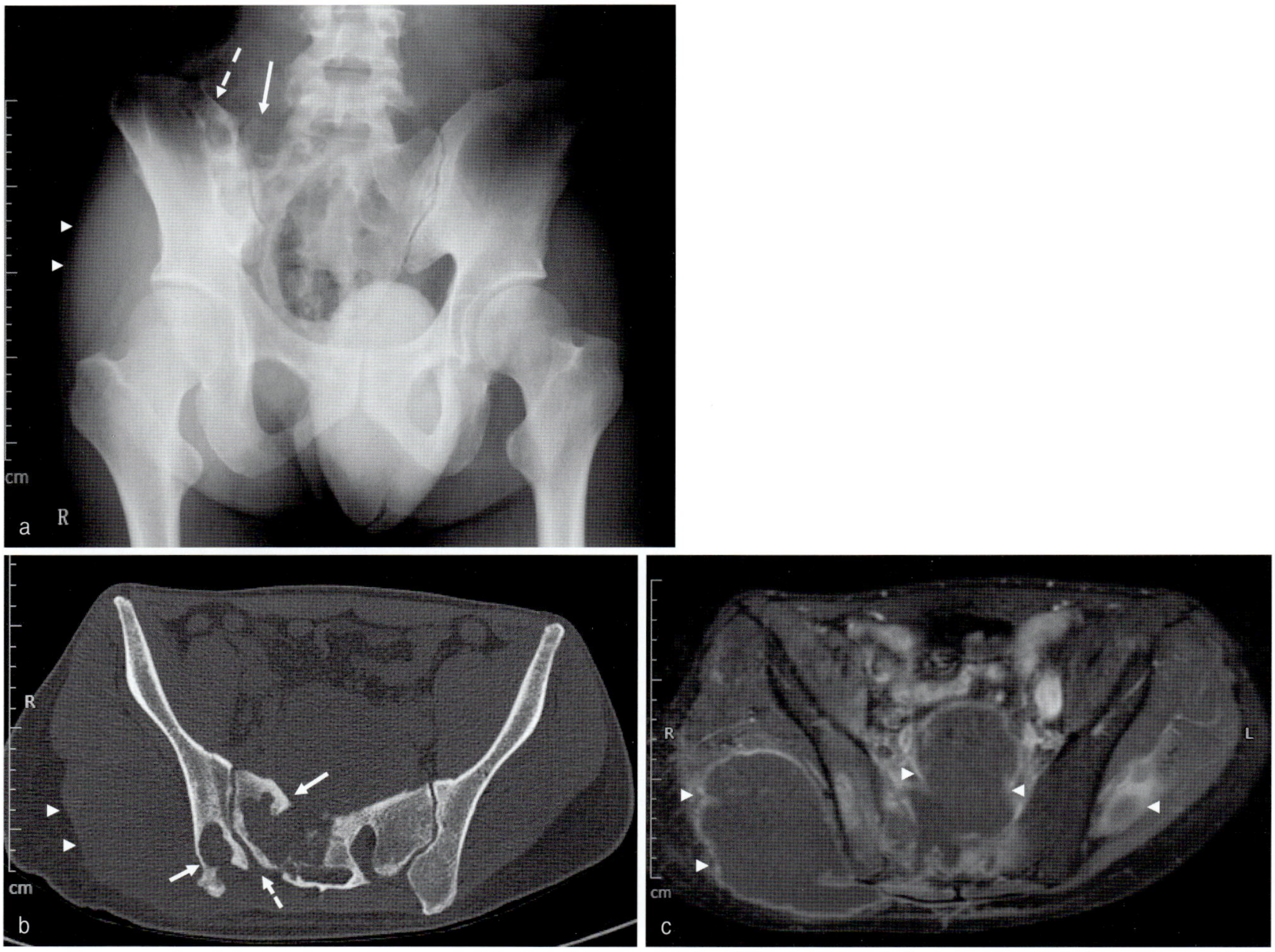

그림 8-8 **결핵성 천장관절염 · 골수염(29세 남성, 인도네시아인)**

우측 엉덩이 통증이 몇 개월 동안 지속되고 있다.

a: 고관절 단순 X선 영상 정면상: 천장관절의 좌우 차이는 없으나, 천골 우측 위 가장자리가 불명확하고 골밀도의 감소가 있다(화살표). 또한, 우측 장골의 천장관절 쪽 골밀도는 반점 모양으로 감소하고 있다(점선 화살표). 우측 고관절 주변의 연부조직 밀도가 증가하고 있으며, 강한 종창을 동반하고 있다(화살표 머리).

b: 골반 CT 골 조건: 천골, 장골의 골 파괴상이 있다(화살표). 골 파괴상의 가장자리는 골 경화성 변화를 보인다. 우측 천장관절은 배측에서 다소 확대되어 있다(점선 화살표). 우측 엉덩이의 연부 농도의 종창이 있다(화살표 머리).

c: 골반 MRI 조영 후 지방 억제 T1 강조 횡단상: 천골, 우측 장골의 불균일한 증강 효과가 있으며, 골수염 · 관절염 상태이다. 골반강 내와 우측이 우세한 양쪽 둔근 내에 고리 모양의 증강 효과가 관찰되며 농양이다(화살표 머리). 천골과 장골의 골수염에서 확산된 것으로 생각된다. 우측 천장관절의 배측 확장은 농양에 의한 것이다.

포착한 고전적 소견이며, 관절 주위의 골밀도 감소, 골 가장자리의 침식(골 미란), 관절 간격의 점진적 좁아짐을 의미한다. 이들 소견은 결핵 외에도 진균감염증이나 류마티스관절염에서도 유사한 모습을 나타낼 수 있으므로 주의가 필요하다.[1]

화농성 추간판염 · 척추염(pyogenic spondylitis, discitis)

척추의 감염증으로 척추 외에도 추간판, 척추체 주위 조직, 경막 외 등으로 염증이 미친다. 추간판염은 추간판을 사이에 두고 위아래 2개 척추체에 염증이 미치는 경우를 말하며, 그 이상 염증이 퍼질 경우 척추염이라고 부른다. 추간판염이라고 해도 추간판은 혈류가 없기 때문에 엄밀히 말하면 처음에 감염되는 것은 아니다. 척추체의 종판이 처음에 감염되고, 이차적으로 추간판에 염증이 퍼진다. 진료 시 약 절반의 환자가 신경장애를 가지고 있다. 또한, 감염이 발견된 후의 치료는 장기화된다(입원 기간 중앙값 40일, 6주 이상의 항생제 투여). 약 42%는 외과적 치료가 필요하다.[2)]

전형적인 증상은 등의 통증과 발열이다. 결핵성 척추염 · 추간판염(척추 Karies)보다 증상이 빨리 나타나는 경향이 있다. 원인균은 화농성 관절염과 마찬가지로 황색포도상구균의 빈도가 높다(약 60%). 그 외에는 그람음성균(대장균 등)이 있다.드문 경우로 진균감염(Cryptococcus neoformans 등)도 있다. 중년 발병(40대 정도)이 많고, 남성은 여성의 약 2배 빈도로 발생한다.[3)] 감염되기 쉬운 척추체는 요추이며, 다발 척추체에 연속 또는 비연속적으로 영향을 미치는 경우는 드물다. 그러나 어떤 레벨에서도 발병할 수 있다.

A. 위험인자

화농성 관절염과 마찬가지로 화농성 척추염 · 추간판염에도 위험인자가 있다.

1) 당뇨병: 전신에 감염증을 일으키기 쉽기 때문에, 원격 감염이나 상행 감염(요로 · 부인과계 질환이 원인이 됨) 등이 발생하기 쉽다.
2) 패혈증
3) 면역억제 상태: HIV 감염, 영양불량, 악성종양 존재, 만성신부전, 간경변, 스테로이드 장기 사용, 장기이식 후 등
4) 정맥 투여 약물(각성제 등), 알코올 과다 섭취
5) 외상, 척추 수술

① 단순 X선 영상의 특징

단순 X선 영상에서는 감염 초기의 소견을 잡아내기 어렵다. 영상에서는 정상 소견이다. 감염 후 2~4주 정도 지나면 추간판 간격이 좁아지거나 종판의 불규칙함이 나타난다 그림 8-9a, b. 치료받지 않으면 3~4개월 정도 지나서 골 경화가 확인될 수 있다. 추간판염에서 농양이 형성되며 척추체 주위의 연부조직이나 경막외강에 퍼지는 경우가 많다. 경막외강에 퍼지면 척수 압박을 나타낼 위험이 있어 관혈적 치료가 필요하다. 또한, 장요근에 농양이 퍼지는 경우도 있어, 이러한 경우는 신속히 CT나 MRI로 평가해야 한다. CT는 종판이나 추간판의 파괴도를 평가하는 데 우수하다 그림 8-10c 화살표. 조영 MRI는 염증의 범위와 농양의 확산을 파악할 수 있다 그림 8-9c, 10d 화살표.

결핵성 추간판염, 척추염(tuberculosis discitis, spondylitis)

결핵균 감염에 의한 척추염, 추간판염이다. 척추 Karies라고도 불린다 그림 8-11. 골결핵의 약 50%를 차지한다. 척수에 감염이 미쳐 신경 증상을 일으킨 사례는 고전적으로 Pott병이라고도 불린다.

결핵균은 주로 혈행성으로 퍼진다. 폐결핵에서 유래하여 동맥으로 운반되는 경우, 골반 내 장기에서 Batson 정맥총을 통해 오는 경우, 후복막의 혈류를 통해 오는 경우가 있다. 어쨌든 결핵균이 운반되어 척추체 앞 가장자리와 추간판 부착부에 착상하여 감염된다. 결핵균의 경우, 다른 세균 감염에 비해 급성기에도 추간판이 보존되어 있는 경우가 많다. 감염이 진행되면 전종인대에 따라 여러 척추체로 감염이 진행된다. 호발 부위는 흉요추

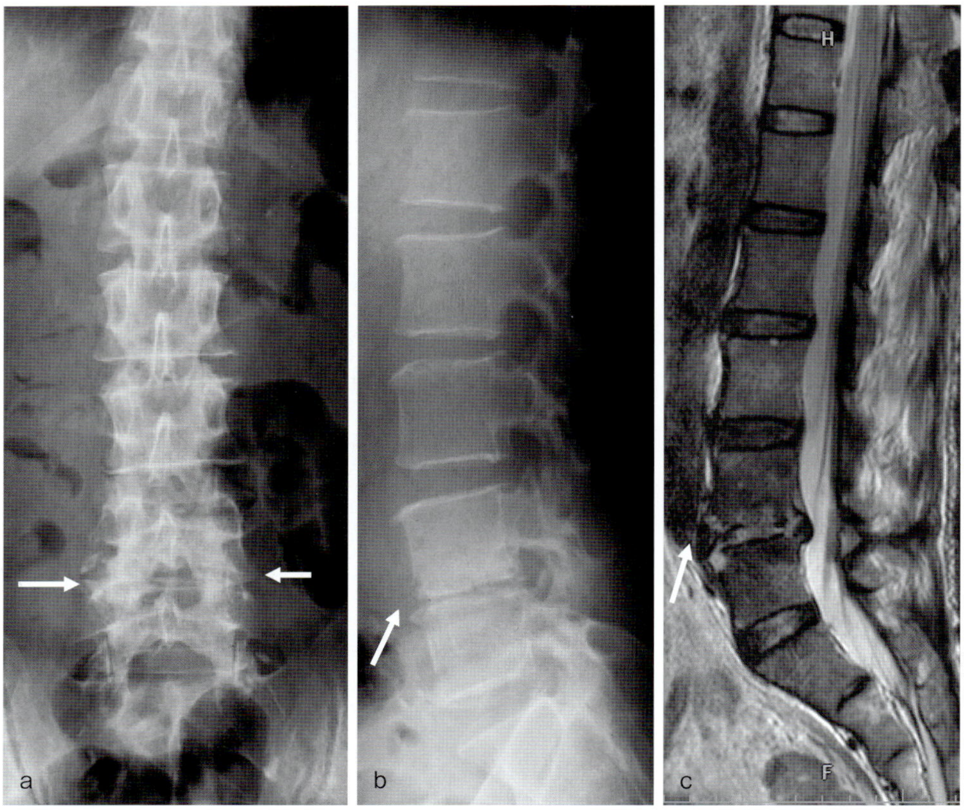

그림 8-9 **화농성 추간판염(40세 남성)**

요통이 1개월 동안 지속됨.

a: 요추 단순 X선 영상 정면상: L4/5 추간판 공간이 좁아지고 있다(화살표). 골극 형성도 있으며 변성이 있다. 추궁근은 명확히 확인할 수 있다.

b: 동일 측면상: 요추의 정렬은 직선적이다. L4/5 추간판 공간 간격이 좁아지고 있으며(화살표), 종판의 불규칙성이 나타나고 있다. 세밀한 농염 불규칙성이 종판에 관찰된다. 추간판염을 의심하는 소견이다.

c: 요추 MRI T2 강조 시상면: L4/5 추간판의 신호 증가가 관찰된다(화살표). 종판은 물결 모양으로 되어 있으며, 추간판에서 연속되는 고신호 영역이 관찰된다. 추간판염의 소견이다. L4/5 추간판의 뒤 가장자리는 척추관 내로 돌출되어 있다.

이행부이다. 증상은 등 통증이나 하지의 저림과 근력 저하로, 더 진행되면 대마비나 거북등 변형이 나타난다. 발열이나 체중 감소 등은 화농성 척추염 · 추간판염보다 뚜렷하지 않다. 큰 농양(한랭 농양)을 형성하는 경우가 많으며, 인접한 장요근이나 후복막, 경막외강으로 퍼진다. 농양의 확산으로 비연속적인 추염이나 추간판염이 발생할 수 있다.

① 단순 X선 영상의 특징

감염 초기에는 추간판 공간의 좁아짐이 관찰되지 않는다. 이상을 확인하기 어렵다. 고전적인 소견으로 척추체 전방의 추간판 부착부의 약간의 골밀도 감소를 관찰할 수 있다. 전종인대 아래를 따라 농양이 퍼지면, 척추체 앞 가장자리의 불규칙함이 나타난다. 농양이 더욱 커지면 장요근의 음영 확대가 발생한다. 염증이 더 퍼져 장기간 지속되면, 추간판 공간의 좁아짐과 척추체의 골 경화성 변화가 일어난다. 단순 X선 영상에서 확인할 수 있을 때는 상당히 감염이 퍼졌다고 생각할 수 있다. 최종적으로는 골파괴로 인해 거북등 변형이 동반된다.

MRI와 CT는 결핵성 추간판염 · 척추염의 평가에 필수적이며, 농양의 분포와 확산, 여러 척추체에 미치는 염증을 파악할 수 있다. 결핵이 의심되는 경우 흉부 CT도 시행하여 폐 병변의 유무를 확인한다.

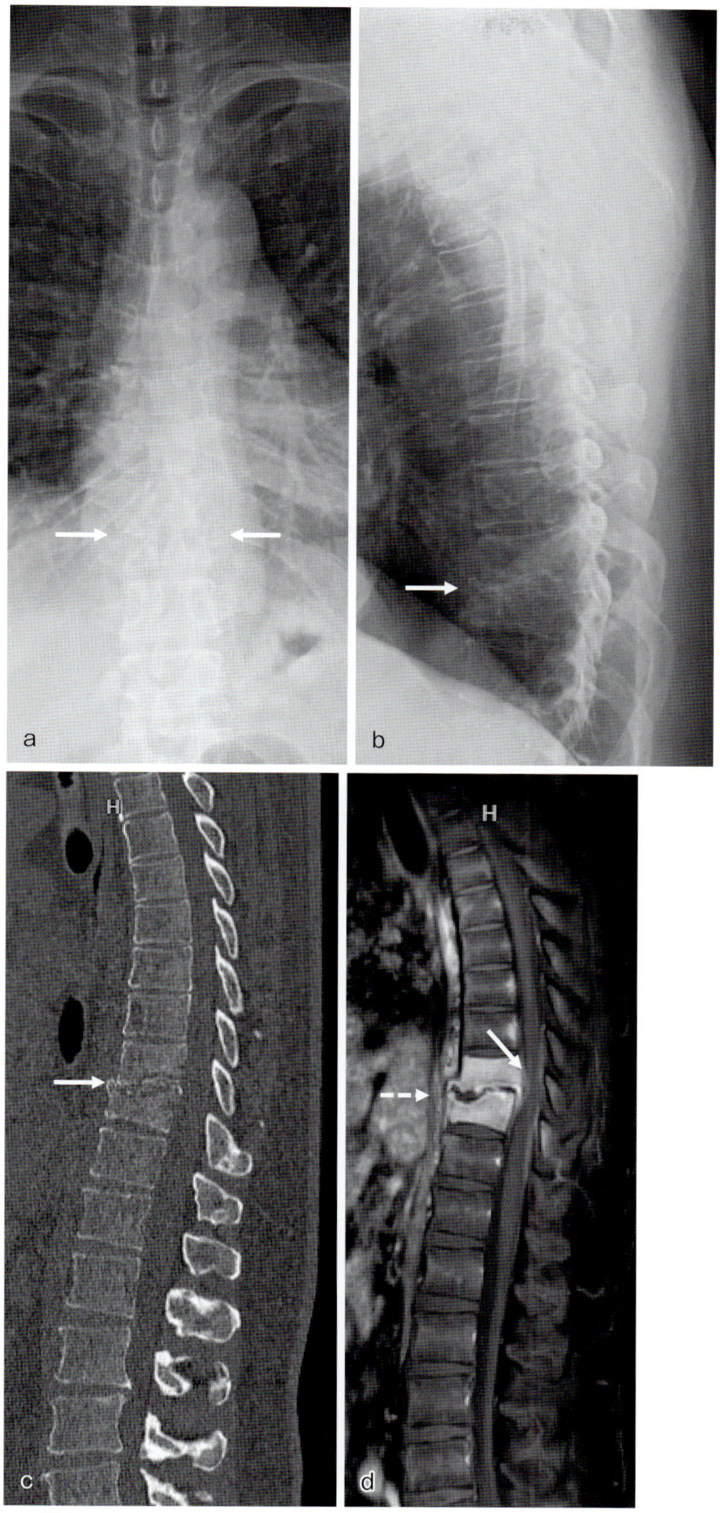

그림 8-10 화농성 추간판염(Th9/10) (50세 남성)

등 통증이 심함.

a: 흉추 단순 X선 영상 정면상: Th9/10의 추간판 공간이 좁아져 있다. Th9, 10 모두 위아래 직경 단축이 있어 압박 변형이 관찰된다(화살표).

b: 동일 측면상: 관절 간격 좁아짐과 종판의 불규칙성이 두드러진다(화살표). 척추체의 위아래 직경이 단축되고 척추체 전면이 눌려 있다. 추간판염을 의심하는 소견이다.

c: 흉요추 CT 시상면: Th9/10 추간판은 확인할 수 없을 정도로 좁아져 있으며, 종판은 농염 불규칙성을 보인다(특히 Th10) (화살표).

d: 조영 MRI 지방 억제 T1 강조 시상면: Th9, 10에서 강한 증강 효과가 관찰되며, 추간판염 소견이다. 척추체 전면의 연부조직(점선 화살표)과 경막외강(화살표)에도 같은 증강 효과가 관찰되며, 농양의 확산으로 판단된다.

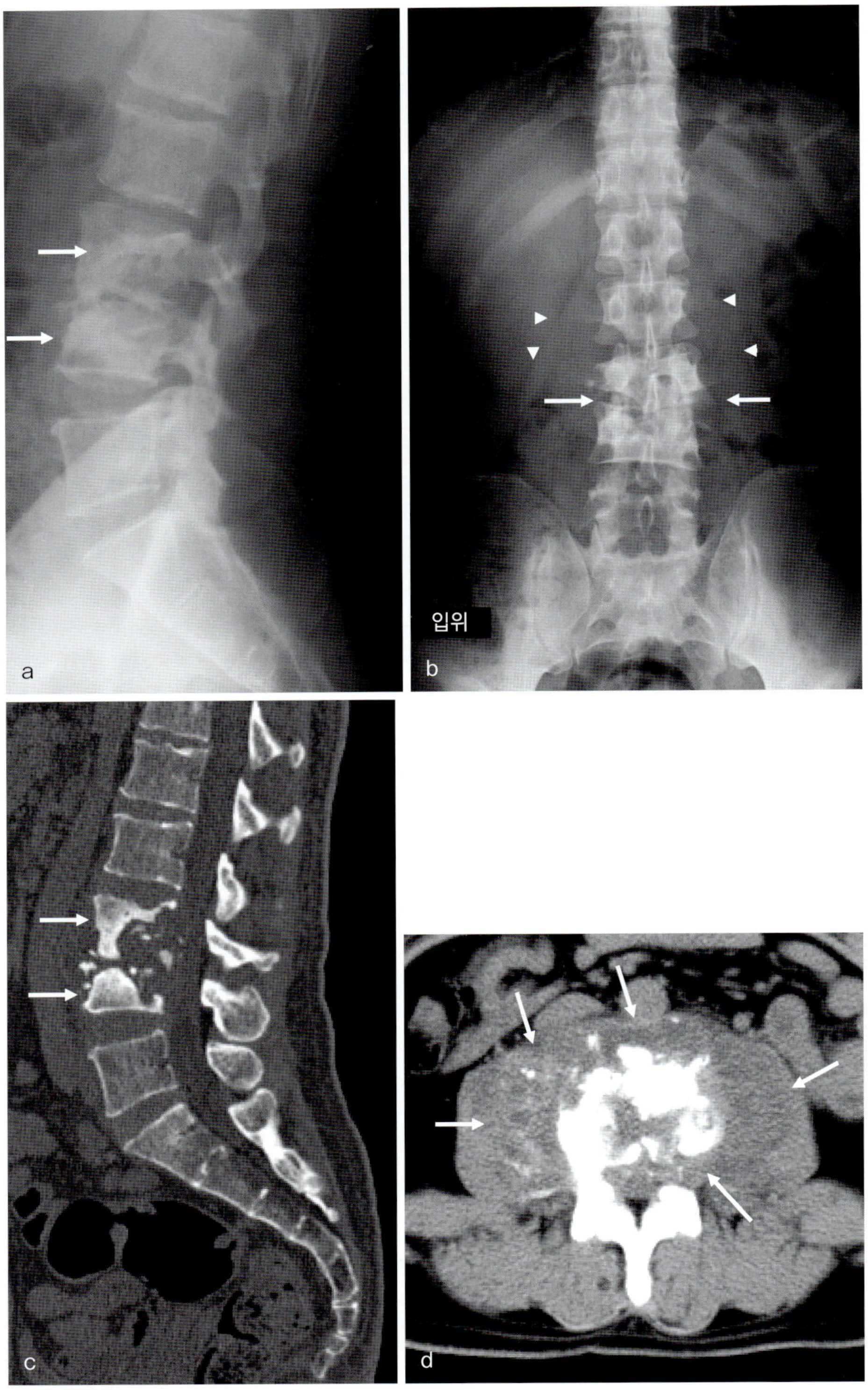

그림 8-11 **척추 Karies(L3/4) (40세 남성)**

몇 달간 지속된 요통.

a: 요추 단순 X선 영상 측면상: L3/4의 거친 골 경화성 변화와 종판의 파괴가 관찰된다(화살표). 경추의 정렬은 유지되고 있다. L3, 4 척추체의 전면에도 거친 석회화가 관찰된다.

b: 동일 정면상: L3/4 추간판 공간의 좁아짐과 불규칙성이 있다(화살표). L3 척추체의 높이가 감소되어 있고, 우측이 우세한 장요근 음영의 확대가 있다(화살표).

c: 요추 CT 시상면. 골 조건: L3, 4의 골파괴가 있다(화살표). 척추체는 골 경화가 있으며 내부에 부골로 보이는 골편이 관찰된다.

d: 동일 횡단상. 연부 조건(L3/4 레벨): 추간판을 중심으로 골파괴와 양측 장요근에 퍼진 저음영 영역이 관찰된다(화살표). 결핵성 추간판염이며 농양 형성이다. 농양 내에 석회화가 동반된다. 흉부 CT에서 활동성 폐결핵이 확인되었다.

●문헌

1) 三宅崇文, 拓殖信二郎. 手関節結核が関節リウマチの治療で急性増悪した1例. 日職災医誌. 2019;67:360-3.
2) Widdrington JD, Emmerson I, Cullinan M, et al. Pyogenic spondylodiscitis:Risk factors for adverse clinical outcome in routine clinical practice. Med Sci (Basel). 2018;6:96.
3) Cheung WY, Luk KD. Pyogenic spondylitis. Int Orthop. 2012;36:397-404.

Chapter

9 수술 후 영상 진단

들어가며

수술 후 합병증 추적 시 단순 X선 영상은 가장 저렴하고 효율적이다. 인공물에 의한 허상도 없기 때문에 약간의 골밀도 감소·증가나 정렬의 변화, 인공물의 위치 비교를 할 수 있다. 환자에게 통증이나 가동범위 제한이 있을 때 넘어지거나 엉덩방아를 찧는 등의 외상력을 청취하는 것이 중요하다. 그러나 수술 후 연부조직의 농양이나 출혈 평가 등은 CT나 MRI에 비해 열등하다. 또한, 인공물의 3차원적 평가는 CT가 더 상세하게 관찰할 수 있다. 따라서 단순 X선 영상에서 이상이 의심될 경우 CT나 MRI도 촬영해 종합적으로 판단한다.

뼈에 인공물을 삽입할 때 적응이 되는 질환으로는, 보존치료로는 안정성을 유지하기 어려운 골절 치료, 불안정성이 있는 관절 고정, 신경 손상에 대한 감압 고정, 악성종양 절제 후, 골관절염 등에 대한 인공관절 치환 등이 있다. 악성종양 치료는 최근에는 환지를 보존하면서 종양을 절제한다. 이 경우 삽입하는 인공관절은 기능적 회복 목적이 아니다. 골관절염의 인공관절 치환술은 통증 제거와 기능 회복을 목표로 한다. 척추 수술은 요부 척추 등의 신경 손상에 대한 감압, 골 유합술(추체간 고정술), 병변(탈장 등) 절제 등이 있다. 고정 장치 사용 시 단순 X선 영상이나 CT로 골 유합이나 고정 장치의 상태를 관찰한다. 수술 직후에는 골수 부종, 액체 저류, 가스상이 관찰되지만 시간이 지나면 흡수된다. 그 후 육아조직이나 섬유화 등이 일어나 신호강도가 감소한다. 수술 부위의 액체 저류는 비교적 장기간 남아 있을 수 있다. 골 유합술의 경우 골 유합이 진행되는지 관찰한다. 이전 사진과의 비교가 중요하며, 고정 장치의 위치와 그 주변의 뼈의 밀도를 관찰한다.

수술 후 합병증

고정 장치의 위치 이상: 척추를 예로 들면 나사나 보형제(cage) 삽입 시의 이상으로 다음과 같은 것이 있다.

① 척추궁 내를 통과하지 않음

② 나사 끝이 척추체 밖에 존재

③ 보형제가 척추관 내에 존재

특히 척추궁에서 벗어난 나사가 추간공이나 척추관 내로 진행하는 경우 신경 손상을 발생시킬 위험이 있다. 또한, 나사 끝이 척추체 밖으로 튀어나온 경우 대혈관이나 장관 손상의 가능성이 있다. 보형제는 척추체 사이를 고정하기 위해 내부에 자가뼈나 인공뼈를 채워 추간판 내에 삽입된다. 척추체 후방에 남아있게 되면 신경 손상의 원인이 된다.

삽입 후, 주변의 뼈와 고정 장치가 유합되지 않아 불안정해지면 몸의 움직임에 따라 고정 장치도 움직이기 때문에, 다음과 같은 소견이 나타날 수 있다. 추적관찰하고 있는 사진과 비교하면 좋다. 이러한 합병증은 척추 외의 수술 후에도 인공물을 삽입하는 경우 발생할 수 있다.

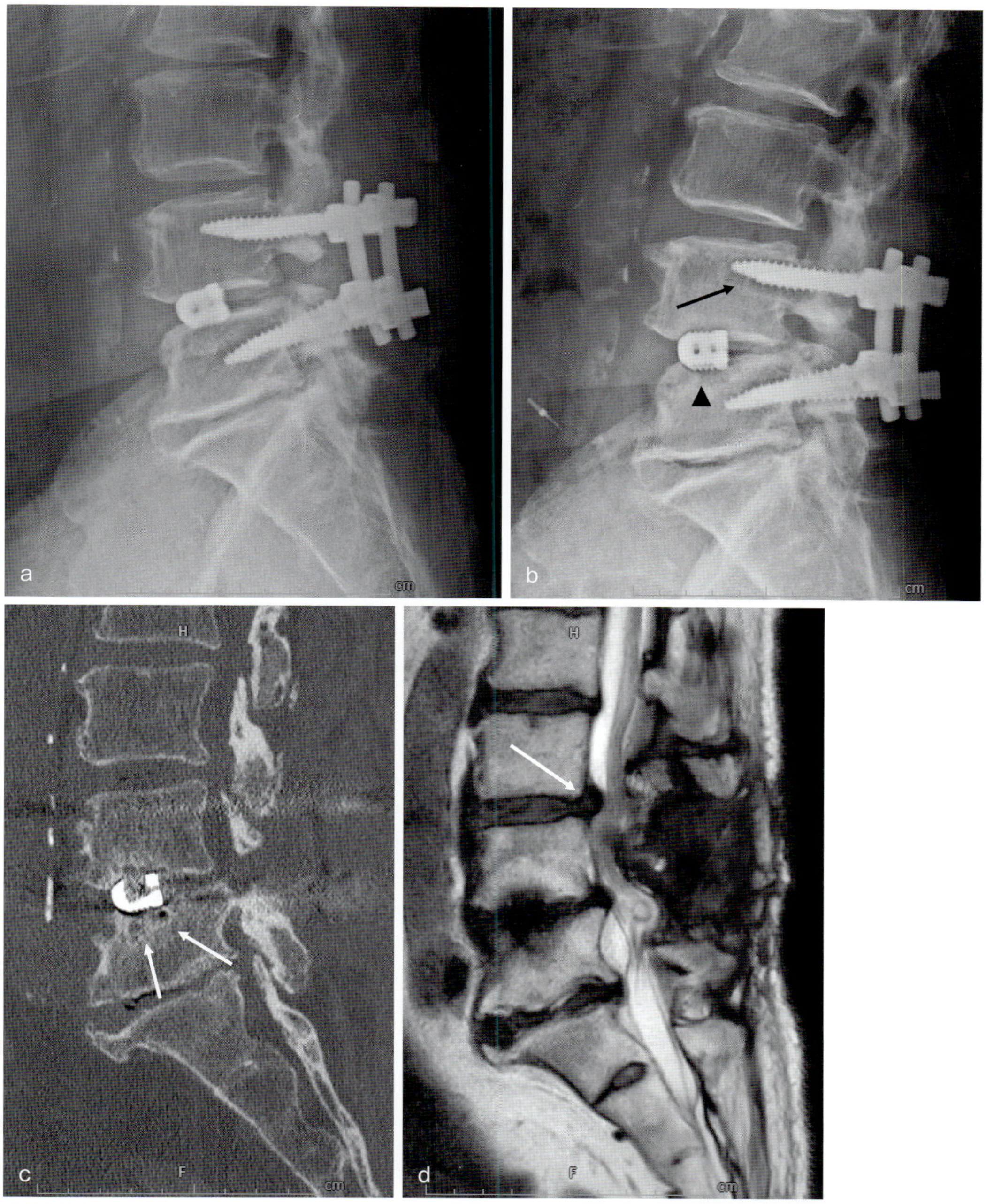

그림 9-1 **L4 나사와 보형제의 느슨함, 인접 추간판 장애(72세 남성)**

PLIF 후 요통이 남아 있음. 요추 단순 X선 영상 측면상. a: 수술 직후, b: 통증 발생 시, c: 요추 CT 시상면, d: 요추 MRI T2 강조 시상면

수술 직후(a)에서는 나사 주변에 투과상은 없음. L4-5 사이에 있는 보형제의 위치에는 문제가 없다. 통증이 발생했을 때의 요추 단순 X선 영상 측면상(b)에서는 L4 나사 주변에 띠 모양의 투과상이 나타나 느슨함의 소견이다(b 화살표). 보형제 주변에도 투과상이 나타나고 있다(b 화살머리). 보형제와 뼈와의 유합도 나쁜 상터이다. L5-S1 추간판 내에 가스상이 있으며, 이는 진공 현상(vacuum phenomenon)이다. CT에서는 보형제를 따라 종판에 낭종 형성이 확인되어 거짓관절화되고 있다(c 화살표). MRI에서는 L3-4 추간판이 중앙 후방으로 돌출되어 탈장을 나타내고 있다(d 화살표). 이전 MRI에서는 확인되지 않은 소견으로 인접 추간판 장애이다.

④ 나사 주변에 투과상의 출현(느슨함: loosening)

⑤ 보형제(척추의 경우)의 이동, 거짓관절화

⑥ 인접 추간 장애

⑦ 백아웃(고정 장치의 탈출)

⑧ 고정 장치의 파손, 탈구

⑨ 재골절

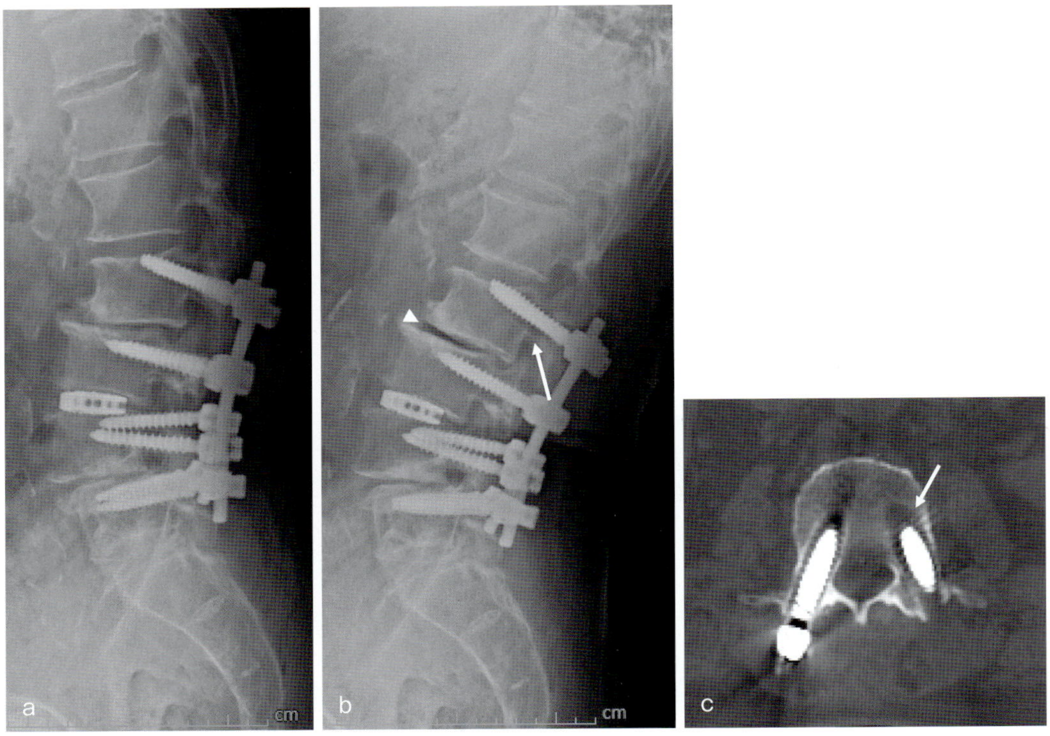

그림 9-2 L2 나사의 느슨함(75세 여성)

PLIF 후 요통이 있음. 요추 단순 X선 영상 동적 촬영. a: 전굴위 측면상, b: 후굴위 측면상, c: 요추 CT 횡단면(L2 레벨)

L2 나사의 위 가장자리가 종판을 약간 넘어서 높은 위치에 있다. 전굴위와 후굴위를 보면, L2 나사 주변의 투과상이 후굴위에서 더 두드러진다(b 화살표). 또한, 후굴 시 L2-3 추간판 공간에 가스상이 나타나 있다(b 화살머리). 게다가 L2-3 추간판 공간의 복측이 확대되어 있어 불안정성이 강하다는 것을 시사한다. 보형제의 느슨함은 확인되지 않는다. L2 레벨의 CT에서는 좌측 나사 주변의 투과상이 강하게 나타나(2 mm 이상, c 화살표), 느슨함이 있다고 할 수 있다.

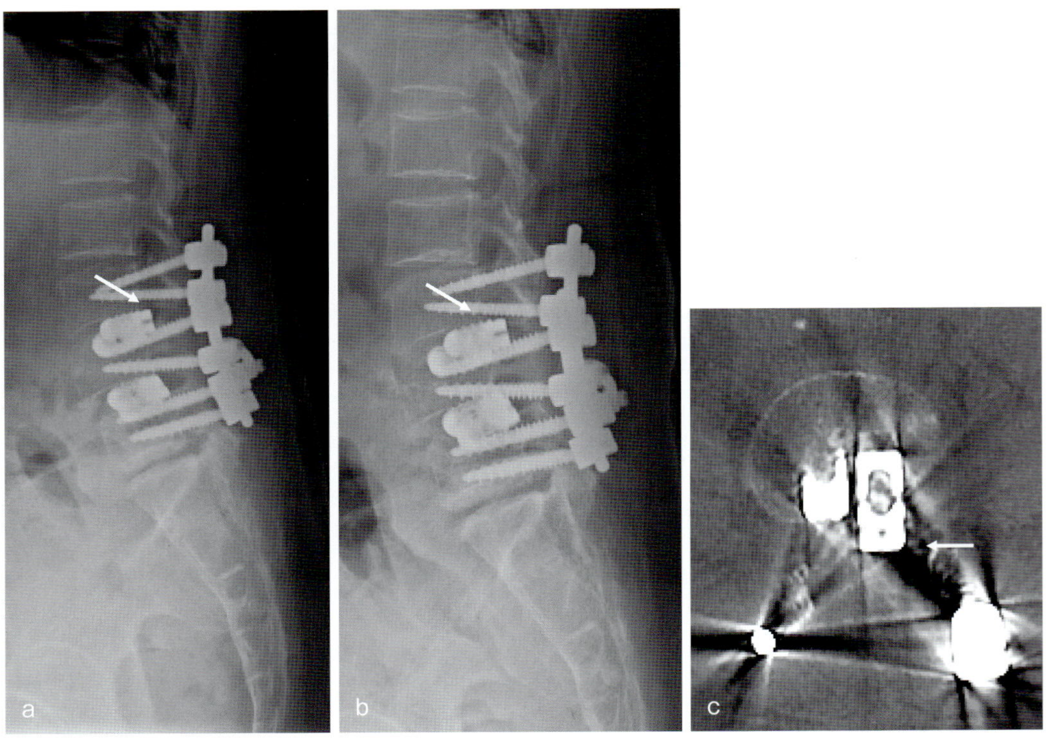

그림 9-3 보형제 이탈(72세 여성)

요추 단순 X선 영상 측면상. a: 수술 직후, b: 통증 및 저림 발생 시, c: 요추 CT(L3-4 레벨)

L3-4, L4-5에 보형제가 삽입되어 있다. L3-4 보형제는 수술 직후보다 후방에 위치해 있다(a 화살표). 추적관찰 중 보형제가 척추관 내로 탈출된 것이 확인된다(b 화살표). 나사 주변에 투과상은 없고 느슨함은 확인되지 않는다. CT에서는 2개 삽입된 것 중 좌측 보형제가 척추관 내로 탈출하고 있다(c 화살표).

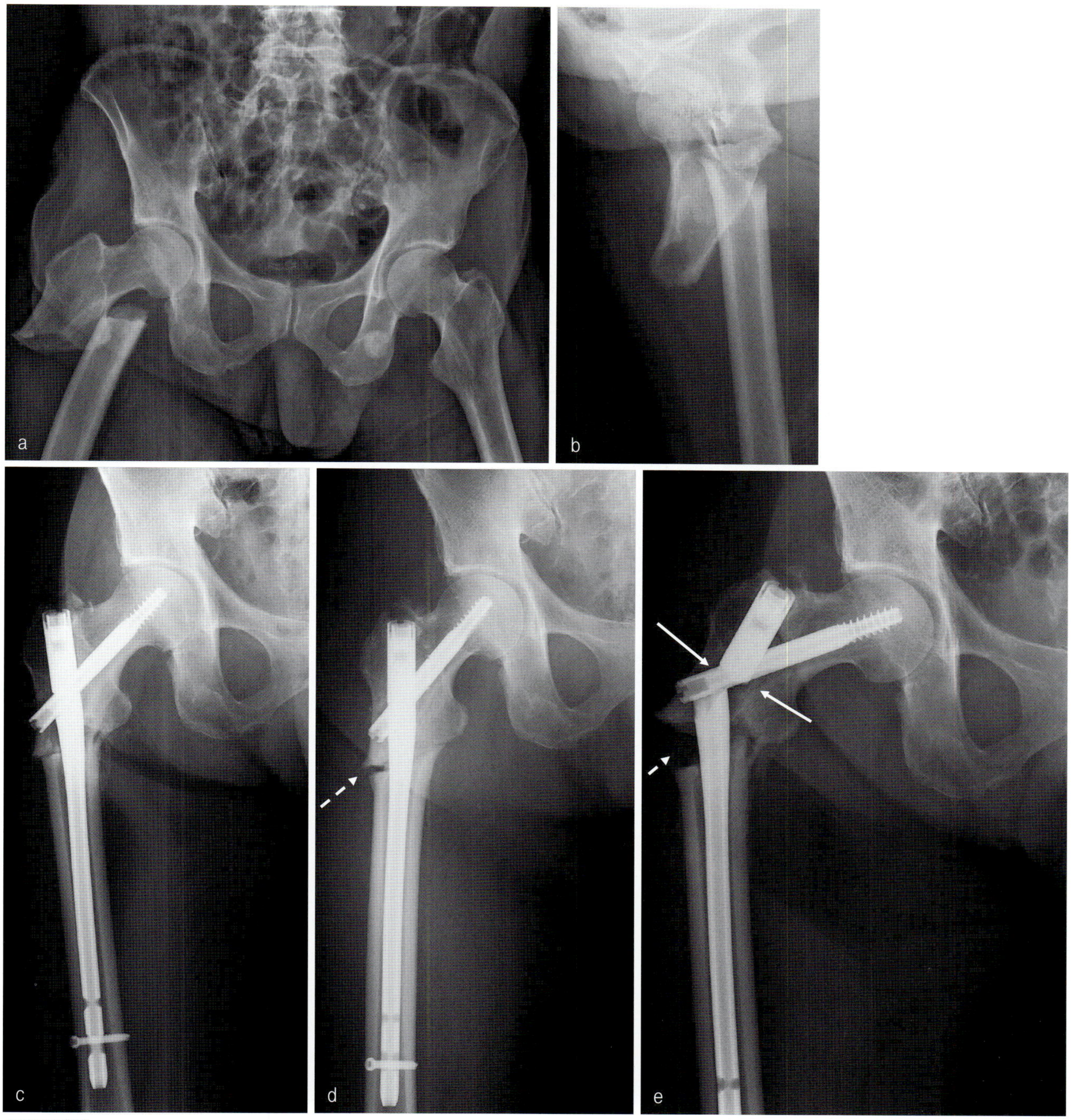

그림 9-4 **고정 장치 파손(70세 남성)**

대퇴골 전자하 골절 치료 후 넘어짐. a: 고관절 단순 X선 영상 정면상, b: 우측 고관절 Lauenstein상, c: 우측 고관절 단순 X선 영상 정면상(수술 직후), d: 수술 후 1개월, e: 넘어짐 후

내원 시 고관절 단순 X선 영상(ε, b)에서는 우측 대퇴골 전자 아래에 골절이 관찰되며, 골절 부위가 크게 전위되어 있다. 해부학적 위치로 복원하여 골접합술을 시행하였다(c). 수술 후 1개월째에는 골절 부위의 약간의 벌어짐이 관찰된다(d 점선 화살표). 넘어짐 후의 단순 X선 영상(e)에서는 골수정의 파손이 관찰된다(화살표). 골절 부위가 다시 벌어져 있다(e 점선 화살표). 재수술이 필요해졌다.

⑩ 골괴사

⑪ 감염

등이 있다.

나사 주변의 투과상은 두께가 2 mm 이상인 경우 유의미한 느슨함으로 판단된다 그림 9-1b 화살표 그림 9-2. 경추나 요추에서는 단순 X선 영상의 동적 촬영으로 고정 장치의 위치 이동을 확인할 수 있는 경우도 있다(흉추는 운동성이 부족하여 알아보기 어렵다).

보형제 주변의 골밀도 증가가 있으면 골 유합은 양호하지만, 보형제 주변에 투과상이 나타나거나 보형제에 접한 낭종의 형성이 있는 경우 거짓관절로 되거나 유합 불량으로 판단한다 그림 9-1b 화살표 그림 9-1c.

보형제 고정이 불량하면 후방으로 탈출할 수도 있으며 신경 손상을 초래한다 그림 9-3b, c.

인접 추간판 장애는 고정 후 척추체에 인접 레벨에서의 척추체의 퇴행성 변화이다. 고정된 부분의 움직임이 나빠지기 때문에 위아래의 척추체(특히 두측)의 과부하가 발생한다. 추간판 변성이나 탈장, 추간관절의 증식성 변화가 발생하여 요부 척추관협착증을 유발한다. 이 경우 MRI에 의한 평가가 우수하다 그림 9-1d.

백아웃이나 고정 장치의 파손은 고정 장치와 뼈의 유합이 이루어지지 않아 불안정한 상태 지속 시 고정 장치에 과도한 부하가 걸리게 되고, 여기에 반복되는 관절 운동이나 넘어짐 등의 외력이 더해져 발생한다 그림 9-4. 전형적인 예로 대퇴골 경부 골절 고정 후 등의 상태에서 넘어짐 등의 외상이 더해져 파손이 발생한다. 단순 X선 영상으로 경과를 추적하면 알아보기 쉽다. 대퇴골의 인공골두 치환술 후에도 수술 시의 고정 각도가 나쁘면, 쪼그려 앉는 동작이나 그 외 무리한 자세로 탈구될 수 있다 그림 9-5.[2)]

또한, 고정 장치는 원래의 뼈보다 단단하기 때문에, 작은 외상으로 고정 장치 주변에 새롭게 골절이 발생할 수도 있다 그림 9-6. 고정 장치가 빠져서 장애를 일으킬 수도 있다 그림 9-7.

골괴사는 대퇴골 경부 골절 치료 후의 합병증으로 잘 알려져 있다.[3-5)] 인공골두 치환술이 아니라 골 접합술을 시행한 경우에 나타난다. 원래 경부 골절 자체가 골두의 혈류를 차단하여 골괴사를 동반하기 쉽다. 여기에 골 접합술에 사용하는 고정 장치의 나사가 골두의 관절면에 가까울 경우 골괴사의 위험이 높아진다 그림 9-8.

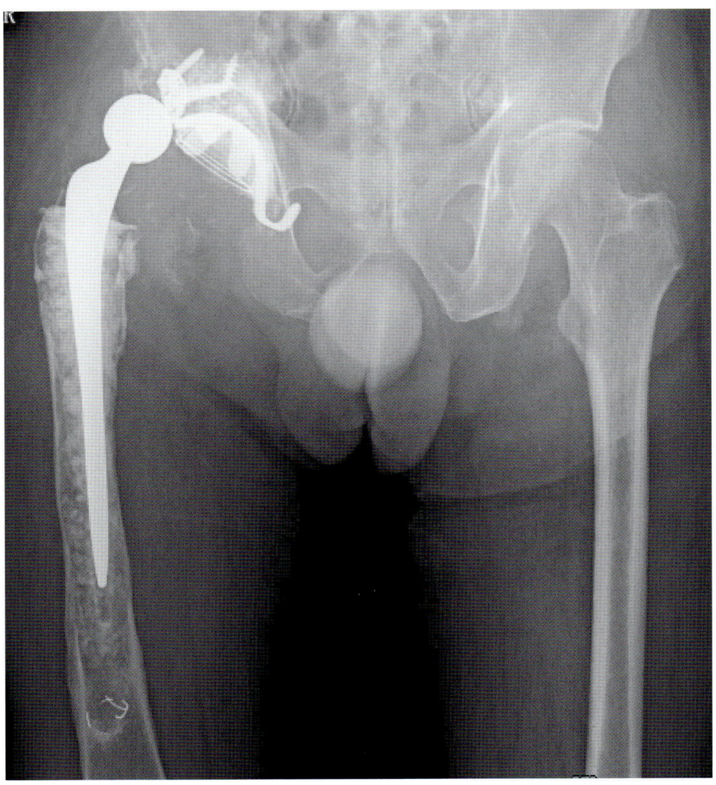

그림 9-5 우측 고관절의 인공관절 치환 후 탈구(84세 남성)

우측 대퇴골 경부 골절 치료 후. 고관절 단순 X선 영상 정면상
우측 인공관절의 탈구가 있으며, 골두가 비구 컵에서 벗어나 상외측으로 편위되어 있다.

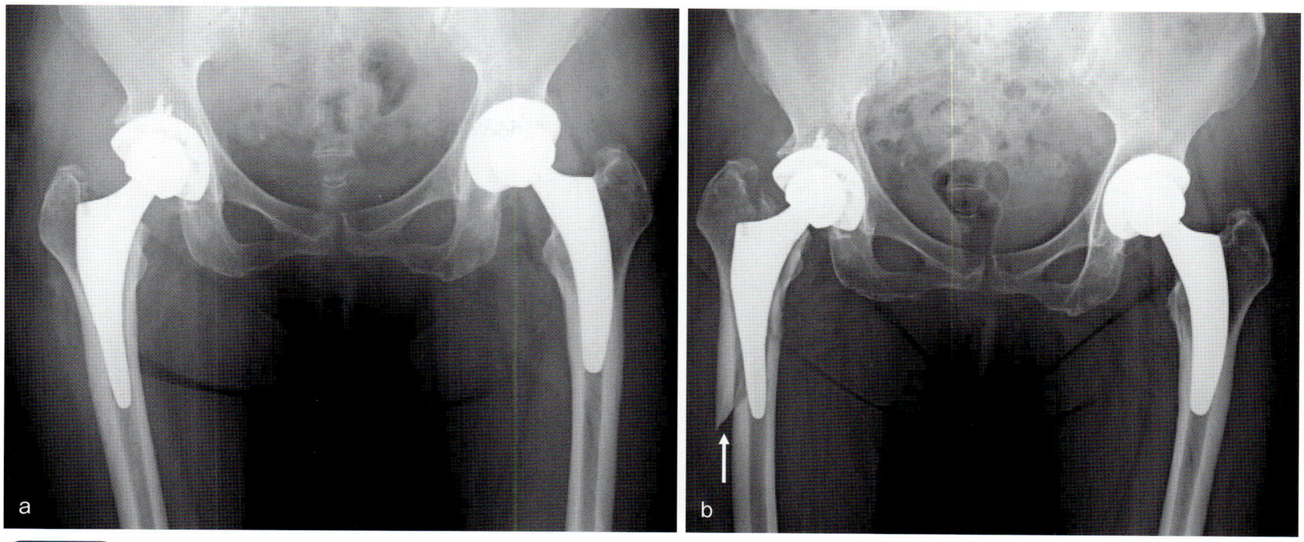

그림 9-6 **우측 대퇴골 골간부 골절의 합병(63세 여성)**

양측 인공 고관절 치환술 후 넘어짐. a: 고관절 단순 X선 영상 정면상(넘어지기 전), b: 동일한 넘어짐 후

양측 고관절은 수술 후 상태이다(a). 넘어지고 나서, 우측 대퇴골 골간부에 새로운 골절이 나타났다(b 화살표).

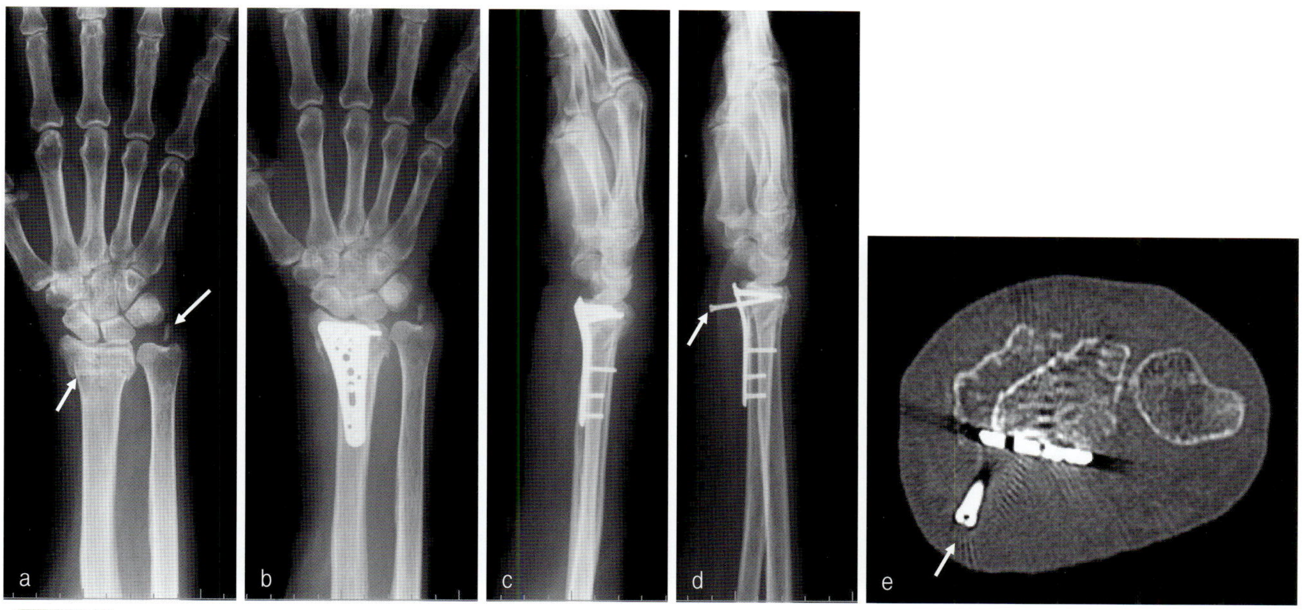

그림 9-7 **나사 탈출(77세 여성)**

요골 원위부 골절, 척골 경상돌기 치료 후 수관절 통증과 굴측 종창 있음. 수관절 단순 X선 영상. a: 골절 시 정면상, b: 수술 직후 정면상, c: 수술 직후 측면상, d: 나사 탈출 시 측면상

요골 원위부. 척골 경상돌기 골절이 있다(a 화살표). 플레이트와 나사로 고정되었다(b, c). 그 후 원위쪽 나사가 탈출하여 돌출되어 있다(d, e 화살표). 수관절의 굴측 연부 종창이 현저하다(d, e).

감염증은 수술 후뿐만 아니라, 관절 내 주사나 외상 등으로도 발생할 수 있는 질환이다. 수술 중의 감염, 수술 직후의 상처 부위에서의 감염, 수술 후 체내에 남아 있는 카테터 등에서의 감염으로 크게 나눌 수 있다. 증상은 환부의 통증, 종창, 가동범위 제한이다. 감염은 수술 후 수주에서 1년 이내에 발생하며, 원인균은 황색포도상구균인 경우가 많다. 감염된 경우 인공관절 제거와 주변 감염 조직의 제거 및 장기간의 항생제 치료를 한다. 조영 CT나 MRI에서 고리 모양의 증강 효과를 나타내므로, 농양의 확인이 용이하다 그림 9-9.

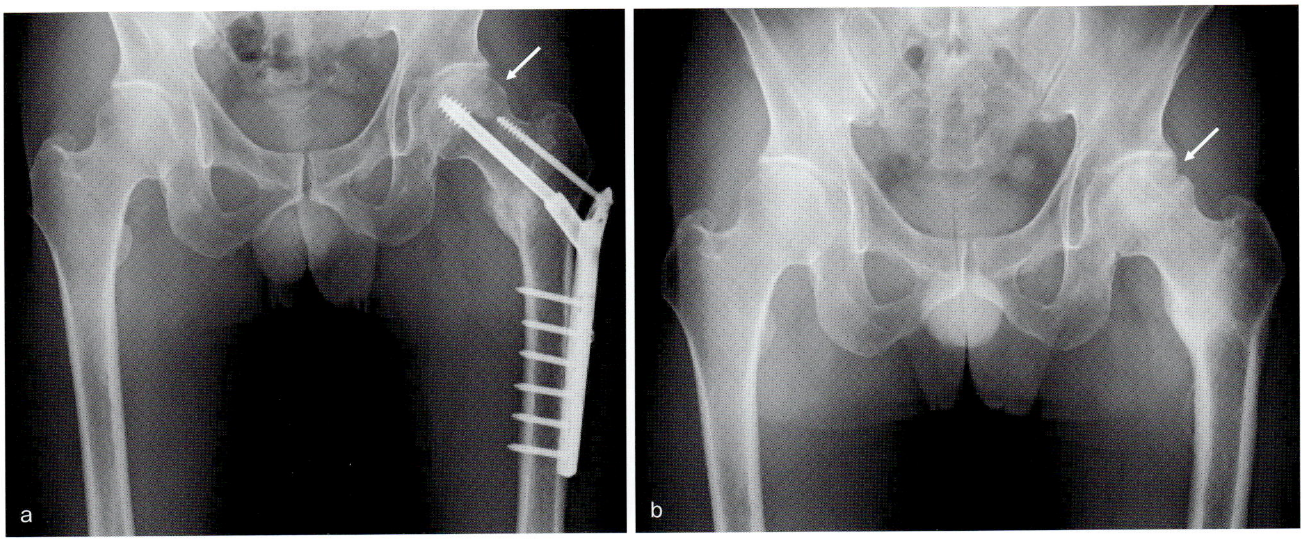

그림 9-8 대퇴골두 괴사(43세 여성)

좌측 대퇴골 경부 골절에 대해 골 접합술 후, 핀 제거 후 통증 발생. a: 고관절 단순 X선 영상 정면상, b: 동일 핀 제거 후

좌측 대퇴골 경부 골절에 대해 압박 고관절 나사(CHS)로 골 접합술을 시행하였다. 약간 좌측 대퇴골두 외측의 골밀도가 감소한 것처럼 보인다(a 화살표). 골절은 무사히 유합되어 핀을 제거하였으나, 좌측 대퇴골두 외측에 함몰이 관찰되고(b 화살표), 골두 괴사가 나타났다.

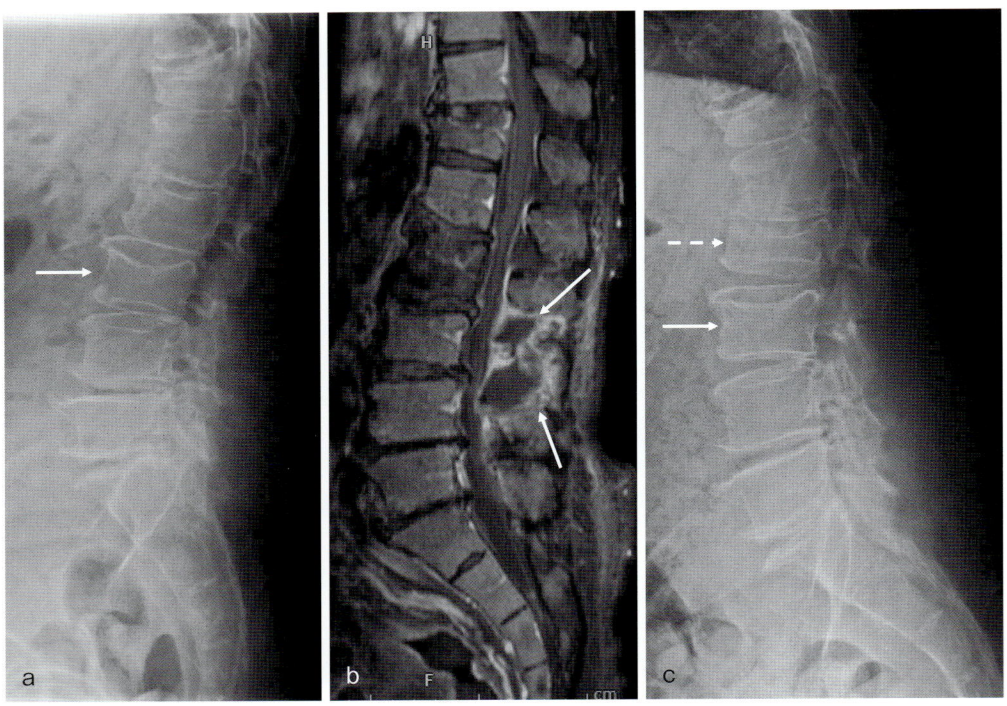

그림 9-9 요추의 수술 후 감염(74세 남성)

요추 척추관협착에 대해 L4 감압 후 열감과 통증이 있음. a: 요추 단순 X선 영상 측면상(수술 직후), b: 요추 MRI 조영 후 지방 양성 T1 강조 시상면상, c: 요추 단순 X선 영상 측면상(세척 후)

L3, 4 극돌기는 절제되어 있다. L3에 압박골절이 관찰된다(a 화살표). 감염 부위의 평가는 어렵다. 조영 MRI에서는 수술 부위에 일치하는 고리 모양의 증강 효과와 내부에 액체 저류가 관찰되어 농양 형성이 있다(b 화살표). 경막외강으로 돌출되어 있다. 세척과 항생제 치료 중이다. L3 척추체의 압박골절(c 화살표)과 L2 척추체에도 새롭게 압박골절이 발생했다(c 점선 화살표). 전반적으로 골밀도가 낮아 골다공증 상태이다.

●문헌

1) 福田健志, 米永健徳, 尾尻博也. 骨軟部領域. 脊椎. 術後と合併症の画像診断. 臨床画像(7月増刊号). 2022;38:88-96.
2) 米永健徳, 福田健志. 骨軟部領域. 下肢. 術後と合併症の画像診断. 臨床画像(7月増刊号). 2022;38:79-87.
3) Sadic S, Custovic S, Jasarevic M, et al. Proximal femoral nail antirotation in treatment of fractures of proximal femur. Med Arch. 2014;68:173-7.
4) Schipper I, Steyerberg EW, Castelein RM, et al. Treatment of unstable trochanteric fractures. randomised comparison of the gamma nail and the proximal femoral nail. J Bone Joint Surg Br. 2004;86:86-94.
5) 森坂裕之, 佐野美香. 腰椎固定後のCT一評価すべきポイント. 画像診断. 2018;9:955-63.

찾아보기

영문

한 권으로 마스터하는

골관절 단순 X선 영상의 판독법

2024년 11월 14일 인쇄
2024년 11월 30일 발행

저자 | Yuko Kobashi
역자 | 최근선

임프린트 | 도서출판 대한의학
발행인 | 신은주
책임편집 | 황인애
출판등록 | 2003년 9월 27일 제25100-2014-000011호
발행처 | ㈜에스앤씨퍼블리싱
주소 | 서울특별시 구로구 디지털로 288 대륭포스트타워1차 1209호
전화 | (02)921-0653
e-mail | medbook2000@daum.net
홈페이지 | www.dhmbook.co.kr
www.medbook.co.kr

정가 | 50,000원
ISBN | 979-11-5590-292-9 93510

1SATSUDE MASTER! HONE·KANSETSU TANJUN X-SEN SHASHIN NO YOMIKATA
by Yuko Kobashi